持効性注射製剤治療のすべて

編
藤井康男

星和書店

Long-Acting Injectable Antipsychotics
in Clinical Practice

Edited by

Yasuo Fujii, M.D., Ph.D.

『持効性注射製剤治療のすべて』の刊行にあたって

　精神保健福祉法が施行され，日本の精神医療に新たな流れがようやく始まろうとしていた1995年に，本書の前身である『デポ剤による精神科治療技法のすべて』は刊行された。当時は第一世代抗精神病薬による多剤大量処方がなお主流で，多くの患者が長期化し入院していた時代であった。このような中で『デポ剤による精神科治療技法のすべて』はfluphenazine decanoateやhaloperidol decanoateなどの第一世代持効性注射製剤についての知識を普及させ，わが国の統合失調症維持治療を向上させるために，一定の役割を果たすことができたと考えている。

　それから20数年が経過し，状況は大きく変化した。急性期治療の入院期間は短期化し，新たなる長期化防止や長期入院患者の退院促進がはっきりとした課題として取り上げられるようになった。21世紀になってからは，第二世代抗精神病薬治療が普及し，2009年にrisperidone，2012年にはpaliperidone，2015年にはaripiprazoleの持効性注射製剤が日本にも導入された。このような中で，持効性注射製剤治療についての多くの知見が積み上がり，その適応についての議論も深まってきた。しかし，病院や地域によっては必要な症例への持効性注射製剤の導入がなかなか進まず，そのために再発・再入院が繰り返されることも少なくない。そして，持効性注射製剤治療の実践に役立つ知識をもっと得たいとの要望をよく聞く。

　本書には持効性注射製剤への正しい症例選択，患者の受け入れやそれを促進する技法，経口抗精神病薬による効果や副作用の検証方法，導入方法や投与量の選択など，特に第二世代抗精神病薬の持効性注射製剤についての基本的な知識をまとめた。これに加えて持効性注射製剤に関連した医療倫理，地域精神医療の中での持効性注射製剤の位置づけ，ピアの役割の重要性についても記載してある。ゼプリオンの市販直後調査結果などから明らかになった統合失調症患者の死亡リスクや持効性注射製剤による維持治療のベネフィッ

トとリスクについても詳細に記述してある。

　治療を成功させるためには，臨床に真に応用できる知識や技法を身につけるだけでなく，患者への取り組む真摯な姿勢や気構えが欠かせない。本書には持効性注射製剤治療に必要な知識が網羅されているだけでなく，それをどのように臨床に役立てるのかを常に考えて記載してある。大きな変革の時代の中で，本書がわが国の精神医療の向上に少しでも貢献できることを望んでいる。

2018 年 9 月 27 日
藤井　康男

目　次

はじめに　iii

I. 持効性注射製剤治療　総論

第1章　持効性注射製剤の歴史 …………………………… 藤井康男 … 3
　I. 抗精神病薬導入と再発防止の重要性　3
　II. 欧州における第一世代 LAI の誕生と普及　5
　III. 欧米における抗精神病薬治療の流れと
　　　第一世代 LAI による少量維持治療の探求　6
　IV. 日本における多剤大量処方の成立と LAI 治療の歪み　7

第2章　持効性注射製剤のエビデンス ………………… 三澤史斉 … 21
　I. はじめに　21
　II. 無作為割付試験（RCT）における LAI の有効性　22
　III. 観察研究における LAI の有効性　24
　IV. LAI の安全性　27
　V. LAI の費用対効果　30
　VI. 第一世代 LAI と第二世代 LAI　31
　VII. LAI の投与間隔　36
　VIII. おわりに　37

第3章　持効性注射製剤治療の基本 ………………… 藤井康男 … 41
　I. 経口薬と LAI の違い　41
　II. LAI の適応　52
　III. LAI 導入と投与量の最適化　60
　IV. LAI 単独と LAI ＋経口抗精神病薬併用　66
　V. LAI と心理社会治療・支援　68

第4章　持効性注射製剤の患者・医師への調査と
　　　　導入時に心がけるべきポイント ……………………… 藤井康男 … 77
　　Ⅰ．LAI についての患者への調査　77
　　Ⅱ．精神科医を対象とした LAI 調査　87
　　Ⅲ．LAI 導入に際して心がけるべきポイント　96

第5章　病識が十分でない患者への持効性注射
　　　　製剤導入と継続 ……………………………………… 八重樫穂高 … 107
　　Ⅰ．はじめに　107
　　Ⅱ．病識と治療継続　108
　　Ⅲ．治療アドヒアランスへの介入　110
　　Ⅳ．LEAP　113
　　Ⅴ．GAIN　118

第6章　持効性注射製剤治療と医療倫理 ………………… 藤井康男 … 125
　　Ⅰ．はじめに　125
　　Ⅱ．Informed Consent と抗精神病薬治療　125
　　Ⅲ．精神医療における強制　128
　　Ⅳ．LAI 治療と医療倫理分析　138

Ⅱ. 持効性注射製剤治療　各論

第7章　第一世代持効性注射製剤 ………………………… 藤井康男 … 151
　　Ⅰ．第一世代 LAI の基本的データ　151
　　Ⅱ．HP-D と FD の違い　161
　　Ⅲ．抗精神病薬維持投与量の最小化戦略と第一世代 LAI　164

第8章　Risperidone 系持効性注射製剤 ………………… 藤井康男 … 185
　　Ⅰ．第二世代 LAI の登場　185
　　Ⅱ．Risperidone Long-Acting Injectable (RLAI)　187
　　Ⅲ．Paliperidone Palmitate (PP)　190

Ⅳ．Risperidone 経口薬，PAL-ER, RLAI, PP の違いと相互の関係　205

Ⅴ．South London and Maudsley Trust における RLAI, PP の治療成績　212

Ⅵ．Paliperidone palmitate 3 カ月製剤　224

第 9 章　ゼプリオン発売後の死亡例からなにを学ぶべきか　………………… 藤井康男 … 241

Ⅰ．はじめに　241

Ⅱ．ゼプリオン発売後の市販直後調査と追加調査　243

Ⅲ．ゼプリオンの製造販売後調査結果と死亡率比較　262

第 10 章　Aripiprazole 持続性注射製剤　……………… 藤井康男 … 279

Ⅰ．はじめに　279

Ⅱ．Aripiprazole 経口薬治療についての検討結果　279

Ⅲ．Aripiprazole 持続性注射製剤（AOM）　287

第 11 章　抗精神病薬の持効性注射製剤による少量維持治療のエビデンス　………………… 竹内啓善 … 301

Ⅰ．はじめに　301

Ⅱ．LAI の 1 回あたりの投与量を減らす方法　302

Ⅲ．LAI の投与期間を減らす方法　307

Ⅳ．おわりに　308

第 12 章　持効性注射製剤治療における単剤投与と経口抗精神病薬との併用投与　……………… 田中康平 … 311

Ⅰ．はじめに　311

Ⅱ．山梨県立北病院における LAI 処方調査結果　312

Ⅲ．LAI 単剤率の推移　315

Ⅳ．第一世代 LAI と経口抗精神病薬併用治療　317

Ⅴ．LAI の治療継続と LAI 単独治療　319

第 13 章　初回エピソード患者に対する持続性注射製剤の適応　……………………………… 三澤史斉 … 325

Ⅰ．はじめに　325
Ⅱ．初回エピソード精神病における治療継続の必要性　326
Ⅲ．初回エピソード精神病患者における治療継続性の実際　327
Ⅳ．初回エピソード精神病患者における LAI の役割　328
Ⅴ．おわりに　335

第14章　持効性注射製剤治療の新展開と
適性評価 ……………………………………… 吉村文太 … 339

Ⅰ．はじめに　339
Ⅱ．LAI を投与した3症例と LAI 適性評価表　340
Ⅲ．臨床実感と文献からの考察　345
Ⅳ．おわりに　354

第15章　ピアを活用した持効性注射製剤
治療の展開 ……………………………………… 肥田裕久 … 359

Ⅰ．はじめに　359
Ⅱ．ピア・インパクト　360
Ⅲ．情報を集めるとはどういうことか　361
Ⅳ．情報量の非対称性　363
Ⅴ．「どの職種の紹介で LAI を始めたか」　364
Ⅵ．Hope Recovery Cycle　365
Ⅶ．ピアによる心理教育の意義　366
Ⅷ．LAI のセルフヘルプグループ「ティモシー」　367
Ⅸ．情報の均霑化　368
Ⅹ．リカバリーロードマップ　～院内掲示板利用方法～　369
Ⅺ．木瓜の花　～おわりにかえて～　371

索引　373
執筆者一覧　378

I

持効性注射製剤治療 総論

第1章

持効性注射製剤の歴史

藤井　康男

I．抗精神病薬導入と再発防止の重要性

　1950 年代に chlorpromazine が導入され，たちまち世界中に広まったことはよく知られている。当時，抗精神病薬は神経遮断薬（neuroleptique）と呼ばれたが，この薬剤の登場によってはじめて，精神科医は患者の興奮した精神状態を眠らせずに落ち着かせることが可能になった。そして抗精神病薬は興奮や陽性症状に効果があるだけでなく，慢性の精神症状（陰性症状・認知機能障害）にも一定の効果があること，独特の無関心状態（二次性陰性症状）が出現すること，錐体外路症状や自律神経系副作用が生じることなどがわかってきた[7]。1950 ～ 60 年代にかけては，各種の第一世代抗精神病薬が次々に導入され，統合失調症という病気を解決できるかもしれないという，ある意味では希望に満ちた時代であった。

　ここで出現してきた大きな課題が，再発・再入院の増加であった。1950 年代後半におけるフランスの精神科病院動態では退院数，退院率の増加と同時に再入院数と再入院率が増加したことが明確に記録されている[7]。抗精神病薬によって何年もの間，寛解状態が得られたとしても，表 1-1 に示すようにこれを中断すると 7 割以上の症例で遠からず再発が生じる[35]。治療中断や partial compliance は再発リスクを高め[64]，再発が生じると病気が進展するだけでなく，図 1-1 に示すような本人や家族，さらには社会を巻き込む多くの問題を生じさせ，まさに負のスパイラルを生むことになる[33, 63]。われわれは効果のある治療薬を持つことはできたが，統合失調症を治癒させるこ

表 1-1 長期寛解統合失調症例における薬物中断試験後の再発率

研究者	症例数	寛解期薬物投与（年）	薬物中断後追跡期間（月）	再発率（%）
Hogarty (1976)	41	2-3	12	65
Johnson (1975)	23	1-2	6	53
Dencker (1980)	32	2	24	94
Cheung (1981)	30	3-5	18	80
Johnson (1979)	60	1-4	18	80
Wistedt (1981)	14	1/2	12	100
Odejide (1982)	70	1	12	56
Total	270			73

Kissling, W. : Ideal and reality of neuroleptic relapse prevention. Brit. J. Psychiatry, 161 (suppl. 18) ; 133-139, 1992.

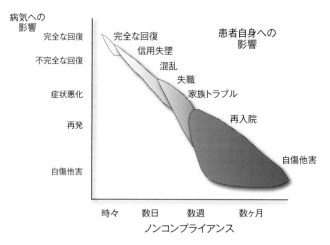

図 1-1 コンプライアンス不良に伴って生じる負のスパイラル

Keith, S.J. and Kane, J.M. : Partial compliance and patient consequences in schizophrenia : Our patients can do better. J. Clin. Psychiatry, 64 ; 1308-1315, 2003.

とはできなかった。その再発を防止するために極めて長期間の維持治療が必要であることがわかり、コミュニティケアを進展させる中で、退院した患者の再発をどのようにして減少させるかが真剣に検討されていった。そこで、

表 1-2　欧米で導入された代表的な第一世代 LAI と薬物動態[*]

薬物	エステル	基剤	用量（mg）/間隔（週）	tmax（日）	t1/2（日）単回投与	t1/2（日）複数回投与
Fluphenazine	Decanoate	胡麻油	12.5-100/2-5	0.3-1.5	6-9	14
Fluphenazine	Enanthate	胡麻油	12.5-100/1-4	2-3	3.5-4.0	NA
Haloperidol	Decanoate	胡麻油	20-400/4	3-9	NA	21
Clopenthixol	Decanoate	低粘度植物油	50-600/1-4	4-7	NA	19
Flupenthixol	Decanoate Palmitate	低粘度植物油	10-50/2-4	7	8	17
Pipothiazine	Palmitate	低粘度植物油	50-200/4	10	NA	14-21
Bromperidol	Decanoate	胡麻油	40-300/4	3-9	NA	21
Perphenazine	Enanthate	胡麻油	25-200/2	2-3	NA	4-6

tmax= 最高血中濃度への到達時間　　　t1/2= 半減期　　　NA= データなし
[*]ここに示された用量や投与間隔は，わが国の添付文書とはかなり異なっている。

Davis, J.M., Metalon, L., Watanabe, M.D., et al.: Depot antipsychotic drugs.
Place in therapy. Drugs, 47 ; 741-773, 1994.（一部省略）

すでに産婦人科領域で使用されていたデポ剤を抗精神病薬についても作れないのかという発想が生まれた。これが Squibb 社によって作られた最初の long-acting injection（以下 LAI）である fluphenazine enanthate（FE）に結びついた[28]。

Ⅱ. 欧州における第一世代 LAI の誕生と普及

　最初の LAI である fluphenazine enanthate（FE）は 1966 年に導入され，その翌年には fluphenazine decanoate（FD）が使用可能となり[6]，FD が LAI の標準的な薬剤としての位置を確立し，その後の統合失調症治療研究の中でもこれを使った検討が行われた。欧州では表 1-2 に示すような多彩な第一世代 LAI が臨床導入され[5]，その使用頻度も患者の半数以上になる国もあり[6]，また 1990 年代前半では抗精神病薬の売上の 2～3 割を第一世代 LAI が占める状況も生まれた[42]。これらの LAI の中では，わが国には導入されなかった flupenthixol や pipothiazine などの LAI が多用されていた。一方，

米国では欧州ほどにはLAIによる維持治療の普及が進まず[18]，第一世代LAIの中ではFE, FD, haloperidol decanoate（HP-D）の3剤が導入されただけであった。

第一世代LAIのほとんどはOH基を有する抗精神病薬と長鎖の脂肪酸（エナント酸，デカン酸等）がエステル結合することによって作られている。エステル化によって脂溶性が高まるので，これを胡麻油などの油性基剤に溶かしたものが第一世代LAIの製剤であり，筋肉内に投与されると，徐々に注射部位から組織あるいは血液のエステラーゼによって加水分解されて，活性のある抗精神病薬が血中に拡散する[9]。第一世代LAIは油性の基剤に溶解されているので，そのバイアルやアンプルの一部を投与することで投与量が細かく調整でき，投与量自体もかなり幅がある。そして表1-2に示されているように，その投与間隔がフレキシブルな薬剤もある。

Ⅲ．欧米における抗精神病薬治療の流れと 第一世代LAIによる少量維持治療の探求

第一世代抗精神病薬による維持治療では遅発性ジスキネジア，ジストニアなどの遅発性錐体外路症状群がもっとも大きな問題となり，さらにアカシジア，パーキンソニズム，アキネジアなどの錐体外路症状への対処も容易ではなかった。第一世代抗精神病薬治療においては，一定の抗精神病効果を得るためにはある程度の副作用の存在を容認せざるを得ないことが多く，精神症状の安定化と引き替えに大きなマイナスを患者の生活にもたらすことも少なくなかった[40, 51]。特に，抗精神病薬による長期の維持治療に伴う様々な行動毒性が大きな問題となり[29, 30, 61, 60]，neuroleptic-induced deficit syndrome[40]とも呼ばれ，表1-3に示すように統合失調症自体による陰性症状との区別が困難なことも明らかになってきた[34, 51]。

錐体外路症状などの狭義の副作用だけでなく，もっと幅広い行動毒性も含めた第一世代抗精神病薬の影響を最小化し，なおかつ十分再発予防効果を得るための戦略が当時追求されたことは当然であり，これについてはいくつかの方法が検討されたが，一つの重要な軸が少量維持治療戦略である[10, 50]。

表 1-3 抗精神病薬の精神面への副作用と陰性症状との類似性

精神機能	抗精神病薬の副作用	陰性症状
覚醒度	眠気	注意力障害
認知	思考速度の低下，集中困難 「心が狭くなる」 「頭が混乱する」	思考の貧困 会話の貧困
意欲	発動性・エネルギー欠如 「弱くなった，疲れる」	意欲・発動性欠如 目的意識の低下
情緒	感じる能力の欠如 不快感 「内面が死んでいる感じ」	感情鈍麻 狭窄化した感情 感情の幅の減少
モチベーション	無快感症 やる気の低下 先に立つ気持ちの低下	無快感症 興味の減少 社会性・好奇心低下

Lewander, T. : Neuroleptics and the neuroleptic-induced deficit syndrome.
Acta. Psychiatr. Scand., 89 (suppl 380) ; 8-13, 1994.

第二世代抗精神病薬による維持治療では，最小有効投与量をめざすという戦略が必ずしも重要視されていないが，第二世代抗精神病薬においても多くの副作用は用量依存性であるので，ここで得られた教訓は，第二世代 LAI の臨床にも参考になるかもしれない。少量維持治療ではもちろん少量の経口抗精神病薬を毎日服用する方法があるが，臨床研究ではノンコンプライアンスを除外するために少量の第一世代 LAI による維持治療が通常量とどのように異なるかについて，1980 年代を中心に重要な検討がなされた。多くは FD を用いた研究であり，これらについては第 7 章と第 11 章にまとめてある。

Ⅳ．日本における多剤大量処方の成立と LAI 治療の歪み

1．多剤大量処方の成立

図 1-2 に日本における抗精神病薬処方の流れ，主要抗精神病薬と第一世代 LAI の市販年次，そして精神科関係の法律の公布年を示した。わが国では 1960 年代から 1980 年代までの統合失調症患者を取り巻く社会的な状況は，好ましいものではなかった。

戦前の人口当たりの精神病床数は諸外国の 1/10 だったが，1945 年の終戦

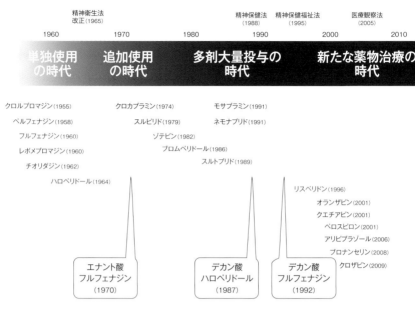

図1-2 日本における抗精神病薬処方の流れ，主要抗精神病薬の市販年次

時には精神病床は4千床まで減少した[52]。戦後，精神衛生法のもとで精神病院の新・造築が促進され，1960年代は民間精神科病院の急増と精神病床増加というタイミングに当たっていた。

1960年代の山梨県立北病院の前身の県立玉諸病院の病室はすし詰め・雑魚寝で，風呂の脱衣場は廊下という状況であった。精神科医や看護師の配置も十分な状況からは程遠いものであった。戦前に各家庭に私宅監置として隔離・拘禁されていた患者はこのような良好とはとても言えない治療環境の中に，多くは強制的に入れられたことになる。それでもchlorpromazineはそれなりの有効性を示し，興奮，拒絶，不潔，破衣は減少し，精神科病院の雰囲気は大きく変わったとされている。しかし入院患者は減少ではなくむしろ増加していき，すでに1963年には病院内寛解状態という概念が発表され[17]，これこそが後の社会的入院の萌芽であった。

1964年にライシャワー駐日米国大使刺傷事件が生じ，保健所への精神衛生相談員の配置，通院医療費公費負担制度，そして精神衛生センターの設置

が行われたが，障害を残した統合失調症患者を社会の中で支えるシステムはなお極めて不十分であった。1960 ～ 1975 年の 15 年間に精神科病床が 9 万 5 千床から 28 万床へと増加し続けた。入院治療中心で，患者が退院した後のフォローアップの責任があいまいな日本独特の精神科医療体制がこの時期に作られて，わが国の統合失調症薬物療法にもいくつもの歪みをもたらし[12]，その一つが多剤大量療法の成立であり，もう一つが標準的な第一世代 LAI である FD 導入の遅れであった。

　抗精神病薬の併用はわが国では 1970 年代に徐々に盛んになっていった。この時期に発売されたいくつかの抗精神病薬はいずれも上乗せが行われやすい薬物であった。そして長期入院が当たり前の医療体制の中で，精神科医は徐々に多剤併用がむしろ標準的な治療と考えるようになった。心理社会的治療・援助が乏しく，薬物療法だけに頼る状況がこのような傾向をさらに助長していった。当時の調査結果[11, 27, 65]からも，1970 年代前半から 1990 年代に向けて抗精神病薬の多剤併用が徐々に悪化したことが明らかである。例えば抗精神病薬剤数の割合（％）を 1973, 1979, 1993 年の各調査についてそれぞれ示すと 1 剤（30, 23, 18），2 剤（47, 40, 36），3 剤（17, 28, 28），4 剤（2, 7, 12），5 剤（0, 2, 4）となり，抗精神病薬の単独あるいは 2 剤の投与が減少，3 剤以上の併用が増加し，特に 1993 年の調査では 4 剤の抗精神病薬の併用が 12％に上っている。この多剤併用と共に，haloperidol を主剤とした多剤大量投与が 1990 年代に向けて当然のように行われるようになり[55]，抗精神病薬の総投与量は chlorpromazine 換算で 2,000mg を超えることも稀ではなくなった。

　一方，欧米でも 1980 年代終わりまでは，chlorpromazine 換算で 2,000mg を超えるような抗精神病薬の大量投与が行われていた。この場合，日本のような多剤併用ではなく，haloperidol や fluphenazine などの高力価抗精神病薬の大量投与が行われていた[39, 46]。日本でも欧米でも抗精神病薬の大量投与が試みられた時代があったことはよく覚えていなければならない。1970 年代に流布されたドパミン仮説の下での原因療法を行う中で，効果不十分例に増量・大量療法が行われ，この結果大量の抗精神病薬による行動毒性（二次性陰性症状）や遅発性ジスキネジアなどの困難な問題がさらに生じ，統合失

10   I. 持効性注射製剤治療 総論

調症薬物療法の状況をいっそう難しくしていった。当時の統合失調症薬物治療はメディカルモデルの中で一種の袋小路に入り込んでいたのである。わが国ではこの状況が少なくとも 1990 年代まで続き，高力価抗精神病薬の大量投与の意義が世界的に否定されてからも[47,62]，日本ではなお多くの精神科病院で，このような処方が行われており，精神保健法，精神保健福祉法の成立という大きな流れに，統合失調症薬物治療は遅れをとっていた。

2. LAI 治療の歪みと臨床医の苦闘

欧米では FE の導入後まもなく FD が導入され，これが第一世代 LAI の標準的薬剤となった。しかしわが国では FE 導入から FD 導入までに 22 年間もの期間が必要になった。世界標準的な第一世代 LAI がわが国に導入されていない事態について功刀は早くから問題意識を持ち，日本への FD の導入に大きな努力を重ねた[37]。

FE と FD の薬物動態の違いについて，立山ら[56]による検討結果を図 1-3 に示した。これをみると FD は安定して低い濃度を維持できるが，FE では投与数日後に山型の血中濃度上昇が生じることが明らかで，この濃度上昇に伴って，FE では過剰鎮静などの副作用が生じやすくなる。FE の作用の本質については八木らによって山梨の日下部病院における治療経験に詳細にまとめられている[41]。この論文ではその治療効果の速効性が注目され，拒絶症状への効果や，無為自閉患者が作業療法に積極性に参加するようになったなどの効果が示されている一方で，急性ジスキネジア，パーキンソニズム，アカシジアなどの錐体外路症状が高率に強く出現したことが指摘されている。このような特性のために，FE は外来での維持治療には使いにくく，逆に興奮している治療拒否患者の鎮静に使用されることになったのである。ここで生まれた LAI の使用目的や対象患者の選択は，その後に LAI への誤解や偏見をもたらすことになった。

しかし，LAI の選択肢がない中でも，FE をいかにして臨床で使用するのかについて，多くの報告もなされていた。羽田[19]は，服薬中断で再燃した統合失調症外来患者 20 名に FE を用いて危機介入した経験を報告し，薬物治療の主体は経口抗精神病薬で，FE は一過性（1 〜 6 回の注射），補助的に使

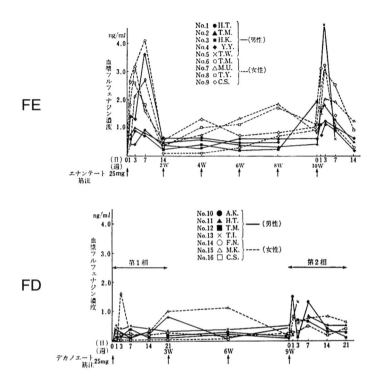

図 1-3　Fluphenazine enantate (FE) と fluphenazine decanoate (FD) の薬物動態比較
　　　立山萬里，田上聡，中島誠一郎 他：フルフェナジン・デポ剤の血中濃度 (I)
　　　—エナンテート筋注とデカノエート筋注の比較．臨床精神医学，12：771-781，1983．

用したとしている。加藤ら[32]はFEによる12例の外来維持治療例，13例の外来治療中の再燃への一過性投与例を報告し，毎日服薬して治療に参加しているという自覚が患者になくなるので治療者としては細やかな精神療法的接近がおろそかになりはしないかという危惧を述べている。飯塚[26]も30例の統合失調症外来患者の再発における危機介入にFEを使用したことを報告している。嶋崎ら[54]は川崎市社会復帰センターの外来通院患者113名に対してFEを用い，急性症状，再発時の一過性投与には適しているが，持続的に用いる維持治療には適しておらず，副作用は経口薬に比べて強い印象があり，熟練した医師による少量使用によりかなり防ぐことができるが，biperiden

の注射でも効果がない場合に医療中断の危険性があることを述べている。さらに原岡ら[21]はFEを用いた49症例について報告し，入院中にFEを使用してその後外来に移行したのが21例あったが，63％に副作用が出現し，抗パーキンソン薬で軽減できることもあるができない症例も存在すること，そして全身倦怠感や眠気などの副作用は何回か使用した後に出現することなどを指摘している。

　この時代の精神科医のLAI治療への考え方は，1972年に発表された金子らのアンケート調査[31]に明確に出ている。この結果については，第4章に細かく記載されているので参照していただきたい。ここで，FEを使用している医師314名の中では62％が入院患者に，28％が外来患者に用いており，その使用目的は拒薬（64％），棄薬を防ぐため（38％），興奮・易刺激（38％）などであり，当時のFEの大多数の使用目的が入院症例への拒薬への対応であったことがわかる。そして「デポ剤は将来基本的な分裂病治療剤となりうるか」という問いに対して，FEを使用したことのある医師のうち133名（57％）が「将来も基本的な薬剤とはなりえない」という見解を示していた。

　この金子らのアンケート調査結果や1970年代のわが国での報告から，当時の医療状況と医師の認識が明らかである。当時は入院患者の拒薬や興奮への一過性の対策としてFEが用いられ，強制的な投与も少なくなかった。外来で用いられるときも，再発しかかった症例に経口薬へのつなぎとしての使用が多く，継続的に外来維持治療でLAIを用いるという方法はFEではとても難しかった。これらの現場での体験から，「LAIは拒薬している入院患者などに強制的に用いるもので，副作用も強い」というイメージがわが国で固定化し，広まっていった。これらは意識的にせよ，無意識にせよ現在に継承されていて，若手医師にも「副作用がこわい危険な薬」「説明もしないで行う侵襲的治療の典型」「患者はこのような治療法は嫌がるにきまっている」という固定観念が植え付けられている場合がある。「作用期間が長い，副作用のより少ないLAIが必要である」という意見は，患者の退院促進や外来維持を指向すれば必ず巻き起こるはずで，当時の欧米の状況はまさにそのように進展していたわけであるが，そこに着目していた精神科医師はわが国では極めて少数であった[36,37]。

表 1-4　持効性注射製剤への反感・偏見

患者の自由を奪う，強制的治療
精神療法的接触がおろそかになる
副作用が強く，コントロールできない
自分の患者には必要ない（皆，きちんと服薬している）
もし服薬中断して再発しても，それは患者側の問題
患者選定や LAI 継続例への差別

　このような状況の中で，日本にも 1980 年代後半から 1990 年代前半になってようやく HP-D, FD という 4 週間タイプの第一世代 LAI が導入された。また診療報酬において，持効性抗精神病薬注射薬剤治療指導管理料が新設されたことも忘れてはならない[38]。

3. LAI への反感と偏見

　LAI はその誕生当時から現在に至るまで，多くの反感と偏見にさらされてきた。表 1-4 にそれらの主な論点を示した。

　まず「LAI は患者の自由を奪う，強制的治療である」との考え方である。この背景には，2 つの要因が考えられる。一つは治療拒否権に関した事項である。LAI は一度注射をすれば，それから脱却するには少なくとも数週間，場合によれば数カ月の期間を要する[49]。したがって，LAI は患者の自己決定を取り消すまでの時間軸を延長させ，これによって治療拒否権に一定の制約を加える可能性がある。一方で LAI の使用目的が患者の地域生活の維持や再発防止に有効であり，患者の地域生活の維持に役立つものだとすれば，このような治療拒否権の制約は許容されるとの医療倫理的視点もある[48]。2 つ目は強制投与の問題である。特に日本での LAI の歴史の中に，治療拒否患者に LAI を強制投与していた事実があり，むしろこのような投与方法が LAI の本来の使用方法であるように誤解されていて，これが LAI への偏見の土台になっている。治療拒否患者への強制治療プロセスについては第 6 章に記載してあるのでこれを参照していただきたい。そこにも述べてあるが，LAI の強制的投与に対しては極めて慎重であるべきで，厳密な審査プロセスなしにはこれを行うべきではない。LAI は通常の使用でも，強制的

であるような印象を持たれやすい側面があり[45]，患者自身のLAIへの受け入れを特に重視しなければならない。そして，強制的であるかどうかは，LAIを用いる医療者のあり方に関わる問題であり，LAIの製剤自体だけの問題ではない。かつて，サバイバーとして知られる広田氏は，HP-Dを非告知で，半ば強制的に投与され，その後にアカシジアなどに苦しんだことをマスコミにこれを告発し，その現場に私が居合わせたことがある[25]。私はその際にHP-Dという薬剤自体の問題なのではなく，その使用方法が誤っていたことを縷々説明した。この点は極めて重要であり，LAIについてはその使用方法の誤りを，薬剤自体の問題に置き換え，LAIそのものを批判するような議論が行われがちなことに注意が必要である。

　次に「LAIによる治療では精神療法的接触がおろそかになる」という危惧の念である。この背景にあるのは，LAIによる治療は単に抗精神病薬の継続だけでそれ以外を省略しているのではないかとの懸念であろう。さらにはLAIだけの治療では，患者とのつながりが経口薬よりも希薄になるのではないかという思いもあるかもしれない。これもLAI自体の問題ではなく，その使用方法や治療へのスタンスの問題である。患者へのLAIの受け入れには経口薬よりもはるかに徹底した関わりが必要なこと，LAIと心理社会治療との組み合わせが重要であることは言うまでもない。

　「副作用が強く，コントロールできない」とする思い込みは，LAIの製剤の本質と関連する点である。副作用自体については，LAIと経口薬に大きな差異はない[1, 2]。この点については第2章を参考としていただきたい。もちろんLAIは投与すると数週から数カ月はその作用を中断させることはできないので，投与前の経口薬による効果や副作用の検証が欠かせない。さらにLAIの用量調整には適切な評価期間が必要で，ゆっくりと行うべきことはよく知られている[57]。これらの点について理解し，習熟すればLAIはけっしてコントロールが難しい治療技法ではない。使用方法が難しかったFEによる体験は，LAI全体が難しい薬剤であるとのイメージをわが国の精神科医に固定化させた。これは世界標準で使用されていたFDの導入が20年以上も遅れたためであり，その導入の遅れは製薬メーカーだけに帰すことはできず，その責任の一端はわが国の精神医療や精神科医にかかっている。

第二世代 LAI が導入され，ようやくこのようなイメージがぬぐい去られようとしたときに，ゼプリオン市販直後調査における死亡例の問題が生じ，再び LAI の副作用やその持続性の長さに関する恐怖感が広がってしまった。しかし，いかなる抗精神病薬治療においても，そのリスクの全てをあらかじめ知ることはできない。われわれにできることは最大限の情報を集積して客観的に検討し，リスクを最小化しベネフィットを生かす工夫をすることである。今回問題になった統合失調症患者の突然死や mortality gap について，日本でももっときちんとした調査を行った上で対策を立てるべきである[15, 16]。そして LAI についてだけ，そのベネフィットを置き去り，リスクにのみ注目し，恐怖を煽るような議論をすることは適切とは言えない。この点については第 9 章に詳細に記述してある。

　「自分の患者には LAI は必要ない（自分の診ている患者は皆，きちんと服薬している）」とする考え方は，精神科医がしばしば表明するものである。精神科医は統合失調症の維持治療ではコンプライアンスの問題が生じやすいことは理解していても，自分の患者については，服薬コンプライアンスを過大に見積もり，チェックが甘く，そのような医師が LAI を用いない傾向にある[20, 22]ことが明らかになっている。治療を継続している患者だけを診療し，処方している薬剤を患者がすべて服用していると思い込んでいる精神科医は，あまりにも楽観的すぎるし，状況を正確に把握しているとは言えない。

　次の「もし服薬中断して再発しても，それは患者側の問題」は，維持治療の責任をどこまで精神科医が負うべきかという，維持治療へのスタンスに関連する重要な問題に関係している。主治医としては「これだけ説明したのだから自分の処方を服用してくれるはずだ。中断したらそれは相手側の責任で，やることはやった」と考えたくなるのであろう。しかし病歴，治療歴，患者自身の状況や本人を取り巻く環境を冷静に評価すれば，服薬アドヒアランスの問題や治療中断が当然予測される場合は少なくない。それに対応する様々な対策の中で，治療教育や支援をしつつ，LAI を選択することは当然検討すべきことであり，治療中断や服薬不規則による再発の責任をすべて患者サイドに押しつけるべきではない。

　LAI を受けている患者に対する差別感情についても心得ていなければな

らない。米国では触法，違法薬物使用例，人種（黒人）などに LAI がより多く処方されている[53]。第一世代 LAI は白人よりも非白人によく使われていて，逆に，第二世代抗精神病薬の経口薬は白人によく用いられている[4, 58]。そして，精神科医は LAI を投与されている患者に，一種の差別感情を意識的あるいは無意識のうちに抱くことがあると言われている[18]。例えば「そのような患者は自分で服薬できない患者だ」「他害行為などの問題を繰り返した好ましくない患者だから LAI をやっている」「LAI をされている患者は重症にちがいない」「LAI を受けているということは病識がない証拠だ」などがその代表である。このような偏見は，LAI の適応を見誤り，矮小化してしまう。さらに患者側も LAI の投与を受けている他の患者に関して，差別感情を抱くこともあることが知られている[44]。ドイツの精神科医についてのHeres ら[22]の調査では，「過去に他者への危険性がある」「過去に服薬中断がある」「過去に自殺の恐れがある」「過去に再発がある」などのこれまで考えられていた LAI への推奨だけでなく，「病気についてよく知識を得ている」「高い教育レベル」「抗精神病薬治療について心を開いている」「高いレベルの病識」「良好な治療的同盟関係」「治療選択に高いレベルで関与」など，これまで LAI の適応とは考えにくかった患者層についてドイツの精神科医はLAI を推奨している。後者の推奨が，第二世代 LAI の出現で変化した点なのかどうかわからないが，このような考え方は，LAI による維持治療について患者自身が十分納得した上で，治療者・患者の協同作業としてこれが成り立つ可能性を提示しており，今後われわれが目指すべき方向性の一つであろう。

4. 第二世代 LAI の導入

　図 1-4 にわが国における第一世代 LAI と第二世代 LAI の導入史を示した。1990 年代後半からの risperidone，そして 2001 年からの olanzapine などの第二世代抗精神病薬の出現は，わが国の精神科医の処方行動をかなり変化させた[13, 14]。一方で，このような時代の急激な展開の中で，わが国にようやく導入された haloperidol や fluphenazine などの第一世代 LAI は，その価値が広く認識されないうちに，たちまち旧式な薬とみなされ，若手の精神科

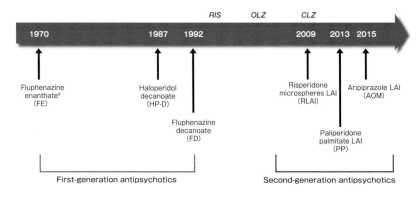

図 1-4　わが国における持効性注射製剤の導入史

　医が手を出しにくい剤型となっていった。この現象は，日本だけの問題ではなく，欧米においても製薬メーカーによる第二世代経口抗精神病薬のキャンペーンの中で，第一世代 LAI の使用頻度は漸減していった[23, 43, 24]。しかし，第二世代経口抗精神病薬の導入によって錐体外路症状や臨床効果について幾分かの進歩があったものの，それらは夢の薬ではなく，統合失調症患者における服薬アドヒアランスの問題は解決されなかった[3, 8, 59]。

　そして，わが国でも fluphenazine や haloperidol などの第一世代 LAI しかない状況から，2009 年に risperidone，2012 年には paliperidone，そして 2015 年には aripiprazole などの第二世代 LAI が導入された。第二世代経口抗精神病薬については，risperidone, olanzapine, clozapine, aripiprazole などの導入以降，大きな進展はみられなかったが，このような中で登場した第二世代 LAI に再び大きな注目が集まってきたのである。これらの第二世代 LAI の特徴や開発思想などについては，第 8 〜 10 章に詳述してある。

■ 引用文献

1) Adams, C.E., M.K.P. Fenton, S. Quraishi, et al. : Systematic meta-review of depot antipsychotic drugs for people with schizophrenia. Br. J. Psychiatry, 179 ; 290-299, 2001.

2) Adams, C.E. and M. Eisenbruch : Depot fluphenazine for schizophrenia. Cochrane Database Syst. Rev., 2 ; CD000307, 2000.

3) Cooper, D., J. Moisan, and J.P. Gregoire : Adherence to atypical antipsychotic treatment among newly treated patients : A population-based study in schizophrenia. J. Clin. Psychiatry, 68 ; 818-825, 2007.

4) Covell, N.H., C.T. Jackson, A.C. Evans, et al. : Antipsychotic prescribing practices in Connecticut's public mental health system : rates of changing medications and prescribing styles. Schizophr. Bull., 28 ; 17-29, 2002.

5) Davis, J.M., L. Metalon, M.D. Watanabe, et al. : Depot antipsychotic drugs. Place in therapy. Drugs, 47 ; 741-773, 1994.

6) De Risio, A. and A.P. Lang : History and therapeutic rationale of long acting antipsychotics. Curr. Clin. Pharmacol., 9(1); 39-52, 2014.

7) Delay, J. et P. Deniker : Méthodes chimiothérapiques en psychiatrie. Les nouveaux médicaments psychotropes. Masson et Cie., Paris, 1961.

8) Dolder, C.F., J.P. Lacro, L.B. Dunn, et al. : Antipsychotic medication adherence : is there a difference between typical and atypical agents ? Am. J. Psychiatry, 159 ; 103-108, 2002.

9) 藤井康男：デポ剤の薬物動態とその臨床応用．藤井康男，功刀弘 編：デポ剤による精神科治療技法のすべて，星和書店，東京，p.73-92，1995.

10) 藤井康男：抗精神病薬維持投与量の最小化戦略とデポ剤．藤井康男，功刀弘 編：デポ剤による精神科治療技法のすべて，星和書店，東京，p.127-146, 1995.

11) 藤井康男：向精神薬の処方の実状．三浦貞則（監修）：精神治療薬体系　別巻向精神薬一覧　最近の進歩，星和書店，東京，1997.

12) 藤井康男，早馬俊，稲垣中 他：Risperidoneによる分裂病治療 ── 従来の抗精神病薬からの切り替えと経過追跡．臨床精神薬理，1 ; 527-541, 1998.

13) 藤井康男：多剤併用から新しい抗精神病薬治療へ．臨床精神薬理，4 ; 1371-1379, 2001.

14) 藤井康男：精神科病院のダウンサイジングと治療技法の進展．臨床精神薬理，7 ; 1407-1423, 2004.

15) 藤井康男，抗精神病薬治療と統合失調症患者における突然死．臨床精神薬理．18: p.3-16. 2015.

16) 藤井康男：ゼプリオン投与中の死亡例から，我々はなにを学ぶべきか？　精神経誌，117 ; 132-145, 2015.

17) 藤縄昭：「病院内寛解」について ── 病院精神医学の立場から．精神医学，4 ; 95-101, 1962.

18) Glazer, W.M. and J.M. Kane : Depot neuroleptic therapy : An underutilized treatment option. J. Clin. Psychiatry, 53 ; 426-433, 1992.

19) 羽田忠：精神分裂病外来患者におけるFluphenazine enanthateの臨床効果について．精神医学，15 ; 898-899, 1973.

20) Hamann, J., R. Mendel, S. Heres, et al. : How much more effective do depot antipsychotics have to be compared to oral antipsychotics before they are prescribed? Eur. Neuropsychopharmacol., 20(4); 276-279, 2010.

21) 原岡陽一，加沢鉄士，小野正宏 他：精神分裂病に対するFluphenazine enanthateの使用経験．診療と新薬，16 ; 217-223, 1979.

22) Heres, S., J. Hamann, R. Mendel, et al. : Identifying the profile of optimal candidates for antipsychotic depot therapy A cluster analysis. Prog. Neuropsychopharmacol. Biol. Psychiatry, 32 ; 1987-1993, 2008.

23) Heres, S., 藤井康男，三澤史斉 他：ドイツにおける持効性注射製剤の臨床．臨床精神薬理，12 ; 2425-2434, 2009.

24）樋口輝彦，藤井康男，岩田仲伸 他：新規持効性注射製剤に期待される臨床的位置付け．臨床精神薬理，12；1143-1155, 2009.

25）広田和子：ユーザーの視点からインフォームド・コンセントを考える．松下正明 他編：インフォームド・コンセントガイダンス―精神科治療編，先端医学社，東京，p.39-56, 1999.

26）飯塚正章：Fluphenazine enanthate の外来使用経験．薬理と治療，3；873-876, 1973.

27）伊藤斉，藤井康男：向精神薬の併用―olypharmacyの実態とメリット・デメリットの論議をめぐって．神経精神薬理，5；149-184, 1983.

28）Johnson, D.A. : Historical perspective on antipsychotic long-acting injections. Br. J. Psychiatry, Suppl. 52；S7-12, 2009.

29）Kane, J.M., D.V. Jeste, T.R.E. Barnes, et al. : Tardive dyskinesia : A task force report of the American Psychiatric Association. American Psychiatric Association, Washington, D.C., 1992.

30）Kane, J.M., M. Woerner, and J. Lieberman : Tardive dyskinesia : prevalence, incidence, and risk factors. J. Clin. Psychopharmacol., 8(4 Suppl); 52S-56S, 1988.

31）金子仁郎，谷向弘，乾正：持続性強力安定剤の臨床的有用性に関する研究．臨床薬療基金年報，4；173-179, 1972.

32）加藤秀明，吉村剛，加藤逸郎 他：持続性強力安定剤による精神分裂病の外来治療―Fluphenazine enanthateの使用経験を通じて．臨床精神医学，3；551-556, 1974.

33）Keith, S.J. and J.M. Kane : Partial compliance and patient consequences in schizophrenia : Our patients can do better. J. Clin. Psychiatry, 64；1308-1315, 2003.

34）Kirkpatrick, B., R.W. Buchanan, P.D. McKenney, et al. : The Schedule for the Deficit syndrome : an instrument for research in schizophrenia. Psychiatry Res., 30(2); 119-123, 1989.

35）Kissling, W., P. Glue, R. Medori, et al. : Long-term safety and efficacy of long-acting risperidone in elderly psychotic patients. Hum. Psychopharmacol. Clin. Exp., 22；505-513, 2007.

36）功刀弘，井出さき子，小泉隆徳 他：分裂病の外来治療におけるデポ（持効性抗精神病薬）の効果．精神医学，27；933-941, 1985.

37）功刀弘，藤井康男：日本におけるデポ剤臨床25年の展開．藤井康男，功刀弘 編：デポ剤による精神科治療技法のすべて，星和書店，東京，p.3-38, 1995.

38）功刀弘：「持効性抗精神病薬注射薬剤治療指導管理料(デポ外来治療料)」の新設によせて．精神医学，32；560-561, 1990.

39）Lambert, P.A. : Psychopharmacologie clinique. Toulouse, Privat, 1980.

40）Lewander, T. : Neuroleptics and the neuroleptic-induced deficit syndrome. Acta. Psychiatr. Scand., 89(suppl 380); 8-13, 1994.

41）三浦岱栄，伊藤斉，八木剛平 他：Fluphenazine enanthateの臨床経験―生活療法との併用の見地よりみた評価．精神医学，8；855-865, 1966.

42）中嶋啓，森本保人：抗精神病薬デポ剤の海外における使用状況．精神科治療学，11；49-53, 1996.

43）Patel, M.X., V. Nikolaou, and A.S. David : Psychiatrists' attitudes to maintenance medication for patients with schizophrenia. Psychological. Medicine, 33；83-89, 2003.

44）Patel, M.X., N. de Zoysa, M. Bernadt, et al. : A cross-sectional study of patients' perspectives on adherence to antipsychotic medication : depot versus oral. J. Clin. Psychiatry, 69(10); 1548-1556, 2008.

45）Patel, M.X., N. de Zoysa, M. Bernadt, et al. : Are depot antipsychotics more coercive than tablets? The patient's perspective. J. Psychopharmacol., 24(10); 1483-1489, 2010.

46）Reardon, G.T., A. Rifkin, A. Schwartz, et al. : Changing patterns of neuroleptic dosage over a decade. Am. J. Psychiatry, 146 ; 726-729, 1989.

47) Rifkin, A., S. Doddi, B. Karajgi, et al. : Dosage of haloperidol for schizophrenia. Arch. Gen. Psychiatry, 48 ; 166-170, 1991.

48) Roberts, L.W. and C.M. Geppert : Ethical use of long-acting medications in the treatment of severe and persistent mental illnesses. Compr. Psychiatry, 45(3); 161-167, 2004.

49) Samtani, M.N., J.J. Sheehan, D.J. Fu, et al. : Management of antipsychotic treatment discontinuation and interruptions using model-based simulations. Clin. Pharmacol., 4 ; 25-40, 2012.

50) Schooler, N.R. : Maintenance medication for schizophrenia : Strategies for dose reduction. Schizophr. Bull., 17 ; 311-324, 1991.

51) Schooler, N.R. : Deficit symptoms in schizophrenia : negative symptoms versus neuroleptic-induced deficits. Acta. Psychiatr. Scand., 89(suppl 380); 21-26, 1994.

52) 精神保健福祉研究会：我が国の精神保健福祉．太陽美術，東京，2002.

53) Shi, L., H. Ascher-Svanum, B. Zhu, et al. : Characteristics and use patterns of patients taking first-generation depot antipsychotics or oral antipsychotics for schizophrenia. Psychiatr. Serv., 58(4); 482-488, 2007.

54) 嶋崎素吉，加藤寛，米沢洋介 他：持効性向精神薬の外来活動における効果．臨床精神医学，6 ; 947-951, 1977.

55) 高田耕吉，水川六郎，山根康人 他：抗精神病薬の併用投与の経過と要因 ― 長期入院分裂病患者の在院年数による比較．厚生省精神・神経疾患研究委託費「10指-2 精神分裂病の病態，治療・リハビリテーションに関する研究，平成11年度研究報告会抄録集．1999.

56) 立山萬里，田上聡，中島誠一郎 他：フルフェナジン・デポ剤の血中濃度(I) ―エナンテート筋注とデカノエート筋注の比較．臨床精神医学，12 ; 771-781, 1983.

57) Taylor, D., C. Paton, and S. Kapur : The Maudsley Prescribing Guideline in Psychiatry, 11th edition. Wiley-Blackwell, New Jersey, 2012.

58) Valenstein, M., L.A. Copeland, R. Owen, et al. : Adherance assessments and the use of depot antipsychotics in patients with schizophrenia. J. Clin. Psychiatry, 62 ; 545-551, 2001.

59) Valenstein, M., F.C. Blow, L.A. Copeland, et al. : Poor antipsychotic adherence among patients with schizophrenia: medication and patient factors. Schizophr. Bull, 30 ; 255-264, 2004.

60) Van Putten, T. and P.R.A. May : 'Akinetic depression' in schizophrenia. Arch. Gen. Psychiatry, 35 ; 1101-1107, 1978.

61) Van Putten, T. and S.R. Marder : Behavioral toxicity of antipsychotic drugs. J. Clin. Psychiatry, 48(9, suppl); 13-19, 1987.

62) Van Putten, T., S.R. Marder, and J. Mintz : A controlled dose comparison of haloperidol in newly admitted schizophrenic patients. Arch. Gen. Psychiatry, 47 ; 754-758, 1990.

63) Weiden, P.J. and M. Olfson : Cost of relapse in schizophrenia. Schizophr. Bull., 21 ; 419-429, 1995.

64) Weiden, P.J., C. Kozma, A. Grogg, et al. : Partial compliance and risk of rehospitalization among California Medicaid patients with schizophrenia. Psychiatr. Serv., 55(8); 886-891, 2004.

65) 山内慶太，馬場国博，池上直己 他：単科精神病院における処方の実態に関する研究 ― 処方実態の概要についての基礎的分析．精神神経誌，100 ; 51-68, 1998.

第2章

持効性注射製剤のエビデンス

三澤　史斉

I.　はじめに

　EBM (evidence-based medicine) において，系統的レビューおよびメタ解析は最も質の高いエビデンスである。持効性注射製剤 (long-acting injection：LAI) についても，その有用性を検証する研究がこれまで数多く行われており，それらの系統的レビューおよびメタ解析からLAIのエビデンスを見ていくことは至極妥当であろう。そのため，筆者はMedline (PubMed) から，LAIと統合失調症の類義語を検索語として，LAIの系統的レビューおよびメタ解析を探索した。その結果，LAIの有効性，安全性，費用対効果，投与間隔，第一世代LAI，第二世代LAIに関する系統的レビューおよびメタ解析を集めることができた。本章では，これらの項目に関して，系統的レビューおよびメタ解析の結果から，これまで得られている知見を整理していきたい。しかし，同じ項目で複数の系統的レビューおよびメタ解析がある場合には，筆者が有用と思われるもののみを紹介した。また，系統的レビューおよびメタ解析の結果のみでは不十分と思われる場合は，重要な臨床研究の結果も補足して検討した。なお，LAIの表記については，haloperidolのLAIは，haloperidol decanoate (HP-D)，risperidoneのLAIはrisperidone long-acting injectable (RLAI)，paliperidoneのLAIはpaliperidone palmitate (PP)，aripiprazoleのLAIはaripiprazole once-monthly (AOM) とした。

Ⅱ．無作為割付試験（RCT）における LAI の有効性

　Leucht らは[24]，LAI と経口抗精神病薬（OAP）を比較した RCT についての系統的レビューおよびメタ解析を行った。その組み入れ基準は，研究期間が 1 年以上で，外来患者が対象の研究とした。その結果，10 の研究，合計1,700 例が解析の対象となった。再発率に関して，LAI 群は OAP 群と比べて有意に低かった〔リスク比（RR）= 0.70, 95％ 信頼区間（CI）0.57-0.87, 治療必要数（NNT）=10, 95%CI 6-25〕。精神症状による再入院率は，両群において有意な差はなかった（RR=0.78, 95%CI 0.57-1.05）。全ての理由による中断は両群で有意差がなかったが（RR=0.90, 95%CI 0.81-1.01），効果不十分による中断は，LAI 群のほうが有意に少なかった（RR=0.71, 95%CI 0.57-0.89）。さらに，アドヒアランス不良については，両群に有意な差はなかった（RR=0.76,95%CI 0.37-1.56）。このように，統合失調症の外来患者において，いくつかの臨床的に重要な指標で LAI の優位性が示されたが，対象となった研究には多くの方法論的な問題があり，このようなバイアスが結果に影響を及ぼしていると指摘されている。

　このレビュー以降，いくつかの大規模な RCT が発表されたため，Kishimoto らは[21]，組み入れ基準を拡大して，改めて LAI と OAP を比較した RCT のメタ解析を施行した。このメタ解析では，研究期間が 24 週以上で，外来患者以外の研究も対象とした。その結果，21 の RCT，5,176 例が解析の対象となった。再発率に関して，LAI 群と OAP 群で有意な差はなく（RR=0.93, 95%CI 0.80-1.08），それは評価時点を 3, 6, 12, 24 カ月としても同様の結果であった。全ての理由による中断および効果不十分による中断も両群に有意差はなかった。入院についても両群に有意差なく（RR=0.89, 95%CI0.78-1.02），さらにアドヒアランス不良のリスクについても有意な差はなかった（RR=0.77, 95%CI 0.49-1.22）。このように，このメタ解析では再発に関連する全てのアウトカムについて，OAP と比較して，LAI の優位性は示されなかった。Leucht らのメタ解析ではいくつかのアウトカムについて LAI の優位性が示された一方で，Kishimoto らのメタ解析でそのような結果になら

なかった理由として，組み入れ基準を拡大したからではなく，より正確な推定がなされたためであると述べられている。

　これまで紹介した 2 つの系統的レビューおよびメタ解析は，LAI と OAP を比べる際に異なる抗精神病薬を併せて解析している。そのため，抗精神病薬の種類による影響を否定できず，LAI という剤型のみの影響を正確に判断することはできない。そこで Ostuzzi ら[33)]，LAI と同じ種類の OAP を比較した RCT を対象とした系統的レビューおよびメタ解析を行った。

　Risperidone について，6 つの RCT，1,151 例が解析対象となった。全ての理由による中断は，LAI と OAP に有意差はなく（RR=1.17, 95%CI 0.95-1.44)，同様に，反応率（RR=1.02, 95%CI 0.97-1.07)，再発のリスク（RR=0.45, 95%CI 0.05-3.82)，そして効果不十分による中断（RR=1.08, 95%CI 0.43-2.71)に関しても両群で有意な差はなかった。

　Olanzapine では，2 つの RCT，1,445 例が解析対象となり，全ての理由による中断（RR=1.25, 95%CI 0.86-1.80)，反応率（RR=1.01, 95%CI 0.96-1.07)，そして再発のリスク（RR=1.28, 95%CI 0.88-1.85）について LAI 群と OAP 群で有意な差はなかった。その一方で，効果不十分による中断のリスクに関しては，OAP のほうが有意に低かった（RR=1.52, 95%CI 1.12-2.07, NNT=20)。

　Aripiprazole では，2 つの RCT，986 例が解析対象となった。反応率（RR=0.98, 95%CI 0.93-1.04)，再発のリスク（RR=1.03, 95%CI 0.66-1.60)，そして効果不十分による中断（RR=0.93, 95%CI 0.61-1.42）に関して両群に有意差はなかった。しかし，全ての理由による中断は，LAI が OAP と比べ有意に低かった（RR=0.78, 95%CI 0.64-0.95, NNT=14)。

　Zuclopenthixol について，1 つの RCT，46 例が解析対象となった。全ての理由による中断（RR=0.51, 95%CI 0.09-2.78)，そして効果不十分による中断（RR=0.77, 95%CI 0.05-11.56）のいずれも両群に有意差はなく，反応率や再発のリスクに関するデータはなかった。

　Fluphenazine では，5 つの RCT，574 例が解析対象となった。全ての理由による中断（RR=0.98, 95%CI 0.74-1.31）および効果不十分による中断（RR=0.85, 95%CI 0.61-1.18）は，両群で有意な差は認められなかった。その一方で，再発のリスクは，LAI は OAP より有意に低かった（RR=0.63,

95%CI 0.43-0.92）。

　Haloperidol について，1 つの RCT，288 例が解析対象となった。全ての理由による中断（RR=1.00, 95%CI 0.65-1.54），効果不十分による中断（RR=2.00, 95%CI 0.51-7.84），反応率（RR=1.03, 95%CI 0.91-1.15），そして再発のリスク（RR=1.00, 95%CI 0.41-2.42）について，いずれも両群で有意差はなかった。

　これらの結果から，Ostuzzi らは，AOM は OAP と比べて有用である可能性があるが，その他の LAI では OAP より有用であるとは言えず，OAP の代わりに LAI を選択することを支持する確固たるエビデンスはないと述べている。

　このように，LAI と OAP を比較した RCT におけるシステマティックレビューおよびメタ解析では，LAI の優位性は示されていない。RCT とそのシステマティックレビューおよびメタ解析は，治療効果を評価するためのゴールドスタンダードと見なされており，臨床での推奨の基礎となるものである。しかし，RCT で行われていることと実臨床では大きな違いがあることに注意が必要であり，特に LAI についての研究では，この点が結果にかなりの影響を与えると考えられる。RCT では，種々のインセンティブや頻回のコンタクトなど，試験からなるべく脱落しないような取り組みがなされており，OAP であっても実臨床と比べてアドヒアランスが維持されやすい。また，RCT へ参加する症例は，基本的にそのプロトコールでの介入に同意した患者のみであり，実臨床の患者より治療意欲が高く，協力的で，認知機能も高いことが考えられ，良好なアドヒアランスの維持が比較的容易であることが推察される。しかし，LAI の恩恵を最も受けると考えられるのは，良好なアドヒアランスの維持が困難な患者であり，そのような患者の多くは RCT へ組み入れられない。したがって，RCT の結果は，実臨床における LAI の本来の効果を十分反映していないのである。

Ⅲ．観察研究における LAI の有効性

　上述したように，RCT は EBM の基盤である一方，実臨床との乖離が問

題となるため，ここでは，実臨床により近い観察研究におけるLAIのエビデンスを記していきたい。

　Kishimotoらは[20]，LAI開始前後の比較をしたミラーイメージ研究についてのシステマティックレビューおよびメタ解析を行い，LAI開始前後，各々6カ月間以上追跡している研究を組み入れた。その結果，25の研究，合計5,940例が解析の対象となった。再入院予防に関して，LAIはOAPと比べて有意に入院リスクが低く（RR=0.43, 95%CI 0.35-0.53），入院回数を有意に減少させた（RR=0.38, 95%CI 0.28-0.51）。さらに，総入院日数（Hedges' g=0.77, 95%CI 0.22-1.33）および1回の入院期間（Hedges'g=0.26, 95%CI 0.07-0.46）についてもLAIはOAPと比べて有意に少なかった。このように，実臨床でLAIを使用した患者におけるミラーイメージ研究のシステマティックレビューおよびメタ解析では，再入院予防効果についてLAIの優位性が示された。ミラーイメージ研究は，期待バイアス，病状の自然経過や時間効果などのバイアスがあるため結果の解釈には注意が必要であるが，臨床現場でLAI治療を受けている患者層をより反映しているとKishimotoらは述べている。

　さらに，Kishimotoらは[19]，LAIとOAPを比較したコホート研究についてのメタ解析を行い，LAIとOAPを比較した，前方視的および後方視的コホート研究を組み入れた。その結果，42のコホート研究（前方視的：15, 後方視的：27），合計101,624例が解析の対象となった。入院率に関して，LAIはOAPより有意に低く（rate ratio=0.85, 95%CI 0.78-0.93），全ての理由による中断のリスクも有意に低かった（RR=0.78, 95%CI 0.67-0.91）。入院のリスク（RR=0.92, 95%CI 0.84-1.00）および入院日数（Hedges'g= -0.05, 95%CI -0.16-0.06）については，いずれもLAIとOAPで有意差はなかった。また，解析対象者の重症度・慢性度については，LAI治療を受けている患者はOAPより，重症度・慢性度が高いことが示された。このように，コホート研究のような観察研究において，LAIで治療される患者は，より重症，慢性であり，良好なアドヒアランスの維持が困難であるためにLAIが用いられていることを考慮する必要がある。その上で，このメタ解析の結果を見ると，LAIはOAPと比べて有効性が高いとKishimotoらは述べている。

26   Ⅰ. 持効性注射製剤治療 総論

表2-1　LAI vs. OAP：各研究デザインによるメタ解析の結果

研究デザイン	結　果
RCT	LAI ≒ OAP
ミラーイメージ研究	LAI > OAP
コホート研究	LAI > OAP

LAI：持効性注射製剤，OAP：経口薬，RCT：無作為化割付試験

　そして，Kirson らは[16]，LAI と OAP の効果を比較した結果が研究デザインによって影響されるかどうかを検証するために，同じ世代の LAI と OAP を比較した研究を組み入れ，RCT，前方視的観察研究，そして後方視的観察研究に分けてメタ解析を行った。その結果，5つの RCT，4つの前方視的観察研究，4つの後方視的観察研究が解析の対象となった。再発，入院もしくはすべての理由による中断における年齢，性別を調整したリスクについて，RCT では LAI と OAP で有意な差はなかった（RR=0.89, 95%CI 0.64-1.22）。一方，前方視的観察研究および後方視的観察研究においては，いずれも LAI は OAP と比べて有意に中断リスクが低かった（前方視的研究：RR=0.62, 95%CI 0.48-0.81，後方視的観察研究：RR=0.56, 95%CI 0.44-0.71）。以上のように，LAI と OAP の効果を比較した結果は，研究デザインに影響されると Kirson らは結論づけている。

　以上の結果を表2-1 にまとめた。LAI と OAP の有効性の比較において，RCT のメタ解析では LAI の優位性が認められず，ミラーイメージ研究やコホート研究では，LAI がより有効であることが認められ，結果は研究デザインに強く影響されることが示された。RCT には実臨床との乖離という問題があり，ミラーイメージ研究やコホート研究には種々のバイアスが統制できないという問題がある。そのため，どちらの結果がより信憑性があると言うことはできず，LAI と OAP の有効性の比較について，現状でははっきりしたことは言えない。この問題を解決するために，今後，対象者の組み入れ基準を広くして，収集するデータを最低限にするなど，より実臨床に近いセッティングにおける RCT の実施が必要であろう。

Ⅳ. LAI の安全性

　LAI には，1 回の注射で経口抗精神病薬の場合よりも多い用量の投与を
し，これをすぐに体内から除去することができないという特性がある。そ
して，この特性に関連した安全性への懸念があり，それが LAI の使い控え
の理由の一つとなっている。このため，LAI の安全性について，まず RCT
のメタ解析の結果から検討していきたい。RCT では，実臨床より副作用に
よって大きな問題が起きにくいような工夫がなされていることがある。しか
し，有効性の比較のときほど研究デザインの影響を受けるとは考えにくく，
RCT のほうが種々のバイアスが統制されて，LAI と OAP のより真の影響
が比較されている可能性がある。

　先に挙げた，Leucht のメタ解析では[24]，有害事象による脱落について，
LAI と OAP で有意差は認められなかった（RR=1.34, 95%CI 0.70-2.58）。ま
た，Kishimoto らのメタ解析[21]でも同様に，有害事象による脱落について
LAI と OAP に有意な差はなかった（RR=1.10, 95%CI 0.74-1.64）。

　しかし，これらのメタ解析では，異なる種類の抗精神病薬をまとめて
LAI と OAP の比較をしているため，抗精神病薬の種類による影響が調整さ
れていない。そこで，Misawa らは[28]同じ種類の抗精神病薬の LAI と OAP
について，安全性を比較したデータを持つ RCT のメタ解析を行った。その
結果，16 の RCT，4,902 例が解析対象となった。全体として 119 個の有害
事象が報告されていたが，このうち，55 個（46.2%）の有害事象だけが 2 つ以
上の研究で報告されており，115 個（96.6%）で LAI と OAP に有意差は認め
られなかった。ちなみに，LAI のほうがリスクが高かった有害事象は，ア
キネジア，LDL コレステロールの変化および不安で，OAP のほうが高かっ
たものはプロラクチンの変化であった。また，有害事象による脱落のリス
クについて，LAI と OAP で有意な差は認められなかった（RR=1.16, 95%CI
0.89-1.52）。重篤な有害事象の発現リスクについても両群で有意差はなかっ
た（RR=0.91, 95%CI 0.66-1.24）。さらに，死亡のリスクについて，全死因に
よる死亡（RR=0.91, 95%CI 0.66-1.24）および自殺，事故死を除いた死因に

よる死亡（RR=0.91, 95%CI 0.66-1.24）のいずれも両群に有意差は認められなかった。これらの結果から，LAIとOAPの安全性について大きな差は示されていないため，LAIの良い適応と考えられる場合には，安全性を理由に使用を控える必要はないとの結論が得られている。

　このように，LAIのほうがOAPに比べて，副作用のリスクが高いという根拠はない。しかし，LAIでは，副作用が生じた際に，すぐに体内から薬物を取り出すことができないため，より副作用の症状が重篤化するのではという懸念がある。先のメタ解析において，重篤な有害事象および死亡のリスクについてOAPと差がないことは示されたが，抗精神病薬の重篤な副作用の代表であり，LAIの副作用の中で最も懸念される悪性症候群と死亡のリスクについてはより詳細に検証する必要があるだろう。

　LAIと悪性症候群については，Glazerら[12]系統的レビューを行い，LAIはOAPと比較して悪性症候群のリスクを上げるという根拠はないと述べている。しかし，このレビューの中にはLAIの悪性症候群のリスクを指摘する研究も紹介されており，さらに，1992年に発表された古いレビューであるため，最近のデータも含めてより厳密に評価する必要がある。今回，筆者はLAIの使用が悪性症候群のリスクを高めるか否かを検証するため，予備的なメタ解析を行った。悪性症候群および抗精神病薬の類義語を元に，Medline, Embase, PsychINFO そして CINAHL から，LAIによる悪性症候群の発生頻度の情報が把握できる症例対照研究を抽出した。ちなみに，悪性症候群におけるLAIのリスクを評価できるRCTやコホート研究は見つけることができなかった。この結果，7つの症例対照研究が解析に組み入れられ，図2-1のようにLAIは有意に悪性症候群のリスクが高いことが示された（OR=2.77, 95%CI 1.44-5.32）。この解析に含まれた研究は第二世代LAIが登場する以前のものが多く，投与量が調整されていないなど多くの限界はあるが，LAIは悪性症候群のリスクを高める可能性が示唆された。

　また，LAIは副作用が生じたときにすぐに体内から取り出せないという特徴から，悪性症候群が生じたときに，経口薬より重篤化し予後が悪いのではないかという懸念がある。Addonizioらによる悪性症候群115例のまとめでは[2]，LAI治療を受けていない患者は抗精神病薬中止後平均13日で悪性

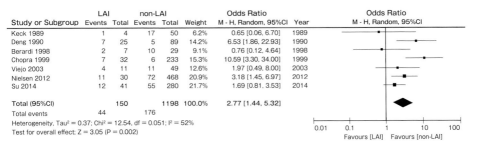

図 2-1 悪性症候群における LAI(持効性注射製剤)使用と未使用の比較:症例対照研究のメタ解析

Review Manager 5.3 を用いて筆者作成

症候群は改善したが,LAI 治療を受けている患者は 26 日であった。LAI によって生じた悪性症候群は死亡リスクが高まるか否かについて,Glazer らは具体的なデータは示していないが,そのような科学的根拠はないとしている[12]。しかし,すぐに体内から除去できないことを考えると,理論的には死亡リスクを高める可能性があるため,悪性症候群を早期発見することが重要であると Glazer らは述べている。

次に,LAI が死亡リスクを高めるか否かについて,LAI とプラセボおよび LAI と OAP における死亡リスクについての比較をした RCT のメタ解析を紹介する[18]。52 の RCT,17,416 例がその解析対象となった。プラセボとの比較では,全ての理由による死亡リスクについて LAI は有意な差がなく(RR=0.64, 95%CI 0.24-1.70),aripiprazole, fluphenazine, olanzapine, paliperidone,そして risperidone といった個々の LAI についても有意差はなかった。OAP との比較でも,LAI は有意差なく(RR=0.71, 95%CI 0.38-1.34),aripiprazole, fluphenazine, haloperidol, olanzapine, paliperidone, risperidone,そして zuclopenthixol といった個々の LAI についても有意差はなかった。また,自殺リスクについてもこれらと同様の結果であった。したがって,このメタ解析の結果から,LAI はプラセボや OAP と比較して死亡リスクに有意な差がないことが示された。

しかし,本章の冒頭で述べたように,一般的に RCT では,死亡のような重大な有害事象が生じにくいようにデザインされているため,RCT のメタ

解析では，死亡についても実臨床におけるリスクを正確に評価できていない
かもしれない。そこで，実臨床における LAI の死亡リスクを検証するため，
スウェーデンの全国規模のコホート研究を紹介したい。Taipale らは[36]，統
合失調症患者 29,823 例のコホートを用いて，抗精神病薬と全ての理由によ
る死亡の関連を調査した。その結果，第二世代 LAI の累積死亡率が最も低
く，第二世代 LAI を基準とすると調整済み HR（95%CI）は，第一世代 LAI
1.37（1.01-1.86），経口 SGA 1.52（1.13-2.05），経口 FGA 1.83（1.33-2.50），そし
て抗精神病薬未投薬 3.39（2.53-4.56）であった。また，個々の抗精神病薬の中
で，最も死亡率の低かったものは，PP，経口 aripiprazole，そして RLAI で
あった。さらに，同種類の LAI と経口薬を比較すると，LAI は経口薬より
33% も死亡リスクが低かった（調整済み HR=0.67, 95%CI 0.56-0.80）。以上の
ことから，LAI，特に第二世代 LAI は経口薬と比べて死亡リスクが低いこ
とが示された。

　これらの結果から，安全性について，LAI のリスクは OAP と同等という
ことが明らかに証明されているわけではないが，少なくとも OAP と比べて
忍容性が低いという根拠はなく，それは重篤な有害事象全体や死亡が生じる
リスクについても同様に，LAI のほうがリスクが高いとは言えず，むしろ
低い可能性もある。しかし，悪性症候群については LAI のほうがリスクは
高いかもしれず，また改善するまでの時間が長い可能性がある点には注意が
必要である。したがって，LAI を使用する前には特に悪性症候群のリスク
を慎重に評価し，投与中も悪性症候群に関連する身体状況のモニタリングを
行い，もしこれが出現した場合には早期発見・治療ができるような診療体制
が必要であろう。

V．LAI の費用対効果

　LAI の実臨床における有用性は一定のエビデンスにより裏付けられてい
るが，第二世代 LAI はそのコストの高さが問題となり，使用が躊躇される
場合がある。一方で，LAI の持つ再発予防効果から，再入院やその他のケ
アにかかるコストが抑制され，全体的な医療費の負担は軽減するかもしれな

い。したがって，実臨床における LAI の有用性を考える際には，医療経済的な視点も重要になってくるため，LAI の費用対効果に関する Achilla らの系統的レビューを紹介する[1]。

　このレビューで採用された研究は，経済モデルによる研究とミラーイメージ研究に大別され，論文の本文中で紹介されていた研究について表 2-2 にまとめた。大部分の研究は，RLAI を経口薬や他の LAI と比較したものであり，RLAI は医療費を削減し，費用対効果の観点において優れた治療技法であることが示されている。その一方で，olanzapine の経口薬や LAI は RLAI より優位であるという報告や，RLAI は，他の第二世代薬や第一世代 LAI と比べて入院日数や全体的なヘルスケアのコストを増大させるという報告もある。この点に関しては第 8 章 VI 節にも記載されている。このレビューの結論としては，第二世代 LAI，特に RLAI は，国の違いによらず，費用対効果が高く，統合失調症の維持治療において第一選択となり得ることが示唆されるが，研究の方法論や報告されるアウトカムが一定していないため，その結果の解釈には注意が必要である。

VI. 第一世代 LAI と第二世代 LAI

　RLAI の登場以降，olanzapine, paliperidone そして aripiprazole などの第二世代 LAI が世界的に利用可能となり，第一世代 LAI より忍容性が高いであろうということから，その有用性がうたわれてきた。しかし経口薬では，CATIE study 等により，当初言われていたほど SGA の優位性が高くないことが明らかになったが，LAI ではどうなのであろうか。第一世代 LAI と第二世代 LAI を厳密に比較した研究はほとんどなく，RCT は 1 本のみである。大規模な後方視的コホート研究は少数あり，後は，FGA, SGA それぞれのメタ解析があり，さらに，上述した LAI と経口薬を比較したメタ解析のいくつかで FGA と SGA のサブグループ解析が行われている。これらの結果から第一世代 LAI と第二世代 LAI を比較して検討していきたい。

　McEvoy[27] と Rosenheck ら[34] は，再発のリスクが高く LAI が有用と考えられる統合失調症もしくは統合失調感情障害の患者 311 例に対して，PP と

32　I. 持効性注射製剤治療 総論

表2-2　LAI（持効性注射製剤）の費用対効果についての研究一覧

筆頭著者 （発表年）	対象患者	国	期　間	介　入	結　果
決定解析モデル					
De Graeve (2005)[7]	安定した若年患者	ベルギー	2年	RLAI vs. HP-D, O	RLAI 優位
Hensen (2010)[15]	a: コンプライアンス不良でリスクの高い患者 b: 複数回再発歴のある一般的な患者	スウェーデン	3年，5年	RLAI vs. HP-D, O	RLAI 優位
Laux (2005)[23]	複数回再発歴のある完全もしくは部分回復した患者	ドイツ	5年	RLAI vs. HP-D, O	RLAI 優位
Llorca (2005)[25]	安定した若年患者	フランス	2年	RLAI vs. HP-D, O	RLAI 優位
Yang (2005)[38]	安定した患者	台湾	2年	RLAI vs. HP-D, O	RLAI 優位
Edwards (2005)[9]	1回再発して入院歴のある外来患者	アメリカ	1年	RLAI vs. HP-D, O, R	RLAI 優位 HP-D 最も不良
Edwards (2005)[8]	1回再発して入院歴のある地域に居住している患者	アメリカ	1年	RLAI vs. HP-D, O, R, Q, Z, A, 多剤併用	RLAI 優位
Yang (2009)[37]	安定した若年患者	中国	2年	RLAI vs. O, Q	RLAI 優位
Chue (2005)[6]	再発後，コンプライアンス不良でリスクの高い自宅にいる患者	カナダ	5年	RLAI vs. HP-D, R	RLAI のはじめの3年の治療費は最も高いが，主に入院費の減少により，残りの2年で相殺
Heeg (2008)[14]	複数回の精神病エピソードのある完全もしくは部分回復した患者	ポルトガル	5年	RLAI vs. HP-D, R, O	RLAI 優位
Mantovani (2004)[26]	初回精神病後の統合失調症	イタリア	5年	RLAI vs. 第二世代経口薬	RLAI 優位

筆頭著者 (発表年)	対象患者	国	期　間	介　入	結　果
Obradovic (2007)[31]	慢性統合失調症の 外来患者	スロベニア	1年	HP-D, RLAI, Am, A, H, O, Q, R, Z	O優位
Baca (2005)[3]	統合失調症もしく は統合失調感情障 害患者	アメリカ	1年	RLAI vs. HP-D, O, R, Q, Z, A, 多剤併用	RLAI優位
Oh (2001)[32]	中等度の症状を持 つ慢性期入院患者	カナダ	1年	R vs. H, HP-D, FD	R優位
Knapp (2008)[22]	経口Oもしくは他 の抗精神病薬で治 療を開始した患者	複数国	1年	O vs. R, Q, Am, C, 第一 世代LAI	Oは第一世代 LAIより優位
Furiak (2011)[10]	経口薬で部分的も しくは完全にアド ヒアランス不良	アメリカ	1年	OP vs. RLAI, PP, HP-D, O	OP優位
ミラーイメージ研究					
Niaz (2007)[29]	統合失調症患者	イギリス	35カ月	RLAI 50mg/2週	RLAI優位
Young (2006)[39]	経口薬でコンプラ イアンス不良もし くは第一世代LAI で忍容性不良患者	イギリス	前期：3年 後期：1年	RLAI 25mg/2週	RLAI不良
Carswell (2010)[4]	経口薬でコンプラ イアンス不良患者	ニュージー ランド	1年	RLAI	RLAI不良
Spill (2010)[35]	6カ月以上前に RLAIへ切り替え られた患者	ドイツ	1年, 15年	経口薬, 第一 世代LAI, 併 用 vs. RLAI	RLAI優位
Chang (2012)[5]	統合失調症患者	台湾	1年	経口薬 vs. RLAI	RLAI優位

Am: amilsupride, A: aripiprasole, C: clozapine, F: fluphenazine, H: haloperidol, O: olanzapine, P: paliperidone, Q: quetiapine, R: risperidone, Z: ziprasidone, HP-D: haloperidol decanoate, FD: fluphenazine decanoate, OP: olanzapine pamoate, PP: paliperidone palmitate

Achilla, E., McCrone, P. : The cost effectiveness of long-acting/extended-release antipsychotics for the treatment of schizophrenia : a systematic review of economic evaluations. Appl. Health Econ. Health Policy, 11(2); 95-106, 2013.

HP-D を比較した二重盲検 RCT を行った。その結果，再入院，LAI 中断，継続的な経口薬投与，外来受診回数の増加などと定義した有効性における治療失敗率は両剤に統計学的な有意差は認められなかった（調整済み HR=0.98, 95%CI 0.65-1.47）。副作用に関して，PP は体重およびプロラクチンの有意な増加が見られ，HP-D はアカシジアが有意に増加した。費用対効果については，HP-D のほうが PP より優れていた。これらの結果から，PP は，HP-D とくらべて有効性に差はなく，費用対効果が悪いため，その使用は，HP-D で有効性が認められなかったり，忍容性の問題がある場合に限ったほうが合理的であると指摘された。

Nielsen らは[30]，第一世代 LAI と RLAI の比較をするため，4,532 例を対象にデンマーク全国規模の後方視的コホート研究を行った。その結果，入院までの期間，全ての理由による中断までの期間および入院期間について，第一世代 LAI と RLAI で有意な差は認められなかった（HR=0.95, 95%CI 0.87-1.03, HR=0.93, 95%CI 0.86-1.02, incidence rate ratio=0.97, 95%CI 0.78-1.19）。

Haddad らは[13]，第一世代 LAI と経口薬の臨床的有用性を比較するため，RCT と観察研究の系統的レビューを行った。その結果，すでに施行されていた RCT のメタ解析 1 本，そのメタ解析に含まれていない RCT 1 本，前方視的観察研究 4 本，ミラーイメージ研究 11 本，そしてその他の後方視的観察研究 2 本が採用された。RCT では，再発および忍容性について，第一世代 LAI と経口薬の有意な差は認められなかったが，全般改善度は第一世代 LAI のほうが優位であった。前方視的観察研究のうち，第二世代経口薬と比較した 2 本の研究では，再発，治療中断，再入院などに関して経口薬のほうが優位であったが，第一世代経口薬と比較した 2 本の研究では，第一世代 LAI のほうが優位であった。ミラーイメージ研究では，第一世代 LAI 切り替え前と比べて切り替え後は，平均入院日数が 114.9 日から 28.6 日，平均入院回数が 1.8 回から 0.8 回へと有意に減少した。その他の後方視的観察研究では，第二世代経口薬と比較した研究では再入院や自傷行為の回数について有意な差はなく，第一世代経口薬と比較した研究では，第一世代 LAI のほうが入院した患者数が有意に少なかった。

第二世代 LAI に関しては，Fusar-Poli ら[11]がその有効性と安全性を検証す

第2章　持効性注射製剤のエビデンス　35

るため RCT のメタ解析を行った。その結果，13 本の RCT が採択され，プラセボとの比較では 2,627 例，経口薬との比較では 3,686 例が解析対象となった。Positive and Negative Syndrome Scale (PANSS) に関して，第二世代 LAI はプラセボと比較して有意に減少していたが (Hedges'g=0.336, 95%CI 0.246-0.426, P<0.001)，経口薬とは有意差がなかった (Hedges'g=0.072, 95%CI -0.072-0.217, P=0.326)。反応率に関して，プラセボとの比較では有意に高かったが (NNT 4, 95%CI 3-6)，経口薬との比較では有意な差はなかった (RR=0.962, P=0.094)。安全性について，死亡，有害事象数，不眠，QT 延長，注射部位の痛みなどの一般的な安全性評価について，第二世代 LAI と対照群に有意な差は見られなかったが，錐体外路症状のリスクについては，第二世代 LAI はプラセボ (RR=2.037, P<0.001) や経口薬 (RR=1.451, P=0.048) よりも高かった。このメタ解析の結論として，有効性について第二世代 LAI はプラセボより優れているがその効果量は小さく，経口薬に対しての優位性は認められなかった。また，安全性に関しては，錐体外路症状のリスクが高い可能性が示唆された。

　続いては，LAI の有効性の項で紹介した，Kishimoto らによる RCT，コホート研究およびミラーイメージ研究のメタ解析におけるサブグループ解析の結果を示す。RCT のメタ解析では[21]，第一世代 LAI は経口薬と比べて再発予防において有意に優れていたが (RR=0.82, 95%CI 0.69-0.97, NNT 15)，第二世代 LAI は経口薬と比べて有意な差が認められなかった (RR=1.00, 95%CI 0.81-1.23)。一方，コホート研究のメタ解析では[19]，第二世代 LAI は経口薬と比べて有意に入院率が低く (RR=0.83, 95%CI 0.76-0.90)，第一世代 LAI は経口薬と比べて有意な差が認められなかった (P=0.43)。ミラーイメージ研究のメタ解析では[20]，経口薬と比べて，入院リスクについては第一世代 LAI (RR=0.40, 95%CI 0.30-0.54)，第二世代 LAI (RR=0.46, 95%CI 0.33-0.64) ともに有意に低く，入院回数についても第一世代 LAI (RR=0.36, 95%CI 0.22-0.61)，第二世代 LAI (RR=0.42, 95%CI 0.27-0.65) ともに有意に減少した。

　以上の結果を表 2-3 にまとめた。全体として一致した結果は得られておらず，第一世代 LAI と比べて第二世代 LAI の明らかな優位性は証明されていない。むしろ，これまでのエビデンスからは第一世代 LAI のほうが優位

表 2-3　第一世代 LAI（FGA-LAI）と第二世代 LAI（SGA-LAI）の比較結果のまとめ

臨床研究	
RCT	FGA-LAI > SGA-LAI
後方視的コホート研究	FGA-LAI ≒ SGA-LAI
メタ解析	
FGA-LAI, SGA-LAI 個別	FGA-LAI ≒ /> OAP SGA-LAI ≒ OAP
RCT のサブグループ解析	FGA-LAI > OAP SGA-LAI ≒ OAP
コホート研究のサブグループ解析	FGA-LAI ≒ OAP SGA-LAI > OAP
ミラーイメージ研究のサブグループ解析	FGA-LAI > OAP SGA-LAI > OAP

RCT：無作為化割付試験

な可能性すらある。今後，第一世代 LAI と第二世代 LAI の有用性の違いを明らかにするため，より実践的で，厳密な研究結果を積み重ねていく必要がある。

Ⅶ. LAI の投与間隔

　LAI の投与間隔は，一般的に 2 週毎もしくは 4 週毎であるが，世界的には PP の 3 カ月製剤も登場している。長い投与間隔は，患者の負担も減り，たとえ治療中断しても再発までの時間が長いといったメリットもある一方で，副作用の懸念や，医療スタッフと接する機会が減ることによるマイナスも危惧される。したがって，投与間隔が臨床転帰に及ぼす影響を検討することは重要であるため，Kisely らの行った系統的レビューおよびメタ解析を紹介する[17]。このレビューでは LAI の投与間隔を比較した二重盲検もしくは評価者が盲検化された RCT を対象とした。その結果，7 つの研究，合計 3,994 例が解析対象となった。精神症状と QOL（quality of life）について，2 週毎と 4 週毎の LAI で差は認められなかった。有害事象について，錐体外路症状，便秘，糖尿病関連について，両群で有意な差は認められなかった

第 2 章　持効性注射製剤のエビデンス　37

表 2-4　LAI についての系統的レビューおよびメタ解析の一覧

項　目	筆頭著者（発表年）	主要な結果
有効性（RCT）	Leucht（2011） Kishimoto（2014） Ostuzzi（2016）	LAI ＞ OAP LAI ≒ OAP LAI ≒ OAP
有効性（観察研究）	Kishimoto（2017） Kishimoto（2013） Kirson（2013）	LAI ＞ OAP LAI ＞ OAP －
安全性	Misawa（2016）	LAI ≒ OAP
悪性症候群	Glazer（1992）	LAI ≒ OAP
死亡	Kishi（2016）	LAI ≒ OAP
費用対効果	Achilla（2013）	LAI ＞ OAP
第一世代 LAI	Haddad（2009）	LAI ≒ ＞ OAP
第二世代 LAI	Fusar-Poli（2013）	LAI ≒ OAP
投与間隔	Kisely（2015）	2 週毎 ≒ 4 週毎

RCT：無作為化割付試験

が，注射部位の痛みについて，2 週間毎に LAI を施行するほうが有意に少なかった（RR=0.16, 95%CI 0.07-0.38）。このように，LAI の 2 週間毎と 4 週間毎の投与には大きな差は認められなかったが，投与間隔の有用性への影響のデータは不十分であり，今後，費用対効果の検討も含めた幅広い臨床転帰を検証した長期間の研究が必要であると結論づけている。

Ⅷ．おわりに

　本章で紹介した系統的レビューおよびメタ解析の概要から，LAI と経口薬の比較などを表 2-4 にまとめた。これらの結果から，LAI には経口薬と比べて，より再発予防効果が高く，費用対効果に優れ，副作用については差がない可能性はあるが，これらは確定されているとは言えない。実臨床における LAI の有用性を，EBM の基盤となる RCT で検証することは容易ではなく，このような方法でエビデンスを確立しづらいという現状がある。この状況を変えていくためには，より実臨床に近いデザインによる RCT の結果の積み重ねが必要であろう。

■ 引用文献

1) Achilla, E. and McCrone, P. : The cost effectiveness of long-acting/extended-release antipsychotics for the treatment of schizophrenia : a systematic review of economic evaluations. Appl. Health Econ. Health Policy, 11(2); 95-106, 2013.
2) Addonizio, G., Susman, V.L. and Roth, S.D. : Neuroleptic malignant syndrome : review and analysis of 115 cases. Biol. Psychiatry, 22(8); 1004-1020, 1987.
3) Baca, E., Bobes, J., Canas, F. et al. : Cost-effectiveness analysis of long-acting injectable risperidone v. olanzapne and v. fluphenazine decanoate in treating schizophrenia. Rev. Esp. Econ. Salud., 4(5); 273-285, 2005.
4) Carswell, C., Wheeler, A., Vanderpyl, J. et al. : Comparative effectiveness of long-acting risperidone in New Zealand : a report of resource utilization and costs in a 12-month mirror-image analysis. Clin. Drug Investig., 30(11); 777-787, 2010.
5) Chang, H.C., Tang, C.H., Huang, S.T. et al. : A cost-consequence analysis of long-acting injectable risperidone in schizophrenia : a one-year mirror-image study with national claim-based database in Taiwan. J. Psychiatr. Res., 46(6); 751-756, 2012.
6) Chue, P.S., Heeg, B., Buskens, E. et al. : Modelling the impact of compliance on the costs and effects of long-acting risperidone in Canada. Pharmacoeconomics, 23 Suppl 1 ; 62-74, 2005.
7) De Graeve, D., Smet, A., Mehnert, A. et al. : Long-acting risperidone compared with oral olanzapine and haloperidol depot in schizophrenia : a Belgian cost-effectiveness analysis. Pharmacoeconomics, 23 Suppl 1 ; 35-47, 2005.
8) Edwards, N.C., Locklear, J.C., Rupnow, M.F. et al. : Cost effectiveness of long-acting risperidone injection versus alternative antipsychotic agents in patients with schizophrenia in the USA. Pharmacoeconomics, 23 Suppl 1 ; 75-89, 2005.
9) Edwards, N.C., Rupnow, M.F., Pashos, C.L. et al. : Cost-effectiveness model of long-acting risperidone in schizophrenia in the US. Pharmacoeconomics, 23(3); 299-314, 2005.
10) Furiak, N.M., Ascher-Svanum, H., Klein, R.W. et al. : Cost-effectiveness of olanzapine long-acting injection in the treatment of patients with schizophrenia in the United States : a micro-simulation economic decision model. Curr. Med. Res. Opin., 27(4); 713-730, 2011.
11) Fusar-Poli, P., Kempton, M.J. and Rosenheck, R.A. : Efficacy and safety of second-generation long-acting injections in schizophrenia : a meta-analysis of randomized-controlled trials. Int. Clin. Psychopharmacol., 28(2); 57-66, 2013.
12) Glazer, W.M. and Kane, J.M. : Depot neuroleptic therapy : an underutilized treatment option. J. Clin. Psychiatry, 53(12); 426-433, 1992.
13) Haddad, P.M., Taylor, M. and Niaz, O.S. : First-generation antipsychotic long-acting injections v. oral antipsychotics in schizophrenia : systematic review of randomised controlled trials and observational studies. Br. J. Psychiatry, Suppl 52 ; S20-28, 2009.
14) Heeg, B.M., Antunes, J., Figueira, M.L. et al. : Cost-effectiveness and budget impact of long-acting risperidone in Portugal : a modeling exercise. Curr. Med. Res. Opin., 24(2); 349-358, 2008.
15) Hensen, M., Heeg, B., Lothgren, M. et al. : Cost effectiveness of long-acting risperidone in Sweden. Appl. Health Econ. Health Policy, 8(5); 327-341, 2010.
16) Kirson, N.Y., Weiden, P.J., Yermakov, S. et al. : Efficacy and effectiveness of depot versus oral antipsychotics in schizophrenia : synthesizing results across different research designs. J. Clin. Psychiatry, 74(6); 568-575, 2013.

第2章　持効性注射製剤のエビデンス　39

17) Kisely, S., Sawyer, E., Robinson, G. et al. : A systematic review and meta-analysis of the effect of depot antipsychotic frequency on compliance and outcome. Schizophr. Res., 166(1-3); 178-186, 2015.

18) Kishi, T., Matsunaga, S. and Iwata, N. : Mortality risk associated with long-acting injectable antipsychotics : a systematic review and meta-analyses of randomized controlled trials. Schizophr. Bull., 42(6); 1438-1445, 2016.

19) Kishimoto, T., Hagi, K., Nitta, M. et al. : Effectiveness of long-acting injectable vs oral antipsychotics in patients with schizophrenia : a meta-analysis of prospective and retrospective cohort studies. Schizophr. Bull., 44(3); 603-619, 2018.

20) Kishimoto, T., Nitta, M., Borenstein, M. et al. : Long-acting injectable versus oral antipsychotics in schizophrenia : a systematic review and meta-analysis of mirror-image studies. J. Clin. Psychiatry, 74(10); 957-965, 2013.

21) Kishimoto, T., Robenzadeh, A., Leucht, C. et al. : Long-acting injectable vs oral antipsychotics for relapse prevention in schizophrenia : a meta-analysis of randomized trials. Schizophr. Bull., 40(1); 192-213, 2014.

22) Knapp, M., Ilson, S. and David, A. : Depot antipsychotic preparations in schizophrenia : the state of the economic evidence. Int. Clin. Psychopharmacol., 17 (3); 135-140, 2002.

23) Laux, G., Heeg, B., van Hout, B.A. et al. : Costs and effects of long-acting risperidone compared with oral atypical and conventional depot formulations in Germany. Pharmacoeconomics, 23 Suppl 1 ; 49-61, 2005.

24) Leucht, C., Heres, S., Kane, J.M. et al. : Oral versus depot antipsychotic drugs for schizophrenia — a critical systematic review and meta-analysis of randomised long-term trials. Schizophr. Res., 127(1-3); 83-92, 2011.

25) Llorca, P.M., Abbar, M., Courtet, P. et al. : Guidelines for the use and management of long-acting injectable antipsychotics in serious mental illness. BMC Psychiatry, 13 ; 340, 2013.

26) Mantovani, L.G., Berto, P., D'Ausiooio, A. et al. : Costs and effects of long acting risperidone (LAR) versus atypical antipsychotics in the treatment of schizophrenic subjects in Italy. Farmeconomia e Percorsi Terapeutici., 5(1); 5-11, 2004.

27) McEvoy, J.P., Byerly, M., Hamer, R.M. et al. : Effectiveness of paliperidone palmitate vs haloperidol decanoate for maintenance treatment of schizophrenia : a randomized clinical trial. JAMA, 311(19); 1978-1987, 2014.

28) Misawa, F., Kishimoto, T., Hagi, K. et al. : Safety and tolerability of long-acting injectable versus oral antipsychotics : A meta-analysis of randomized controlled studies comparing the same antipsychotics. Schizophr. Res., 176(2-3); 220-230, 2016.

29) Niaz, O.S. and Haddad, P.M. : Thirty-five months experience of risperidone long-acting injection in a UK psychiatric service including a mirror-image analysis of in-patient care. Acta. Psychiatr. Scand., 116(1); 36-46, 2007.

30) Nielsen, J., Jensen, S.O., Friis, R.B. et al. : Comparative effectiveness of risperidone long-acting injectable vs first-generation antipsychotic long-acting injectables in schizophrenia: results from a nationwide, retrospective inception cohort study. Schizophr Bull, 41(3); 627-636, 2015.

31) Obradovic, M., Mrhar, A. and Kos, M. : Cost-effectiveness of antipsychotics for outpatients with chronic schizophrenia. Int. J. Clin. Pract., 61(12); 1979-1988, 2007.

32) Oh, P.I., Lanctot, K.L., Mittmann, N. et al. : Cost-utility of risperidone compared with standard conventional antipsychotics in chronic schizophrenia. J. Med. Econ., 4 ; 137-156, 2001.

40　Ⅰ. 持効性注射製剤治療　総論

33) Ostuzzi, G., Bighelli, I., So, R. et al. : Does formulation matter? A systematic review and meta-analysis of oral versus long-acting antipsychotic studies. Schizophr. Res, 183 ; 10-21, 2017.

34) Rosenheck, R.A., Leslie, D.L., Sint, K.J. et al. : Cost-effectiveness of long-acting injectable paliperidone palmitate versus haloperidol decanoate in maintenance treatment of schizophrenia. Psychiatr. Serv., 67(10); 1124-1130, 2016.

35) Spill, B., Konoppa, S., Kissling, W. et al. : Long-term observation of patients successfully switched to risperidone long-acting injectable : A retrospective, naturalistic 18-month mirror-image study of hospitalization rates and therapy costs. Int. J. Psychiatry Clin. Pract., 14(1); 53-62, 2010.

36) Taipale, H., Mittendorfer-Rutz, E., Alexanderson, K. et al. : Antipsychotics and mortality in a nationwide cohort of 29,823 patients with schizophrenia. Schizophr. Res., pii: S0920-9964(17)30762-4, 2017.

37) Yang, L., Li, M., Tao, L.B. et al. : Cost-effectiveness of long-acting risperidone injection versus alternative atypical antipsychotic agents in patients with schizophrenia in China. Value Health, 12 Suppl 3 ; S66-S69, 2009.

38) Yang, Y.K., Tarn, Y.H., Wang, T.Y. et al. : Pharmacoeconomic evaluation of schizophrenia in Taiwan : model comparison of long-acting risperidone versus olanzapine versus depot haloperidol based on estimated costs. Psychiatry Clin. Neurosci., 59(4); 385-394, 2005.

39) Young, C.L., Taylor, D.M. : Health resource utilization associated with switching to risperidone long-acting injection. Acta. Psychiatr. Scand., 114(1); 14-20, 2006.

第3章

持効性注射製剤治療の基本

藤井　康男

I. 経口薬と LAI の違い

1．薬理学的な違い
1）吸収・代謝

　抗精神病薬を経口的に服用すると，図 3-1 に示すように消化管からの吸収，腸管壁での代謝，肝臓の first-pass effect（薬物が門脈から肝臓に達してまず受ける代謝）によって投薬量のかなりの部分が非活性化される。そしてこの吸収，代謝過程には個体差がきわめて大きい。一方，LAI（long-

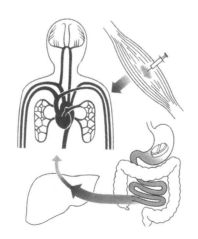

図 3-1　LAI と経口薬の吸収・代謝の違い

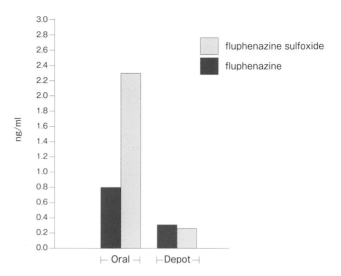

図 3-2 Fluphenazine 経口投与と fluphenazine decanoate (FD) による非活性代謝産物の違い
Mardet, S.R., J.W. Hubbard, T. Van Patten, et al. : Pharmacokinetics of long-acting injectable neuroleptic drugs: clinical implications. Psychopharmacology, 98 ; 433-439, 1989.

acting injection)では腸管での代謝や肝臓での first-pass はバイパスされ,注射された薬物は注射部位から遊離し直接,大循環系に入ることになる。図 3-2 に示したように,fluphenazine の経口薬治療では,fluphenazine 濃度の 3 倍の非活性代謝産物 (fluphenazine sulfoxide) が生じるが,fluphenazine decanoate (以下 FD と略) へと切り替えると,fluphenazine 濃度と fluphenazine sulfoxide 濃度はほぼ同等となる。このような代謝過程の違いが,fluphenazine を経口投与した場合と,LAI によって FD として投与した場合の作用の違いに結びつくのかどうかは不明である。個々の症例でみると時に臨床的に LAI のほうが効果が良好な場合があり,これが治療アドヒアランス改善だけによるのではなく,吸収・代謝の違いが関係している可能性があるかもしれない。

Risperidone では,経口投与されると肝臓で cytochrome P450 の 2D6 と 3A4 によって代謝され,活性代謝物として 9-OH risperidone (paliperidone) が出現する。したがって,血中では 9-OH risperidone と risperidone とを合

計した濃度をモニターする必要があり，両者を合計した濃度は活性成分濃度（Active Moiety）と表記される。そして risperidone 経口投与と risperidone 持効性注射製剤（以下 RLAI と略）では，この 9-OH risperidone と risperidone の比率が異なることが明らかになっている。例えば risperidone 経口 4mg 投与では 9-OH risperidone 濃度が高く，9-OH risperidone/risperidone 比率が 11.5 になるが，RLAI 50mg/2 週投与では risperidone 本体の濃度が相対的に高く，この比率は 2.8 となる[52]。9-OH risperidone と risperidone は，in vitro では各種の受容体への親和性は類似しているものの，完全に同一ではない[20]。このような違いが risperidone 経口投与と RLAI の作用の違いに関係するかどうかはわからない。この点に関しては第 8 章Ⅳ節にも記載してある。LAI と経口薬のメタ解析では，このような吸収・代謝過程の違いも含めた製剤上の相違が LAI と経口薬の効果や副作用に大きな影響は与えていないと考えられている。

2）血中濃度の変動

i) LAI による注射直後の薬物血中濃度の一過性上昇と post-injection syndrome

LAI は，経口薬よりも血中濃度推移が安定しているという情報だけが，一人歩きしているが，注射直後の血中濃度上昇についてはあまり知られておらず，わが国では注目もされていない。しかしこの点は LAI の安全性に関しての重要なポイントになる。

図 3-3 に示すように，fluphenazine decanoate（FD）についての薬物動態的検討をすすめる中で，その投与直後に鋭い血中濃度の一過性上昇が生ずることがあることがわかっていた[11]。このような初期ピークは rapid rise とも呼ばれたが，haroperidol decanoate（HP-D）においても 6 例中 4 例に認められている[59]。HP-D の初期ピークは注射 4, 8, 12, 24 時間後に生じ，投与前濃度の 33%，50%，96%，330% の上昇を認めたとされ，FD の初期ピークは 6 例全例に認められ，このうち 5 例では注射 7 時間以内の上昇であり，この程度は投与前濃度の 36 〜 134% であった。

このような初期ピークは fluphenazine enantate では認められなかったこ

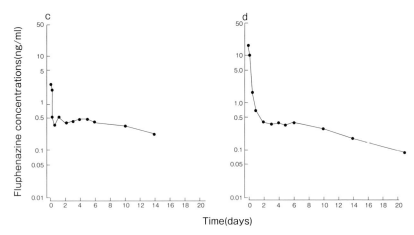

図 3-3　FD における投与初期の一過性薬物濃度上昇

Curry, S.H., Whelpton, R., de Schepper, P.J. et al. : Kinetics of fluphenazine after fluphenazine dihydrochloride, enanthate, and decanoate administration to man. Br. J. Clin. Pharmacol., 7 ; 325-331, 1979.

とから，decanoate と enantate では筋肉組織への結合が異なり，decanoate タイプの LAI では注射後の血漿や筋肉のエステラーゼの作用をより受けやすいのではないかとの説もあったが原因は十分解明されていなかった[30]。この初期ピークの臨床的意義も不明とされ，副作用増大に結びつくという明確な報告はなかった。しかし臨床的には患者の一部に注射直後になんらかの影響を訴える場合があり，これがこの初期ピークに関係するのか，注射をしたことによる心理的な影響のためなのかはわかっていなかった。

　Olanzapine の LAI があったら，臨床的に有用であろうと多くの精神科医は考えるに違いない。これを実現したのが olanzapine pamoate（OP）である。本剤はいくつかの国で市販されたが，OP の投与直後に Post-injection Delirium/Sedation Syndrome（PDSS）と呼ばれる現象が生じる場合があることが判明した[8]。図 3-4 に実際にこれが生じた患者に認められた olanzapine 血中濃度の一過性上昇を示した[6]。PDSS の症状には鎮静（軽度なものから昏睡），せん妄（混乱，失見当識，焦燥，不安，認知機能の障害），錐体外路症状などがあり，olanzapine の過量服薬の症状と同様である。PDSS の 84％は注射後 1 時間以内に出現し，入院が必要な場合もあるが，すべての患者

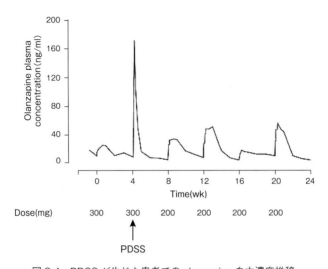

図 3-4 PDSS が生じた患者での olanzapine 血中濃度推移
Bishara, D. and D. Taylor：Upcoming agents for the treatment of schizophrenia：mechanism of action, efficacy and tolerability. Drugs, 68 (16); 2269-2292, 2008.

は 72 時間以内に回復した。そして PDSS は OP を投与された最初の年は 0.7 ～ 1.2％，2 年目は 1.2 ～ 1.9％，3 年目は 1.6 ～ 2.3％の患者に認められ，リスクファクターは投与量，高年齢，低い BMI などであることも明らかになった。PDSS は LAI として投与した薬剤が筋肉内から静脈中へ流入する現象（IAIV：InAdvertent IntraVascular injection）のために生じるのではないかと想定されている。そして OP の投与にあたっては，注射針を臀部に刺入した後，血液が吸引されてこないかを約 5 秒ほどシリンジを引いて確認することに加えて，注射後 3 時間の経過観察が求められている。

OP の普及に，PDSS が大きな足かせとなったことは間違いない。日本に OP が導入されなかった最大の理由はこの PDSS にあると思われる。そして，過去に FD や HP-D の薬物動態研究で rapid rise として認められた投与直後の一過性の薬物濃度上昇も IAIV と類似の機序で生じた可能性もある。そして LAI の開発や安全性の検討において，注射直後の薬物濃度の一過性上昇や副作用出現については，今後とも十分な注意を払わなければならないことも再認識された。

RLAI についての 10 の臨床試験での 3,164 例，33,906 回の注射や市販後調査から検討した結果，PDSS が生じた症例は認められなかった。また PP については 10 の臨床試験での 3,817 例，33,906 回の注射についても検討した結果，1 例の PDSS と思われる症例があったが，この症例にはプラセボが投与されていた。これらの結果から，RLAI，PP によって PDSS が生じたとの事実は明らかでなく，このようなリスクは極めて低いとされている[2, 54]。確かに RLAI については，その製剤上の特性から PDSS が生じることは考えにくいように思われる。

しかし PP について，PDSS と推定される最初の症例が 2013 年に報告された[58]。本例は 22 歳の男性統合失調症患者で，チェコの大学病院精神科に初回エピソード患者として入院した。そこで 4mg の risperidone による治療が奏効し，退院するにあたって 37.5mg/2 週の RLAI 治療に切り替えられ，錐体外路症状を含めた副作用もなく Military Hospital の外来で維持されていた。RLAI 治療をしていて 9 カ月後に PP 75mg/4 週に切り替えられ，特に副作用もなく推移していた。PP へ切り替えして 3 カ月後も副作用もなく，精神状態も問題がなかった。本例に行われた LAI の注射はすべて殿筋に，経験のある同一の看護師によって同じように行われ，その際に静脈血の逆流がないことも確認されていた。PP 75mg の 5 回目の投与も同様に行われ，その際に直後の問題もなく，疼痛も通常と同様であった。しかしこの 5 回目の注射をして帰宅した直後，本例には徐々に重度の口唇・顔面・頸部の急性ジストニアとアカシジアが出現し，呼吸が困難になってきた。ジストニアとアカシジアは翌日にピークに達し，家族によって Military Hospital に移送され，CT や神経学的な検査が行われたが異常は認められなかった。電解質を含めたスクリーニング検査や毒物などの検査についても異常が認められなかったが入院となり，diazepam 10mg の筋肉内投与や biperiden 2mg の経口投与が行われた。しかし，呼吸障害などの問題で挿管が必要になるかもしれないため，本例は大学病院精神科に移送されることになった。そこで入院の手続きをしている間に，本例の状態は改善し始め，biperiden 4mg/日や clonazepam 2mg/日の経口投与などを続けて 3 日後には本例のジストニアとアカシジア症状は完全に消失した。5 日目に biperiden は 2mg に減量され，15 日目に

clonazepam は中止され，本例は退院した。退院後，本例には PP 75mg/4
週が継続され，その後半年間の経過を見ているが特に副作用は生じていな
い。Ustohal らは本例には OP で生じた PDSS と同様の機序で post-injection
syndrome が生じたが，OP の場合とは症状が大きく異なっていたと考察し
ている。この症例報告の持つ意味は重要である。しかし，その後 PP による
post-injection syndrome についての報告はみられていないが，このような現
象が生じうる可能性がゼロではないことを頭の中に置いておくべきだろう。

２．薬物血中濃度の日内変動の違い

　Haloperidol 5mg の 1 日 1 回投与と HP-D の 100mg 4 週毎の投与で，血
中濃度の変動が比較検討されたことがあり，これによると経口投与では
haloperidol 濃度が 4 ～ 8 ng/ml で日内変動し，HP-D では 4 ～ 10 ng/ml
で 4 週間毎に変動するとされている。したがって，日内変動幅では HP-D
が haloperidol 経口投与よりも少ないが，4 週間での変動幅は，HP-D は
haloperidol 経口投与の日内変動よりも大きいことになる[17]。かつて，この
ような HP-D の薬物動態が錐体外路症状の少なさに関係しているという議論
がなされたことがあったが，十分な検証はなされていない。

　図 3-5 に risperidone 4mg/日経口投与と RLAI 50mg/2 週の有効成分
（risperidone+9OH risperidone）血中濃度推移[47] を示した。また図 3-6 に
RLAI とそれに対応する risperidone 経口薬投与における，活性成分濃度の
日内変動割合の差異を示した[14]。これらによれば，risperidone 経口投与より
も RLAI の場合のほうが日内血中濃度変動幅が明らかに少ないだけでなく，
2 週間単位での血中濃度の変動幅自体も少ないことがわかる。Risperidone や
9-OH risperidone は serotonin dopamine antagonist（SDA）としての特性を有
している抗精神病薬であり，このようなタイプの薬物は，$5-HT_2$ 受容体拮抗
作用による錐体外路症状保護作用によって，ある狭い用量幅では錐体外路症
状を出現させずに，抗精神病効果が得られる可能性がある[42]。そのためには
患者の病態に合わせて精密に用量を調整する必要があるが，RLAI のような
有効成分の血中濃度の変動が少ない特性が，錐体外路症状を避けて有効性が
得られるような状況を作り出すためにプラスに働く可能性がある。しかし，

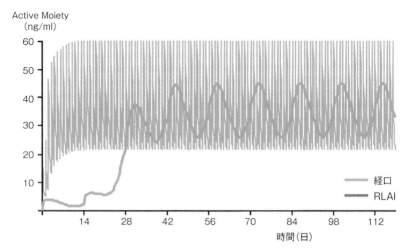

図 3-5 Risperidone 4mg/day 経口投与と RLAI 50mg/2W の活性成分濃度推移

Mannaert, E., A. Vermeulen, B. Remmerie, et al. : Pharmacokinetic profile of long-acting injectable risperidone at steady-state : comparison with oral administration. L'Encephale, 31 ; 609-615, 2005

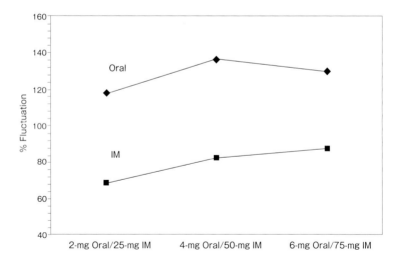

図 3-6 Risperidone 経口薬と RLAI 投与後の活性成分濃度の日内変動

Eerdekens, M., Hove, I.V., Remmerie, B. et al. : Pharmacokinetics and tolerability of long-acting risperidone in schizophrenia. Schizophr. Res., 70 ; 91-100, 2004.

第3章　持効性注射製剤治療の基本　49

これはメタ解析などでは確認されていない[49]。Risperidone 系薬剤の有効成分濃度の変動幅の違いについては第8章IV節に詳述してある。

3．臨床試験成績における違い

　この点については，第2章で詳細に議論されているので，これを参考にしていただきたい。結論だけ述べれば，無作為割り付け試験結果では経口薬とLAIの間に有効性や安全性について明らかな差異は見出されておらず，一方で経口薬からLAIへ切り替えるような形でのミラーイメージ試験ではLAIは明らかに経口薬よりも高い有効性が証明されている。この点について Kane らは，「無作為割り付け試験はその結果を一般化するという点に関していくつかの限界がある。そしてこのような試験がノンアドヒアランスとその結果について焦点を当てている場合は，無作為割り付け試験のこのような性格が，プライマリーアウトカムにあまりにも大きな影響を与えすぎ，治療的アプローチの間の意味がある違いを検出する可能性を失わせるのかもしれない。この点を解決するためには真の effectiveness trial（前向き，無作為割り付けだが，リアルワールドでの一般臨床に近いような，より幅広い inclusion criteria，多数の試験施設，最小限のデータ）を導入すべきであろう」と述べている[41]。岸本は，LAIの有効性証明への課題について，コホート試験も含んだ詳細なまとめをしており，この結果についても第2章を参考にしていただきたい[43]。

4．臨床的な違い（表3-1を参照）

1）簡便さ

　毎日の服薬は大変であり，もしこれが数週間に1回の注射だけで外来での再発防止ができるとしたら，大きな進歩である。もちろんこのためにはLAI単独で外来維持を行うという方法が望まれるし，このような場合に，LAIの簡便さや患者の負担の軽減がもっとも大きく発揮される。

　家族の視点でみれば，同居している患者に規則的に服薬させることで神経をすり減らしている場合も少なくないので，このような状況においてはLAIは明らかに有利で，家族の負担を大きく減弱できる。また，病状が不

50　I. 持効性注射製剤治療 総論

表 3-1　LAI と経口薬の臨床的な違い

簡便さ	LAI	?	経口薬
確実性	LAI	>>	経口薬
再発原因の明確化	LAI	>	経口薬
選択肢	LAI	<	経口薬
投与量調節	LAI	<<	経口薬

安定な患者や認知機能障害が進んだ患者では，薬の紛失や飲み間違えが多いので，これらの例にも経口薬よりも LAI が有利である。一方で，経口薬での維持なら家族などが代わりに処方を受けることが可能だが，LAI はそうはいかないので，この点は経口薬が有利である。

2）投与の確実性

服薬状況の正確な把握は経口薬では容易ではなく，特に外来では処方されている薬の一部だけしか服薬していなかったり，1 週間のうちに数日しか薬を飲んでいないことはよくある。処方の一部しか服用していない場合を部分コンプライアンスと言うが，これが原因で病状が悪化した場合に，主治医はその抗精神病薬が無効と判断したり，さらなる増量を考えたりすることがある。しかしこのような方法では病状はなかなか改善しない。投与の確実性においては LAI が決定的に有利である。

3）再発原因の明確化

再発原因を考える際に，治療者側は常に服薬中止の影響を過大に評価しがちになる。治療者側としては，再発した症例で服薬の問題が認められれば，その再発は図 3-7A のようにすべて患者が薬をやめたためと決めつけたくなる。しかし経口薬治療の場合，図 3-7B のように服薬していたが病状が悪化し，その後に服薬中断などの問題が生じることも少なくない。経口薬で治療していると，どうしても服薬継続しているかどうかにだけ，あるいはそれを中心に再発原因を想定してしまい，患者を「服薬していなかったのでは」という疑いの目でみることが多くなり，治療者側は自らの処方の問題点の反省や社会心理要因の追求をおろそかにしてしまう可能性がある。

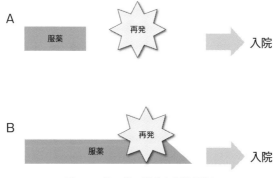

図 3-7　経口薬の服薬と再発原因

　LAI 治療中での再発の場合，服薬の問題は否定できる．この場合，その抗精神病薬が有効ではないのかもしれないし，投与量や投与頻度の調整が必要なのかもしれない．その抗精神病薬が無効なら，切り替えを考えるべきだし，用量などを調節することもできる．再発の原因が薬物治療以外にある（家族内のストレス要因や経済的問題）場合は，訪問やデイケアなどの各種の心理社会治療・援助を強化することも可能だろう．LAI 治療なら再発原因や対策を検討する多職種ミーティングをする場合でも，議論が深まり，関係するスタッフのやるべきことが明確になる．これらの点については，後述するように NICE ガイドラインの LAI の適応に関して同様の記載がある[51]．

4）抗精神病薬の選択肢

　LAI は現時点で日本では fluphenazine, haloperidol, risperidone あるいは paliperidone, aripiprazole の持効性注射製剤であり，これらはいずれも D_2 受容体への作用が強いタイプの抗精神病薬に限られる．したがって，アカシジアなどが出現しやすいなど，このようなタイプの薬物への忍容性が良好でない患者には使いにくい場合がある．経口薬ならばより多様な抗精神病薬の選択肢があるので，この点では経口抗精神病薬が明らかに優れている．

5）投与量調節

　経口薬では，薬物量を増量したり，減量したりした場合，アドヒアランス

が良好なら数日から少なくとも 1 週間後には，主治医の想定しているような体内分布が得られるだろう。経口薬では患者自身や家族による自己調節が行われる可能性があり，これが部分アドヒアランスという問題を生むことにもなるのだが，一方では未熟な主治医が過剰な投与量の処方を行ったり，その患者にどうみても合わない薬物を選択した場合，一種の安全弁になっている。これに対して LAI ではその抗精神病薬の有効性や安全性を見極め，少なくとも数カ月後までの患者の状況を予測し，投与量を決める技量が主治医に要求される。

　また LAI ではその投与量を調整しても，それが薬物濃度に反映されて，新たな定常状態濃度に達するまでかなりの期間を要することに注意が必要である。PP や AOM などの 4 週間の投与間隔である第二世代 LAI は半減期が長いので，この期間には数カ月間が必要となる。したがって，これらの薬剤を用いていて，より多い用量の抗精神病薬がその症例にすぐ必要だと判断したら，LAI の増量よりも経口抗精神病薬の併用を行うべきである。そして LAI の場合その投与量を減らしたとしても，それが薬物濃度に反映されるまでにやはり長い期間が必要になる。副作用が出現した場合など，これが問題になるので，この点は LAI の特性として常に頭に置いておかなければならない。

Ⅱ．LAI の適応

1．ガイドライン等における適応

　米国精神医学会のガイドラインでは，「部分的あるいは完全なノンアドヒアランスに伴って再発を繰り返す患者に対する抗精神病薬治療には，持効性注射製剤を考慮する。同種の薬剤の経口薬（例えば fluphenazine, haloperidol, risperidone）をまず投与するのが論理的な選択である」と記載している[4]。

　The Texas Medication Algorithm には，「病期のどの段階であっても，患者のアドヒアランスが不十分であったら，臨床医は関連する要因を評価し，RLAI, HP-D, FD などの持効性抗精神病薬製剤を考慮すべきである」と述べられている[5]。

カナダ精神医学会では「持効性注射製剤の使用は，多数回エピソード患者におけるノンアドヒアランスを減少させるために，エビデンスに基づいて推奨されている」と記載している[7]。

Kaneらによる LAI のガイドラインでは，「統合失調症の特徴に鑑み，精神病性再発が頻発し，その影響が重大であり，服薬ノンアドヒアランスが頻発するのなら，多くの患者に可能性のある治療戦略として，抗精神病薬の注射製剤を考慮するのは当然である」と記載している[40]。さらにこのガイドラインには「長期間の治療が必要とされる患者はすべて LAI の候補者として検討すべきである。服薬が不規則な患者は，ノンアドヒアランスと再発リスクとのよく知られた関係から特に適切な候補者である。患者たちがこのような治療方法を最初は拒絶しても，臨床医は，治療的同盟関係を元にして LAI のもつ利点を彼らが理解できるように，支援していくように努めなければならない」とも述べられている。

一方で，PORT（Patient Outcomes Research Team）の LAI の推奨に関しては「抗精神病薬の持効性注射製剤（LAI）は，経口製剤よりも LAI 製剤が好まれた時に，統合失調症の維持治療のための経口抗精神病薬に代わる手段として提供すべきである」と述べられており，患者の選択を重視した記載になっている[44]。

NICE ガイドラインでは LAI の適応に関して「急性期エピソード後にこのような治療をその人が選択した場合」と「抗精神病薬治療の隠れたノンアドヒアランス（それが意図的でも，そうでなくても）を避けることが治療プランの中で臨床的に優先される場合」の2つを提示している[51]。

そして日本神経精神薬理学会統合失調症薬物治療ガイドラインでも「アドヒアランスの低下により再発が問題になるケースにおいては，LAI の使用が望ましい」「患者が希望する場合は，再発予防効果において LAI の使用が強く推奨される」と記載されている[53]。

これらの各種ガイドライン等における LAI の適応について，表3-2 にまとめた。ここに示したように LAI の適応はガイドライン上は「服薬アドヒアランスの問題のため再発を繰り返し，その影響が臨床的に大きい」「患者自身の選択」の2項目にまとめられるであろう。前者の状況にある患者が，

表 3-2　各種ガイドライン等における LAI の適応

ガイドライン等	服薬アドヒアランス問題	患者自身の希望
American Psychiatric Association Guidelines (2004)	○	
Canadian Psychiatric Association. Clinical practice guidelines: treatment of schizophrenia (2005)	○	
The Texas Medication Algorithm (2008)	○	
Clinical guideline recommendations for antipsychotic long-acting injections (2009)	○	
PORT Recommendations: Maintenance Pharmacotherapy in Treatment-Responsive People with Schizophrenia (2010)		○
World Federation of Societies of Biological Psychiatry (2013)	○	○
NICE Guideline (2014)	○	○
日本神経精神薬理学会統合失調症薬物治療ガイドライン (2016)	○	○

従来からの LAI の適応であるが，このような中で患者自身に LAI の必要性を理解してもらい，それを受け入れてもらうのは，それほど簡単ではないかもしれない。これまでの治療歴を振り返り，抗精神病薬の継続の必要性を理解してもらい，その上で LAI の利点を説明すれば，受け入れてくれる患者もいるだろう。しかし Kane が述べているように[40]，最初はこの受け入れを拒む場合も少なくない。このプロセスを順調に進めるためには LAI 受け入れ促進のための技法が必要であり，この点については第 4 章，第 5 章を参考とされたい。

2. LAI 治療の選択に関連する 9 要因

前述したガイドラインでの LAI の適応は理解できるが，LAI の導入が適切な患者のイメージを固めるには，LAI 治療の選択に関連する要因についてさらに詳しい検討が必要になるだろう。これについて以下に述べていきたい。

まず本書の前身である 1995 年に出版された『デポ剤による精神科治療技

第3章 持効性注射製剤治療の基本 55

表3-3 LAI治療の選択に関連する9要因

- 服薬アドヒアランス低下に関連した再発が繰り返されている
- 再発時の危険度・混乱度・重症度が高い
- 病識・病感が乏しく，これが治療中断に関連
- 認知・記憶機能の問題／著しい思考障害の存在
- 患者が注射によいイメージをもっている
- 患者が治療の簡便さを強く求めている
- 服薬についての家族間葛藤の存在
- 社会的サポートが乏しい／家族の問題解決能力が低い
- 薬物依存の併発

法のすべて』を参照した。これにはLAIによる維持治療が好ましい状況として抗精神病薬中断による再発の既往，再発時の精神症状の危険度・問題度が高い，病感・病識の乏しさ，著しい認知・思考障害の存在，家族あるいは周囲の問題解決能力の低さ，患者自身の注射の受容，単身生活の7つの項目が示されている[16]。

次に近年公表された6人の米国のLAIエキスパートによるLAI治療の選択，非選択への要因評価を参考にした[9]。ここにはLAI治療を選択することに向かう要因として，再発時の自傷他害・混乱度・重症度，再発の頻度・前の再発からの期間の短さ，服薬についての家族間葛藤，治療の簡便さ，薬物依存の併発，社会的サポートの乏しさがあげられている。

この2つから，今回新たにLAI治療の選択に関連する要因を表3-3に示した。これらについて以下に解説したい。

最初は「服薬アドヒアランス低下に関連した再発が繰り返されている」との項目である。この点は，前述したガイドラインでも記載されており，LAIの適応の基本である。しかし，この項目の正確な評価のためには，次のような点が必要になる。まず「服薬アドヒアランス低下に関連した再発が繰り返され」ているのかどうかである。すなわち，再発の原因分析が必要であり，服薬中断後ある程度の期間してから再発するというエピソードが繰り返されていたのかどうか，それとも病状悪化してから服薬中断に陥ったのか，服薬継続していたときは安定した状態が得られていたのか（その薬剤が維持治療として有用であったのかどうか）などを縦断的に調べることが望ましい。過

去の治療歴の調査には根気が必要であり，場合によれば他院での治療歴も調査が必要かもしれない。これらの手間を惜しまないことがLAIの必要度の正確な評価に結びつく。また，このような点についての正確な分析結果を患者や家族などに示すことによって，主治医としての信頼度を高めることができるし，LAI治療の受け入れ促進にも結びつけられるかもしれない。これまで薬物を中止して再発を繰り返している症例やその家族には，その理由や状況を十分聴取した上で，必要な支援を行いつつ，十分な治療教育をすることが必須である。服薬中断による再発を何回か経験した家族にとっては，患者本人がかならず薬を続けると述べたところで，治療の今後に明るい展望を持てない。この点を治療者側が理解することが大切である。LAIによる投薬の確実性の保証は家族などの大きな安心につながり，結果として社会心理的治療に家族が参加する余裕を生み出すことが多い。

　次に示した「再発時の危険度・混乱度・重症度が高い」はLAI適応の判断基準のもっとも重要なポイントの一つである。例えば自傷・他害行為，再発時の治療拒絶などがこれに当たる。統合失調症患者は再発時には繰り返して同じような問題行動を引き起こすことがある。悪化するスピードが速く，急速に重症となるような症例，そして悪化時に周囲の人々への他害行動の病歴がある症例は，現状がいかに安定していても，再発時のリスクを考えて，できる限り確実な再発予防を心がける必要があり，LAI導入を考慮すべきである。

　3番目の「病識・病感が乏しく，これが治療中断に関連」という点も大切である。症例自身が自分の病気をどのように表現するかは治療方法の選択にあたって参考になる。「幻聴が出てきて苦しい」とか「眠れなくなるとバランスがくずれる」などの病感がある症例は経口薬による治療が可能なことが多い。しかし統合失調症の中核群に近づくほど，自らの異常を病気と認識できない症例が多くなる。このような症例にはいかに説明しても病気への理解が得られないこともある。その根底には再燃の前兆となる過覚醒状態や幻覚妄想を自らは病的と感じ取れないような，なんらかの認知障害が存在すると思われる。しかし，病識や病感に問題がある症例でも治療者と一定の治療関係を結ぶことはできる。奇妙なことではあるが，「自分は病気でない，治療

は必要ない」と述べるが通院治療は続けている症例も存在し，LAI による外来維持療法が成立する可能性はある。この点については第 5 章に詳しく記載されているので参考とされたい。だがこのような症例はちょっとしたきっかけで治療を中断するのでそれに早期に気づくシステムへの導入が望ましく，同時に LAI を用いるべきである。

　4 番目に示したような「認知・記憶機能の問題／著しい思考障害の存在」する症例では，服薬をしたかどうかさえもわからなくなる場合もあるし，病気の説明をいかにしてもそれを取り入れることが患者が難しいこともある。病識の乏しさとこのような問題が併存する場合も少なくない。このような例に対して，通常の説明をしたからといって，規則的に服薬することを期待する医師はあまりに楽天的であろう。このような症例では，患者本人の受け入れさえあれば，LAI はとても良い解決策になる。

　5 番目の，患者が注射による治療をどのようなイメージで捉えているかもポイントの一つである。治療者側が「患者は注射を嫌がるに違いない」と思い込んでいることがある。しかし，患者は「注射でよく治療してもらっている」「注射すると元気になる」「疲れがとれる」「注射するとよく眠れる」などのポジティブなイメージを注射に抱いている場合も少なくない。このような場合は LAI による治療を導入・継続しやすい。また LAI 注射への良いイメージを与えるためにも初回投与には慎重な配慮が要求される。第一世代 LAI では後述するように少量の test dose を行うことが基本なので，このときの主治医としての対応が鍵になる。第二世代 LAI の初回投与では最大量が投与されることが多いので，これによって悪いイメージを与えないことは重要である。一方で，「まだ注射しているということは具合が悪いということだ」とか「もう良くなったのだから，先生に言って注射を止めてもらいなさい」などと言う家族も存在する。家族に対しても LAI の意義についてのわかりやすい説明が繰り返し必要な場合もある。

　6 番目の「患者が治療の簡便さを強く求めている」場合も，LAI を提案することができる。経口薬だと処方を受けて，病院や調剤薬局で薬を受け取り，毎日服薬しなければならない。このような煩雑なことはとても受け入れられないが，数週間に 1 回注射するだけならよいという患者は少なくない。

注射するだけで薬をもらうまで待たなくてもよいという点も患者にとって大きい。さらに経口薬での服薬感を嫌う患者もいる。病識などよりも，簡便さが通院治療の継続に決定的に影響することもある。もし3カ月製剤が市販されたら，このようなタイプの患者はこれを歓迎するであろう。患者自身の希望をよく聞いて，それにLAIが貢献できるかどうかを見極めることが大切である。

7番目の「服薬についての家族間葛藤の存在」であるが，経口薬の場合には薬を飲んだかどうかが患者と家族の間でしばしば問題になり，それが深刻な家族間の葛藤を生み出すことがある。患者にしてみれば，服薬しているかどうかをいつもチェックされ，監視されていることで不満が生じるし，家族の方は患者がきちんと服薬しているかどうかに大変な神経を使い，疲れ果ててしまっている。LAI導入によって，このような葛藤を避け，患者と家族など身近な人々との関係性を強化できる可能性がある。

8番目の「社会的サポートが乏しい／家族の問題解決能力が低い」場合は，再発という問題に対応できず，患者は病状が極度に悪化するまで放置され，しばしば自傷他害行為が生じ，保健所や警察の援助でようやく治療が開始されることが多い。もちろんこのような症例の退院にあたっては，治療教育と治療者サイドの様々な援助と共に訪問などのサポート体制を付け加えることが必要であるが，薬物治療としてはLAIを選択するのが賢明である。

最後にあげた「薬物依存の併発」もLAIのよい適応である。薬物依存は服薬アドヒアランス低下に関連するよく知られた要因であるが[15, 45]，各種のRCTではこのような症例は最初から試験から除外されていることが多い。このような症例も含めたPRIDE研究では，LAIによって経口抗精神病薬が有意に優れた結果が示されている[3]。日本に多い覚醒剤による残遺性精神病性障害では，統合失調症とほとんど区別がつかない状況が生じることがよくある。このような症例は注射による治療に親和性が高く，LAIによる維持治療が適切である場合が多い。

3. LAI非選択に関連する7要因

次にどのような状況や要因があるとLAIによる治療を選択すべきでない

かをまとめる。まず前述した米国の LAI エキスパートの意見からは，悪性症候群の既往，患者の注射（針）への恐怖心，初回エピソード / 病初期の 3 つが非選択に結びつく傾向にあった[9]。初回エピソード患者に対する LAI については第 13 章にまとめてあるので参考にしていただきたい。初回エピソードに限らず，抗精神病薬による十分な治療歴がない場合は LAI を選択することには慎重であるべきである。逆に言えば初回エピソード患者でも抗精神病薬への反応性や忍容性が十分判明している場合は対象になりうるであろうし，初回エピソードでも病状が改善せず確実な維持治療が必要な場合は LAI を選択すべきである。

Kane らは，LAI の非適応となる患者について，「経口薬を服薬する能力を継続的に示しており，自らもそれを継続することを選択している患者」「ベネフィットとリスクについて十分に話し合って病気の本態についての十分な治療教育を行っても，持効性製剤を試みることすらきっぱりと拒否する患者」「持効性注射製剤で使用可能な薬剤に対して不耐性であったり，反応性がない患者」の 3 つをあげている[40]。

また World Federation of Societies of Biological Psychiatry（WFSBP）guidelines には，LAI の欠点として，「投薬の柔軟性が減る」「至適用量への調整は長く不透明な過程である」「中止しても問題となる副作用が消失するまでの期間が遷延する」「注射部位反応」をあげている[21]。

これらを参考として，表 3-4 に LAI 非選択に関連する 7 要因をまとめた。これらについて以下に解説する。

「経口薬を継続できる」場合は当然ながら LAI は必要ない。これは当たり前であり，経口薬には多くのメリットがあるので，統合失調症薬物治療の主体は経口薬治療にあることは間違いない。LAI による治療が必要な症例は多くて全体の 30 ％程度であろう[18]。

処方薬変更や投与量の調整が頻繁に必要な場合は，経口薬で治療したほうが無難である。LAI の最大の欠点は，投与量調整における柔軟性のなさにある。

抗精神病薬による治療歴に乏しい場合，とくに抗精神病薬治療を開始してまもない症例は LAI の適応にならない。特に第二世代 LAI では同種の経口

表 3-4　LAI の非選択に関連する 7 要因

- 経口薬を継続できる
- 処方薬変更や投与量の調整が頻繁に必要
- 抗精神病薬による治療歴に乏しい
- LAI で投与可能な抗精神病薬が合わない（有効性・副作用）
- 注射を嫌う
- 注射部位反応が問題になりやすい
- 副作用リスクが高い（特に悪性症候群の既往）

薬による有効性や忍容性の十分な検証が重要である。

　経口薬との LAI の違いの項目で述べたように，LAI で投与可能な抗精神病薬が有効性・副作用の点で合わない場合は，LAI を導入することは困難である。

　どうしても注射は嫌いという患者に LAI を導入することは難しい。「注射は怖い」「注射しているというのは重症だということだ」「痛いのはいやだ」など注射へネガティブなイメージを持っている患者に対して説得してもうまくいかないことが多い。しかし，過剰な恐れを抱いている患者もあり，また様々な誤解がある場合も少なくない。よく説得して 1 回注射してみて経験してもらうと，その後は問題なく継続できる場合もないとは言えない。

　注射部位反応には特に注意しなければならない。これを必ずチェックし，それがどの程度問題となっているのかを聞き取ることは主治医や注射をする看護師の重要な役割である。注射する LAI 製剤のボリュームが多い場合やその濃度が濃い場合は特に注意が必要である[29]。

　悪性症候群に関しては，第 2 章に記載しているように十分注意をすべき要因である。

Ⅲ．LAI 導入と投与量の最適化

1．導入時の test dose

　表 3-5 に日本で使用できる LAI の投与量と投与間隔を The Maudsley Prescribing Guidelines に基づいて示した（一部省略，および追加）。ここに記載されているように fluphenazine や haloperidol などの第一世代 LAI の導

表 3-5　LAI の投与量と投与間隔

薬剤名	商品名	Test Dose (mg)	投与量 (mg)	投与間隔 (週)
Fluphenazine decanoate	フルデカシン	12.5	12.5 ～ 100/2W [12.5 ～ 75/4W]**	2 ～ 5 [4]**
Haloperidol decanoate	ハロマンス ネオペリドール	25	50 ～ 300/4W [50 ～ 150/4W]**	4
Risperidone microspheres	リスパダール コンスタ	必要なし*	25 ～ 50/2W	2
Paliperidone palmitate	ゼプリオン	必要なし*	50 ～ 150/4W [25 ～ 150/4W]**	4
Aripiprazole	エビリファイ 持続性注射剤	必要なし*	300 ～ 400/4W	4

* 同成分の経口薬による忍容性と有効性の検証が投与前に確立されていなければならない。
　Paliperidone LAI については risperidone 経口薬もこの目的に使用できる。
** 日本の添付文書における用法用量

Taylor, D., C. Paton, and S. Kapur : The Maudsley Prescribing Guideline in Psychiatry, 12th edition. Wiley-Blackwell, New Jersey, 2015. (一部省略と追加)

入の際には，まず少量の test dose を投与して，その後に経口薬を漸減し，LAI を漸増していく方法が基本である。表 3-5 には HP-D では 25mg，FD では 12.5mg の test dose が示されている。この test dose の用量や方法については とくに添付文書に記載されていない。

　Test dose を行う背景には，これらの薬物では錐体外路症状のリスクや患者の反応性が読み切れないという考え方，LAI は一度投与すると体内から除去することはできないこと，そしてその患者で一定期間かけて試してみないと適切な LAI 投与量は判明しないだろうということなどがある。第一世代 LAI の場合には維持治療用量の選定には図 3-8 に示したような漸減漸増法を用いるのが基本で，投与量や投与間隔の選定もフレキシブルであった。しかし，このような導入や投与量選定は，自由度が高い代わりに，主治医側に慎重な観察や一定の経験や技量を要求され，時間がかかるのも事実である。具体的な方法については，第 7 章に記載してある。

　第二世代 LAI の場合には，同種の経口抗精神病薬（risperidone, paliperidone, aripiprazole）などの投与によって有効性と忍容性を確認できれば，test dose は必要ないことになった。その上で，PP では導入レジメン，AOM では 2 週間の aripiprazole の経口薬の併用によって，より早く有効と想定される濃度へ到達させる方式が採用された。そして PP，AOM いずれにおいて

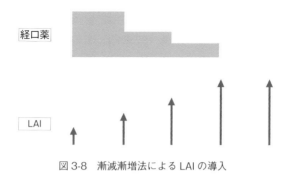

図 3-8 漸減漸増法による LAI の導入

も，その最大投与量を最初から投与することが添付文書に規定された。

　ここで問題になるのは，同種の経口抗精神病薬による有効性，忍容性の検討方法である。まず有効性の検証については，「急性期治療で有効な薬剤は維持治療にも有効か」「急性期有効投与量から維持期の至適投与量を予測できるか」「どの程度の期間の検討によって，ある薬剤のある用量の維持治療での有効性が確定できるのか」などの疑問があるだろう。忍容性についても，「忍容性検証に必要な期間はどの程度か」「忍容性を判断するための根拠や情報はなんなのか」「経口薬の用量を LAI にそのまま換算することで安全と言えるのか」などの疑問がある。現状ではこれらの疑問に根拠をもって答えるのは容易ではない。

2. 最適維持治療量とはなにか

　抗精神病薬の維持治療は必要最低投与量で行うことが求められている。第二世代抗精神病薬になって，錐体外路症状については第一世代抗精神病薬ほどには神経をつかわずに治療がすすめられるようになったが，より少ない用量で長期的な維持が可能であれば，各種の副作用リスク軽減に貢献できるであろう[57]。それではこの最適維持投与量はいかにして見出せばよいのだろうか。維持投与量は個人差が大きく，それぞれの症例に合わせて決めるのであるが，具体的な決定方法は明確になっていない。

　Zubin は統合失調症への脆弱性と統合失調症のエピソードを区別し，前者は比較的一定の持続する傾向であり，後者は waxing and waning states で

あると述べている[60]。われわれは統合失調症の病勢が常に一定であるかのような議論をしがちである。しかし統合失調症エピソードは波状の現象で，これに対する抗精神病薬必要最低投与量も波状に変動している可能性が高い。統合失調症患者の経過を観察していると，どんな陳旧例にも症状のゆらぎがあることがわかる。このゆらぎは，急性期から維持治療期に入るまでの必要投与量の減少としても生じるし，また維持治療において，なんらかのストレスがかかった場合の必要投与量の一過性増加としても捉えられるであろう。この変動の波をキャッチして，必要なら処方に反映するのが治療者に求められている技能である。そこでは統合失調症症状の改善・悪化（前駆症状あるいは再発）と副作用出現という2つの要因によって投与量を変化することになる。しかし実際にはこれらの2つの要因と投与量の変化の間には時間という要因も考慮しなければならず，複雑な判断を要求される。

　統合失調症の病状は数週間から数カ月のゆっくりとした時間軸で動いていて，薬物を中止しても数カ月間はまったく症状が変化せず，むしろ副作用が消失したために好転するように見え，その後再発が生じるということはよく経験する。いくつかの前向き二重盲検による臨床研究から維持治療の効果判定には1〜2年間の検討を要することがわかっており，特に2年目の再発予防効果が重要だという報告もある[12, 22]。われわれはその症例に対して，どの薬物の，どの程度の投与量で，どのくらいの期間の再発防止効果が確認されているのかを知りたいのであるが，次に述べるような治療歴の点検によってこれを推測するしかない。

　抗精神病薬は炭酸リチウムのような明らかな中毒域が存在せず，薬物血中濃度と副作用出現の関係が不明確である場合が多い。極めて高い薬物血中濃度が存在してもすぐ副作用が出現するとは限らず，また副作用出現までに時間的なずれが存在しうる[46]。したがってある投与量でその時点で副作用が出現していないということは，かならずしもその投与量が副作用出現に関して安全であるということを意味しない。このような時間的なずれを認める典型は，遅発性ジスキネジアやジストニアなどの遅発性症候群である。

　もう一つの臨床的側面として，副作用の許容度という概念が考えられる。副作用が存在せず，あらゆる精神症状に有効な抗精神病薬が出現すれば別で

あるが，このような薬物は現存しない。現状では抗精神病薬の効果と副作用の間には明確な境界がつけられない。鎮静効果は場合によったら陽性症状の行動化を抑制するのに必要な作用であるが，これが多すぎると過剰鎮静となり副作用と考えられるようになる。病棟で過ごすには問題がない程度の軽い副作用も，社会の中で活動するには大きな障害となることがある。就業している症例ではたとえ軽い副作用でも受け入れることは難しいことが多い。副作用の許容度にはその症例の社会生活の状況が反映することは当然考慮しなければならない。

3. 最適維持治療量の検討のためのポイント（表3-5参照）

最適維持投与量を明らかにするためには，単純な処方で長期経過を追跡するしかない。できるだけ主剤は一剤で行い，アドヒアランスを確認しながら経過を追跡する。最適維持投与量を見出すことが可能なのは，せいぜい抗精神病薬2剤の併用までであろう。これ以上の多剤処方をしている場合は，精密な議論は不可能になる。

もし単純な処方で治療が行われていれば，数年分のカルテの比較的簡単な点検でその症例のおおよその薬物反応性が想定できるし，そこから最適維持治療量がわかるかもしれない。ここでもっとも重要なのは正確な情報の把握である。前医の判断は正しいこともあるし誤っていることもある。主治医の診察場面で得られる情報は限られており，誤った結論に導かれる場合も少なくない。病棟や訪問看護での具体的な記載がより参考になることもある。患者や家族から得られる情報は多くの貴重な真実を含んでいるが，客観的でないこともあるし，本当のことを述べないこともありうる。デイケアの症例であれば，デイケアミーティングで得られる情報は維持治療量決定に参考になる客観的データであることが多い。例えば患者がデイケア中に眠っていること，ウロウロ歩き回っていること，易怒的であることなどである。訪問を行っている症例ではスタッフが生活場面での患者の様子を確認できるので思いがけない真実が得られることが多い。特に患者や家族が規則的に服薬していると述べている症例で，訪問すると沢山の残薬が見出されることもあるし，また薬を飲み過ぎてしまう症例が少なくないこともわかる。

表 3-5　最適維持投与量の検討のためのポイント

　　単純な処方による長期経過の追跡
　　正確な情報の把握
　　陽性症状の残存度
　　家族と患者の対処能力
　　治療チームの能力

藤井康男, 功刀弘 編：デポ剤による精神科治療技法のすべて. 星和書店, 東京, 1995.

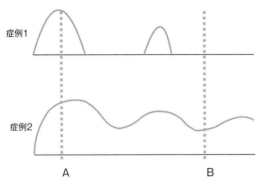

図 3-9　寛解期間がある例と陽性病状が遷延している例

　陽性症状の残存度は維持投与量にかなり影響する。図 3-9 に寛解期間がある例と陽性病状が遷延している例を示した。A の時点でみれば陽性症状は症例 1 でも症例 2 でも活発な症状があるが，B の時点では症例 1 は寛解状態で，症例 2 はなお病状が遷延している。この両者を比較すると，症例 1 では少量の抗精神病薬の継続によって再発防止が可能になる可能性が高く，症例 2 では急性期治療での抗精神病薬の必要量に近い用量が必要になるかもしれない。維持治療の議論をする場合，この 2 つの状況が混同されることがしばしばある。
　どこまで薬物投与量を減量できるかについては，その患者自身や家族の病気への対処能力や治療チームの力量が関係する。維持治療量を減らすほど，前駆症状への対処や援助システムが必要となる。少量の第一世代 LAI 投与下で，再発の前駆症状が出現した際に，経口抗精神病薬を追加するような方

66   I. 持効性注射製剤治療 総論

法を行った場合，プラセボを追加する場合と比較して，試験開始後2年目に
おいて有意に精神病性再発を減少できたとの報告がある[48]。治療者は自らが
置かれている治療的環境についての冷静な評価をすべきであり，これも勘案
してどこまで用量を減らせるのかを検討すべきである。少量維持治療につい
ては第7章Ⅲ節，第11章も参考にしていただきたい。

Ⅳ. LAI 単独と LAI ＋経口抗精神病薬併用

1. LAI の単独処方，併用処方の実情

　表3-6 に LAI 単独処方率を調査した報告をまとめた。まず第一世代 LAI
による Remington ら[55]の報告では，LAI 単独処方率が81%と大多数であり，
経口抗精神病薬を併用している場合には，抗精神病薬総投与量が有意に高用
量になり，ガイドラインでの推奨用量をしばしば超えることを指摘してい
る。Covell らも米国コネチカット州の公立精神科治療の中での処方の大規模
な調査においても，第一世代 LAI の単独処方率が84%と大多数であった[10]。

　一方，第二世代 LAI（この場合は RLAI）が使用可能になってからの
Connecticut Mental Health Center における調査では[1]，LAI 単独処方率
は46%で，半数以上の場合で経口抗精神病薬の併用があった。Haloperidol,
fluphenazine, risperidone などの各 LAI に，それぞれ haloperidol, fluphena-
zine, risperidone の経口投与が組み合わさるパターンがほとんどであった。
このように LAI とその成分と同一の抗精神病薬を経口的に併用する方法が
臨床現場で広がっていた。

　柴田ら[56]の報告では LAI 単独率はかなり低いが，これは入院患者だけを
対象とした調査であるので，この点を勘案する必要があるが，併用が多いわ
が国の状況が垣間見える。しかし Gaviria ら[19]によるスペインの通院患者に
おける調査でも，LAI 単独率は11%と極めて低い（これは2011 ～ 2013年に
おいて行われたもので，第二世代 LAI として RLAI と PP が使用可能な状
況における調査結果である）。

　もっとも最近公表された Doshi ら[13]による米国の Medicaid 対象者におけ
る調査でも，LAI 単独率は24%と低かった。各 LAI 別にこれを検討する

第3章　持効性注射製剤治療の基本　67

表 3-6　LAI 単独処方率

研究者 （発表年）	調査国	調査対象	LAI 単独率
Remington (1993)	カナダ	安定した慢性統合失調 症患者　97 例	81%
Covell (2002)	米国	統合失調症・統合失調 感情障害患者　400 例	84%
Aggarwal (2012)	米国	統合失調症・統合失調 感情障害患者　124 例	46%
柴田 (2014)	日本	統合失調症入院患者 25,346 例 22,000 例	13%
Gaviria (2015)	スペイン	統合失調症外来患者 790 例	11%
Doshi (2015)	米国	統合失調症患者 (Medicaid)　340 例	24%
田中 (2017)	日本	統合失調症圏患者 212 例	29%

と，PP 単独処方が 47％ともっとも高かった。各 LAI の成分と同一の経口
抗精神病薬が併用されるパターンが多かったが，これに加えて，第一世代
LAI と第二世代経口抗精神病薬の併用もかなり多く認められた。

　山梨県立北病院における LAI 処方については，第 12 章に詳述してある
が，特に第一世代 LAI では併用率が高く，第二世代 LAI では半数程度が単
独処方で，第二世代 LAI 使用例が多くなるにつれて LAI 単独処方率はしだ
いに上昇してきていることがわかっている。

2. LAI 単独処方，併用処方のメリット・デメリット

　LAI 単独処方は，患者が治療の簡便さを強く求めている場合は特に大切
なポイントになる。実際の症例では LAI 単独処方で十分コントロールでき
る場合が多い。LAI 単独処方でその効果や副作用の評価を長期的に行えれ
ば，真の最適維持治療量を見出しやすくなる。しかしその抗精神病薬の有効
性や忍容性をある程度把握していないと，主治医としてこの方法を選択する
ことにためらいが生じるかもしれない。併用処方をしている患者が，経口薬
をやめてしまって，LAI 単独処方になり，その結果，単独処方で十分であ

68 I. 持効性注射製剤治療 総論

ることが判明することもある。LAI単独処方では投与量調整の柔軟性が低いことはやむをえない。もしより多い用量の抗精神病薬が必要だと判断しても LAI の増量では，定常状態に達するまでの期間が長いことから，一過性に経口抗精神病薬を併用する必要が出てくる。

LAI＋経口抗精神病薬併用では，LAI と経口抗精神病薬の両方の投与量調整が可能になる。とくに経口抗精神病薬による調整が現実的である。HP-D に haloperidol 経口薬の併用をする場合や PP に risperidone（あるいは paliperidone 経口薬）の併用をする場合がこれに相当する。日本でしばしば行われた処方であるが，LAI を経口抗精神病薬の補完的役割とする処方（insurance strategy）も完全には否定できないだろう。しかしこれらの併用処方をしていると，結果として大量投与に結びつきやすく，副作用リスクが増加する可能性があることには十分注意すべきである。また，このような併用処方で精神的に安定した状態が得られた場合に，これを単純化しにくくなることも事実である。そしてなによりも，このような併用処方では簡便性という LAI の大きなメリットが失われてしまう。

LAI と経口抗精神病薬の併用については，第12章に詳細な議論がされているので参考にしていただきたい。

V．LAI と心理社会治療・支援

1．抗精神病薬と心理社会治療の組み合わせによる再発防止効果

現在の統合失調症治療では，確実な抗精神病薬投与と心理社会治療の組み合わせが再発防止のゴールドスタンダードとなっている。この点についてはどの程度の検証がなされているのであろうか。

Hogarty らはこの点も含めて，無作為割り付け前向き試験による長期間の重要な検討を 1970 〜 1990 年代初頭にかけて行っている[22-28]。そのいくつかを簡単に紹介する。

まず紹介すべきは，3つの州立精神病院から退院した統合失調症患者374例について経口抗精神病薬あるいはプラセボを用いて24カ月の経過を追跡したもので，その結果が図3-10に示してある[27]。すべての症例は

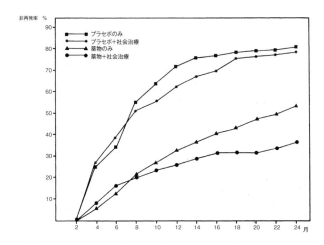

図 3-10　統合失調症患者(N=374)における薬物治療と社会治療の組み合わせ

Hogarty, G.E., S.C. Goldberg, N.R. Schooler et al. : Drug and sociotherapy in the aftercare of schizophrenic patients. II. Two-year relapse rates. Arch. Gen. Psychiatry, 31(5); 603-608, 1974.

chlorpromazine 経口投与による2カ月の治療で安定化させ，次いで無作為に4つの治療グループ(プラセボのみ，プラセボ＋社会治療，薬物のみ，薬物＋社会治療)に振り分けられ24カ月経過が追われた。再発は再入院が必要となる臨床的悪化と定義された。本研究での2年間での再発率はプラセボ群で80％，chlorpromazine 群では48％で，この両群には明らかな差異があった。Chlorpromazine 群で半数近くの症例が2年間に再発した点，プラセボ群で20％の症例が再発しないことなどは重要であった。しかし，この研究では chlorpromazine の経口投与と社会治療の組み合わせによる相乗的な効果は証明されなかった。この原因の一つとして薬物を止めて再発した症例の存在が考えられた。そして，このような抗精神病薬のアドヒアランス低下が社会治療との相乗効果が認められなかった要因の一つと考えられた。

そこで Hogarty らは LAI を用いた重要な検討を行った[22]。そこでは105例の症例を fluphenazine 経口薬のみ，fluphenazine 経口薬＋社会治療，FD のみ，FD＋社会治療の4群に無作為で割り付けて1年間再発について前向きに検討した。図 3-11 に示したように最初の1年間ではこれら4群の再発への傾向はほぼ同等であった。しかし2年目になると FD＋社会治療群のみ

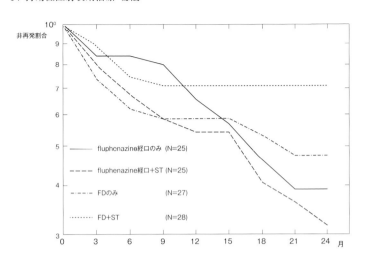

図 3-11　Fluphenazine 経口投与，FD，社会治療(ST)の有無による2年間の検討結果

Hogarty, G.E., N.R. Schooler, R. Ulrich et al. : Fluphenazine and social therapy in the aftercare of schizophrenic patients. Relapse analyses of a two-year controlled study of fluphenazine decanoate and fluphenazine hydrochloride. Arch. Gen. Psychiatry, 36(12); 1283-1294, 1979.

で再発が明らかに減少し，これ以外の3群では依然として再発が続いていた。この検討によって確実な薬物治療と心理社会治療の組み合わせによって再発が減少すること，その相乗効果が明確になるのは退院して2年目であることが明らかになった。

　3つ目の報告は，さらに方法を精密にして心理社会治療を家族教育(FT)と社会生活技能訓練(SST)に分けて検討したものである[26]。この研究においてはすべてに抗精神病薬が投与され，その65%はFDであった。103例が家族教育群，社会生活技能訓練群，家族教育＋社会生活技能訓練，コントロール群(抗精神病薬による維持治療＋支持的治療)のいずれかでランダムに治療された。抗精神病薬の維持療法に関しては90例ではアドヒアランス良好(抗精神病薬継続群)で，13例は部分アドヒアランスであった。結果は図3-12に示したように，抗精神病薬継続群では1年目では維持治療＋家族教育＋社会生活技能訓練群ではまったく再発が認められなかった。家族教育は2年間すべてで有意に再発防止に関連していた。社会生活技能訓練による初期の再発防止効果は2年目では認められなくなった。家族教育と社会生活

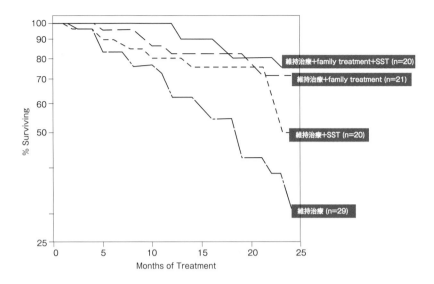

図 3-12 維持治療継続例（65％は FD）における非再発率の推移
Hogarty, G.E., C.M. Anderson, D.J. Reiss, et al. : Family psychoeducation, social skills training, and maintenance chemotherapy in the aftercare treatment of schizophrenia. II. Two-year effects of a controlled study on relapse and adjustment. Environmental-Personal Indicators in the Course of Schizophrenia (EPICS) Research Group. Arch. Gen. Psychiatry, 48(4); 340-347, 1991.

技能訓練の相乗的効果は 17 カ月後までは認められた。

　これらの検討結果をまとめると，抗精神病薬と心理社会治療の相乗効果は経口抗精神病薬による試験では明確にならなかったが，FD を用いた検討では退院後 2 年目で社会治療と FD との再発防止効果が明らかになった。そして抗精神病薬継続群では，社会生活技能訓練と家族教育を併用すると退院後 1 年間は再発が完全に防止された。抗精神病薬継続と社会生活技能訓練＋家族教育の併用による相乗効果は 2 年目では薄れていったが，抗精神病薬継続のみの群との差異は明らかに存在していた。したがって，LAI などによる確実な抗精神病薬治療と心理社会治療は相乗的な再発防止効果が認められるが，その効果の出現には一定の時間が必要であること，確実な抗精神病薬治療と家族教育と社会生活技能訓練などの心理社会治療の組み合わせは，退院後 1 年間の再発防止に極めて有効であることなどが明らかになった。

2. LAIとチーム治療

前項で述べたように確実な薬物治療の継続と心理社会治療の組み合わせは再発防止に相乗的な効果を有し，統合失調症治療の基本戦略と考えられる。これを実現するためには，チーム治療の中でLAIを用いることが不可欠な場合が多い。

NICEガイドラインにはLAIの適応について「抗精神病薬治療の隠れたノンアドヒアランス（それが意図的でも，そうでなくても）を避けることが治療プランの中で臨床的に優先される場合」との記載がある。ここには，チーム治療の中での薬物アドヒアランスの確保の重要性が強調されており，それが治療プランの組み立てに不可欠であり，そこにLAIを使用する意義があることが示されている。言い換えれば，隠れたノンアドヒアランスを排し，確実な抗精神病薬投与が保証されていて初めて，様々な心理社会治療・支援の実行や評価が可能となる。そして，最適維持治療量の検討の項（p.64）でも述べたように，LAIの効果や副作用の情報を早く正確に知り，評価するためにも心理社会治療・支援との組み合わせは重要になる。Nasrallah ら[50]は，LAIをチーム治療の中で導入することで，患者と治療チームの相互作用が促進され，患者が心理社会的サポートを得られる機会が増加していくという流れが生まれてくると述べている。チーム治療の中でLAIを選択するということは，その患者の治療や支援に一歩前に踏み出すことにつながるので，そのような流れの中で相互作用が促進され，心理社会的サポートを得られる機会が増加するのであろう。

1970〜1980年代にLAIによる多くの重要な臨床研究[31-38]を行ったJohnsonは，LAIの歴史を振り返って，「1950年代に抗精神病薬を含めた多くの新しい薬物が導入された。しかしアドヒアランスの乏しさこそが重大な要因であることがわかってきた。LAIはこの問題を解決するための試みの一つであった。まもなく，このような方式による薬物の投与は組織化された精神科チームが薬物治療を管理し，モニターしている場合のみに成功することが明らかになった。経験が深まるにつれて，投与量のそれぞれの患者における柔軟性と併用を最小限にすることが，副作用，とりわけ遅発性ジスキネジアを減少するために重要であることがわかってきた。さらにLAIによる治療を成功

させる鍵は，単なる注射の投与法などよりも，どのように患者に取り組むのかという視点の中にあることも理解されるようになった。第二世代抗精神病薬のLAI導入によって，第二世代抗精神病薬の利点を失わずにLAIを処方することが精神科医にとって再び可能になった。そこで大切なことは，長年の臨床経験で得られた教訓を失わないことである」と述べている[39]。LAI治療の先達者の一人であるJohnsonの言葉を，われわれは忘れてはならない。

■ 引用文献

1) Aggarwal, N.K., M.J. Sernyak, and R.A. Rosenheck : Prevalence of concomitant oral antipsychotic drug use among patients treated with long-acting, intramuscular, antipsychotic medications. J. Clin. Psychopharmacol., 32(3); 323-328, 2012.

2) Alphs, L., S. Gopal, K. Karcher, et al. : Are the long-acting intramuscular formulations of risperidone or paliperidone palmitate associated with post-injection delirium/sedation syndrome? An assessment of safety databases. Curr. Drug Saf., 6 (1); 43-45, 2011.

3) Alphs, L., C. Benson, K. Cheshire-Kinney, et al. : Real-world outcomes of paliperidone palmitate compared to daily oral antipsychotic therapy in schizophrenia : a randomized, open-label, review board-blinded 15-month study. J. Clin. Psychiatry, 76(5); 554-561, 2015.

4) American Psychiatric Association Work Group on Schizophrenia : Practice guideline for the treatment of patients with schizophrenia, second edition. Am. J. Psychiatry, 161(2 suppl); 1–56, 2004.

5) Argo, T.R., M.L. Crismon, A.L. Miller, et al. : Texas Medication Algorithm Project Procedural Manual. Schizophrenia Treatment Algorithm, T.D.o.S.H. Services, Editor 2008.

6) Bishara, D. and D. Taylor : Upcoming agents for the treatment of schizophrenia : mechanism of action, efficacy and tolerability. Drugs, 68(16); 2269-2292, 2008.

7) Canadian Psychiatric Association : Clinical practice guidelines: treatment of schizophrenia. Can. J. Psychiatry, 50(suppl 1); 7S–56S, 2005.

8) Citrome, L. : Olanzapine pamoate : a stick in time? A review of the efficacy and safety profile of a new depot formulation of a second-generation antipsychotic. Int. J. Clin. Pract., 63 ; 140-150, 2009.

9) Correll, C.U., L. Citrome, P.M. Haddad, et al. : The use of long-acting injectable antipsychotics in schizophrenia : evaluating the evidence. J. Clin. Psychiatry, 77 (suppl 3); 1-24, 2016.

10) Covell, N.H., C.T. Jackson, A.C. Evans, et al. : Antipsychotic prescribing practices in Connecticut's public mental health system : rates of changing medications and prescribing styles. Schizophr. Bull., 28 ; 17-29, 2002.

11) Curry, S.H., R. Whelpton, P.J. de Schepper, et al. : Kinetics of fluphenazine after fluphenazine dihydrochloride, enanthate and decanoate administration to man. Br. J. Clin. Pharmacol., 7(4); 325-331, 1979.

74   Ⅰ. 持効性注射製剤治療 総論

12) Davis, J.M., J.M. Kane, S.R. Marder, et al. : Dose response of prophylactic antipsychotics. J. Clin. Psychiatry, 54(3 suppl); 24-30, 1993.

13) Doshi, J.A., A.R. Pettit, J.J. Stoddard, et al. : Concurrent oral antipsychotic drug use among schizophrenia patients initiated on long-acting injectable antipsychotics post-hospital discharge. J. Clin. Psychopharmacol., 35(4); 442-446, 2015.

14) Eerdekens, M., I.V. Hove, B. Remmerie, et al. : Pharmacokinetics and tolerability of long-acting risperidone in schizophrenia. Schizophr. Res., 70 ; 91-100, 2004.

15) Fenton, W.S., C.R. Blyler, and R.K. Heinssen : Determinants of medication compliance in schizophrenia : Empirical and clinical findings. Schizophr. Bull., 23(4); 637-651, 1997.

16) 藤井康男：治療の基本と応用．藤井康男，功刀弘 編：デポ剤による精神科治療技法，星和書店，東京，p.41-71, 1995.

17) 藤井康男：デポ剤の薬物動態とその臨床応用．藤井康男，功刀弘 編：デポ剤による精神科治療技法，星和書店，東京，p.73-92, 1995.

18) 藤井康男：持効性注射製剤の歴史と治療原則．臨床精神薬理，17 ; 675-693, 2015.

19) Gaviria, A.M., J.G. Franco, V. Aguado, et al. : A non-interventional naturalistic study of the prescription patterns of antipsychotics in patients with schizophrenia from the Spanish Province of Tarragona. PLoS One, 10(10); e0139403, 2015.

20) Gray, J.A. and B.L. Roth : The pipeline and future of drug development in schizophrenia. Mol. Psychiatry, 12 ; 904-922, 2007.

21) Hasan, A., P. Falkai, T. Wobrock, et al. : World Federation of Societies of Biological Psychiatry(WFSBP) guidelines for biological treatment of schizophrenia, part 2 : update 2012 on the long-term treatment of schizophrenia and management of antipsychotic-induced side effects. World J. Biol. Psychiatry, 14(1); 2-44, 2013.

22) Hogarty, G.E., N.R. Schooler, R. Ulrich, et al. : Fluphenazine and social therapy in the aftercare of schizophrenic patients. Relapse analyses of a two-year controlled study of fluphenazine decanoate and fluphenazine hydrochloride. Arch. Gen. Psychiatry, 36(12); 1283-1294, 1979.

23) Hogarty, G.E., C.M. Anderson, D.J. Reiss, et al. : Family psychoeducation, social skills training, and maintenance chemotherapy in the aftercare treatment of schizophrenia. I. One-year effects of a controlled study on relapse and expressed emotion. Arch. Gen. Psychiatry, 43(7); 633-642, 1986.

24) Hogarty, G.E. and C.M. Anderson : Medication, family psychoeducation, and social skills training : first year relapse results of a controlled study. Psychopharmacol. Bull., 22(3); 860-862, 1986.

25) Hogarty, G.E. and R.F. Ulrich : The limitations of antipsychotic medication on schizophrenia relapse and adjustment and the contributions of psychosocial treatment. J. Psychiatr. Res., 32 ; 243-250, 1998.

26) Hogarty, G.E., C.M. Anderson, D.J. Reiss, et al. : Family psychoeducation, social skills training, and maintenance chemotherapy in the aftercare treatment of schizophrenia. II. Two-year effects of a controlled study on relapse and adjustment. Environmental-Personal Indicators in the Course of Schizophrenia(EPICS) Research Group. Arch. Gen. Psychiatry, 48(4); 340-347, 1991.

27) Hogarty, G.E., S.C. Goldberg, N.R. Schooler, et al. : Drug and sociotherapy in the aftercare of schizophrenic patients. II. Two-year relapse rates. Arch. Gen. Psychiatry, 31(5); 603-608, 1974.

28) Hogarty, G.E., J.P. McEvoy, M. Munetz, et al. : Dose of fluphenazine, familial expressed emotion, and outcome in schizophrenia. Results of a two-year controlled

study. Arch. Gen. Psychiatry, 45(9); 797-805, 1988.

29) 稲垣中：注射部位反応とその対策. 藤井康男，功刀弘，編：デポ剤による精神科治療技法. 星和書店，東京，p.107-125, 1995.

30) Jann, M.W., L. Ereshefsky, and S.R. Saklad : Clinical pharmacokinetics of the depot antipsychotics. Clin. Pharmacokinet., 10(4); 315-333, 1985.

31) Johnson, D.A.W. : Practical considerations in the use of depot neuroleptics for the treatment of schizophrenia. Brit. J. Hosp. Med., 17(6); 546-558, 1977.

32) Johnson, D.A.W., G. Pasterski, J.M. Ludlow, et al. : The discontinuation of maintenance neuroleptic therapy in chronic schizophrenic patients:drug and social consequences. Acta. Psychiatr. Scand., 67 ; 339-352, 1983.

33) Johnson, D.A.W. : Observations on the use of long-acting depot neuroleptic injections in tne maintenance therapy of schizophrenia. J. Clin. Psychiatry, 5 ; 13-21, 1984.

34) Johnson, D.A.W., J.M. Ludlow, and K. Street : Double-blind comparison of half-dose and standard-dose flupenthixol decanoate in the maintenance treatment of stabilised out-patients with schizophrenia. Brit. J. Psychiatry, 151 ; 634-638, 1987.

35) Johnson, D.A.W. : Observations on the use of depot neuroleptics in schizophrenia. Psychopharmacol., 5 ; 62-73, 1988.

36) Johnson, D.A.W. and N.F. Wright : Drug prescribing for schizophrenic out-patients on depot injections. Repeat surveys over 18 years. Brit. J. Psychiatry, 156 ; 827-834, 1990.

37) Johnson, D.A.W. and J.G.C. Rasmussen : Professional attitudes in the UK towards neuroleptic maintenance therapy in schizophrenia: the problem of inadequate prophylaxis. Psychiatr. Bull., 21 ; 394-397, 1997.

38) Johnson, D.A. and H. Freeman : Drug defaulting by patients on long-acting phenothiazines. Psychol. Med., 3(1); 115-119, 1973.

39) Johnson, D.A. : Historical perspective on antipsychotic long-acting injections. Br. J. Psychiatry, Suppl. 52 ; S7-S12, 2009.

40) Kane, J.M. and C. Garcia-Ribera : Clinical guideline recommendations for antipsychotic long-acting injections. Br. J. Psychiatry, Suppl. 52 ; S63-S67, 2009.

41) Kane, J.M., T. Kishimoto, and C.U. Correll : Assessing the comparative effectiveness of long-acting injectable vs. oral antipsychotic medications in the prevention of relapse provides a case study in comparative effectiveness research in psychiatry. J. Clin. Epidemiol., 66(8 Suppl); S37-S41, 2013.

42) Kapur, S. and G. Remington : Serotonin-dopamine interaction and its relevance to schizophrenia. Am. J. Psychiatry, 153 ; 466-476, 1996.

43) 岸本泰士郎：持効性抗精神病薬の有効性証明への課題. 臨床精神薬理，20 ; 1233-1240, 2017.

44) Kreyenbuhl, J., R.W. Buchanan, F.B. Dickerson, et al. : The Schizophrenia Patient Outcomes Research Team(PORT): updated treatment recommendations 2009. Schizophr. Bull., 36(1); 94-103, 2010.

45) Lacro, J.P., L.B. Dunn, C.R. Dolder, et al. : Prevalence of and risk factors for medication nonadherence in patients with schizophrenia: a comprehensive review of recent literature. J. Clin. Psychiatry, 63(10); 892-909, 2002.

46) Lambert, P.A. : Le syndrome neuroleptique. Essais de systematisation des effets primaires et secondaires observes au cours des traitements neuroleptiques. L'Encephale. 134 ; 335-349, 1971.

47) Mannaert, E., A. Vermeulen, B. Remmerie, et al. : Pharmacokinetic profile of long-

acting injectable risperidone at steady-state : comparison with oral administration. L'Encephale, 31 ; 609-615, 2005.

48） Marder, S.R., W.C. Wirshing, T. Van Putten, et al. : Fluphenazine vs placebo supplementation for prodromal signs of relapse in schizophrenia. Arch. Gen. Psychiatry, 51 ; 280-287, 1994.

49） Misawa, F., T. Kishimoto, K. Hagi, et al. : Safety and tolerability of long-acting injectable versus oral antipsychotics : A meta-analysis of randomized controlled studies comparing the same antipsychotics. Schizophr. Res., 176(2-3); 220-230, 2016.

50） Nasrallah, H.A. : The roles of efficacy, safety, and tolerability in antipsychotic effectiveness : practical implications of the CATIE schizophrenia trial. J. Clin. Psychiatry, 68 Suppl 1 ; 5-11, 2007.

51） National Institute for Health and Care Excellence : Schizophrenia : Full National Clinical Guideline on Core Interventions in Primary and Secondary Care, 2014.

52） Nesvag, R., M. Hendset, H. Refsum, et al. : Serum concentrations of risperidone and 9-OH risperidone following intramuscular injection of long-acting risperidone compared with oral risperidone medication. Acta. Psychiatr. Scand., 114(1); 21-26, 2006.

53） 日本神経精神薬理学会：統合失調症薬物治療ガイドライン. 医学書院, 東京, 2016.

54） Novakovic, V., T. Adel, E. Peselow, et al. : Long-acting injectable antipsychotics and the development of postinjection delirium/sedation syndrome(PDSS). Clin. Neuropharmacol., 36(2); 59-62, 2013.

55） Remington, G.J., P. Prendergast, and K.Z. Bezchlibnyk-Butler : Dosaging patterns in schizophrenia with depot, oral and combined neuroleptic therapy. Can. J. Psychiatry, 38(3); 159-161, 1993.

56） 柴田木綿, 宇野準二, 加藤剛 他：Risperidone持効性注射製剤上市後の持効性注射製剤の処方動向. 臨床精神薬理, 17 ; 881-891, 2014.

57） Uchida, H., T. Suzuki, H. Takeuchi, et al. : Low dose vs standard dose of antipsychotics for relapse prevention in schizophrenia : meta-analysis. Schizophr. Bull., 37(4); 788-799, 2011.

58） Ustohal, L., R. Prikryl, V. Hublova, et al. : Severe acute dystonia/akathisia after paliperidone palmitate application - a case study. Int. J. Neuropsychopharmacol., 17 (2); 341–342, 2014.

59） Wiles, D.H., R.C. McCreadie, and A. Whitehead : Pharmacokinetics of haloperidol and fluphenazine decanoates in chronic schizophrenia. Psychopharmacology(Berl), 101 ; 274-281, 1990.

60） Zubin, J. and B. Spring : Vulnerability-A new view of schizophrenia. J. Abnorm. Psychol., 86 ; 103-126, 1977.

第4章

持効性注射製剤の患者・医師への調査と導入時に心がけるべきポイント

藤井　康男

I.　LAI についての患者への調査

1.　LAI についての知識

　患者は自分が投与されている LAI についてどの程度知っているのであろうか。これについて，以前に山梨県立北病院で調査したことがある。対象は 1992 年 11 月から 12 月に山梨県立北病院外来で LAI を投与した 119 例中 6 カ月以上 LAI が継続され，調査に同意が得られた統合失調症圏症例 71 例であり，その結果を図 4-1 に示した。投与されていた LAI の名称を答えられたのは 15%，投与量を知っていたのは 27%，投与されている注射が持続性の作用を持つと理解をしていたのは 38%だけであった。投与間隔は 93%が理解していた[9]。当時は病名告知が十分なされず，患者への治療教育も広まっていない状況であり，北病院で通院で継続的に LAI を使用している患者は，LAI についての十分な知識を持っておらず，患者への説明が不十分と考えられた。一方，LAI の本場の一つである英国ではどうであったろうか。Eastwood と Pugh[7]は 100 例の LAI 投与患者について調査した。LAI が投与されている場所はデポクリニックが 53 例，デイセンターが 15 例，病棟が 14 例，自宅が 11 例，ホステルが 7 例であった。この中では図 4-1 に示したように 82%が LAI の名前，68%が正確な投与量，95%が投与間隔を知っていたと報告されている。

　Goldbeck ら[14]は LAI の外来維持治療を行っている患者での望まれる知識

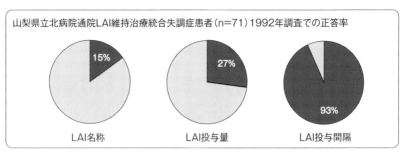
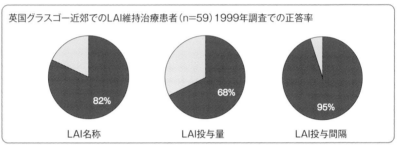

図 4-1　LAI についての患者の知識調査

として，処方されているすべての向精神薬の剤型・投与量・投与間隔，LAIの利点，遅発性ジスキネジアを含む副作用，LAI 中断による再発，副作用について相談すべき相手の名前などを設定した。そして，LAI を投与中の 59 例（24 例では LAI と経口抗精神病薬が併用）について英国で調査した結果，LAI と経口薬すべての薬の名前，投与量，投与間隔を答えられたのは 44％で，LAI の名前，投与量，投与間隔を答えられたのは 63％であった。LAI の利点を自ら答えたのは 22％であったが，チェックリストを作って質問すると 80％で 2 つ以上の利点を指摘できるようになった。副作用についても自分から答えたのは 25％だけであったが，チェックリストを作って質問すると 92％以上の患者が 2 つ以上の副作用を訴えた。遅発性ジスキネジアについて聞いたことがある患者は 7％だけであったが，22％ではその徴候に自ら気づいていた。相談すべき相手の名前を言えたのは 58％であった。さらにこの調査では，図 4-2 に示すように，患者が LAI について十分な情報が与えられているとした割合は 53％で，もっと副作用や作用機序や治療

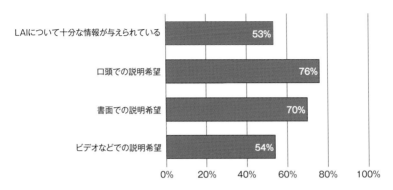

図 4-2 英国での LAI 外来維持治療例（N=59）における LAI への説明についての調査結果

Goldbeck, W.M., Tomlinson, S., and Bouch, J.: Patients' knowledge and views of their depot neuroleptic medication. Psychiatr. Bull., 22 : 467-470, 1999.

期間などについての情報がほしいとの要請があり，その中で口頭での説明希望が76％，書面での説明希望が70％，ビデオなどでの説明希望が54％であったと記載されている．

2. LAI 治療への受け入れ

患者からの LAI の受け入れについては表 4-1 に示したように，数多くの検討結果がある．しかしその調査対象や評価方法，質問項目については文献によってかなりの差異があり，ここでは LAI の積極的受け入れに関係する数値を受け入れ率として表 4-1 に示した[11]．

Anderson ら[1]は，英国の2つの LAI クリニックにおける168例の患者を対象に質問紙法で調査した．60％ではクリニックに来ることが楽しいと評価しており，76％で医師に会う時間や82％で看護師に会う時間が十分であると述べている．

Hoencamp ら[21]は，オランダの精神科病院（650床，day treatment 60）の LAI クリニックへの通所をしている81例についての調査した．患者の82％では現在の治療が必要であると評価していた．そしてこの81例に，今後の治療として LAI と経口薬とどちらが良いかを聞くと，LAI を選択したのは62％であり，そのもっとも多い理由は簡単であること（52％）であった．

80   I. 持効性注射製剤治療 総論

表 4-1   LAI の患者受け入れ率

研究者	対象	患者の LAI 受け入れ率
Anderson 1989	英国でのデポ剤クリニック通所 168 例	60％ではクリニックに来ることが楽しいと述べた
Hoencamp 1995	オランダでのデポ剤クリニック通所 81 例	62％が経口薬よりもデポ剤を選択
Wistedt 1995	スウェーデンでのデポ剤通院投与 73 例	63.1％が経口薬よりもデポ剤を選択
Sigh 1995	英国でのデポ剤クリニック通所 218 例	93％がクリニック通所を楽しんでいる
Larsen 1996	デンマークでのデポ剤通院投与 53 例	60％の患者はデポ剤をポジティブに受け取っている
Pereira 1997	英国でのデポ剤通院投与 132 例	デポ剤単独群で 82％，デポ剤＋経口薬群で 81％が経口薬よりも有効と評価
Eastwood 1997	英国でのデポ剤投与 100 例	53％ではデポ剤を続けたい，54％がデポ剤は助けになると述べた
Desai 1999	デポ剤から RIS 経口薬への切り替え希望 143 例	デポ剤受入 23％，RIS 経口薬受入 83％
Goldbeck 1999	英国でのデポ剤投与 59 例	58％でデポ剤継続を自己判断
Heres 2007	ドイツで精神科病院入院中で，まもなく退院予定である 300 例の統合失調症患者	全体での受入率 40.3％（デポ剤経験があると高まる）
Patel 2008	英国での定型デポ剤投与 76 例	43.4％でデポ剤が望ましいと判断

RIS : risperidone

　Wistedt ら[44]はスウェーデンの 15 万人の住民の中で，fluphenazine や flupenthixol などの LAI を投与されていた精神科通院患者(73 人)に調査を行った。これらの患者すべてが，LAI 以前に経口抗精神病薬による治療が行われていた。「最初に行われた経口薬治療と現在行われている LAI の注射による治療を比べてどうか」という質問については，46 例(63.1％)では現在の LAI 治療がよい，19 例(26.2％)ではどちらも同じ，4 例(5.4％)ではいずれの薬物も必要ない，あるいは経口薬がよいという回答であり，わからないとの回答が 4 例あった。

Sigh ら[39]は英国の LAI クリニックでの 218 症例（86％が統合失調症患者）への質問紙法による調査を行い，93％の患者が LAI クリニックに来院することが楽しいと評価したことを報告している。

Larsen ら[29]はデンマークの St. Hans 病院で LAI による維持治療をしている 53 例の慢性統合失調症通院患者について調査し，60％の患者は LAI をポジティブに受け取っており，ネガティブな反応は 8％に認められたとしている。

Pereira ら[38]は英国での通院患者について調査した。LAI 単独治療群 107 例，経口薬＋LAI 併用群 25 例の患者自身の評価では，LAI 単独群と併用群のそれぞれ 82％，81％で「経口薬よりも LAI がより有効」という評価であり，「経口薬のように飲み忘れない」という評価が LAI 群で 75％あった。

Eastwood ら[7]は英国での 100 例の LAI 投与患者についての調査を行ったが，その 53％では LAI を続けたいと述べていた。そして 54％では「LAI は助けになる」と評価しており，26％では「少しは役立つ」，18％では「利益はない」，2％は「わからない」と述べていた。

Desai ら[5]は効果の乏しさや副作用のために LAI を中止し，risperidone 経口薬への切り替えを希望する 143 例について，4 週間 LAI を継続し，その後に 3 カ月 risperidone 経口薬への切り替えを行った。143 例中 130 例に risperidone 経口薬が投与され，109 例は 16 週の試験期間を終了した。PANSS 総得点は 71.6 から 55.5 に低下し，81％では切り替えが成功した。患者の受け入れ率を評価すると LAI は 23％，risperidone 経口薬は 83％で有意差が認められた。

Goldbeck ら[14]は英国で LAI を投与中の 59 例に調査を行い，39％で LAI にポジティブな反応，29％では中立的，32％ではネガティブな反応があったと述べている。そして，「もし LAI を続けるかどうかを患者自身が決める」としても，対象患者の 58％では「LAI を継続したい」と評価していた。

Heres ら[17]はドイツで 9 つの精神科病院入院中で，まもなく退院予定である 300 例の統合失調症患者について調査を行った。145 例は LAI の投与歴がなく（ND），95 例では LAI 投与歴があるが現在は経口薬治療中（PD），60 例では LAI が現在投与中（CD）であった。LAI について「完全同意」「同意の可能性」の返答があった場合を「LAI 受け入れ」とすると，図 4-3 に

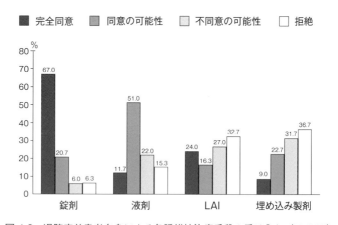

図4-3 退院直前患者自身による各種維持治療手段の受け入れ（N=300）

Heres, S., Schmitz, F.S., Leucht, S., et al. : The attitude of patients towards antipsychotic depot treatment. Int. Clin. Psychopharmacol., 22(5); 275-282, 2007.

示すようにLAI受け入れ率は300例全体では40.3%であり，「不同意の可能性」が27.0%，「拒絶」が32.7%であった。興味深いことに，この調査では，埋め込み製剤（まだ実用化されていない）についても30%以上の患者が受け入れると返答している。ND，PD，CD各群でのLAI受け入れ率はNDでは23.4%，PDでは45.3%，CDでは73.3%となり，LAIの受け入れ率はLAIの経験があると増加した。また調査対象患者の中で，統合失調症と診断されてから3年以内の症例が55例あり，その78.2%ではLAIが一度も投与されてはいなかったが，これらの患者のLAI受け入れ率は34.5%であった。

Patelら[37]は英国における第一世代LAI投与患者76例で「今後もLAIが望ましい」と評価したのは33例（43.4%）であり，「経口薬が望ましい」としたのは23例（30.3%）であったと報告している。現在LAIが投与されているが過去に経口薬が投与されたことがある70例と，過去にLAIが投与されたことがあり現在は経口薬が投与されている66例を比較すると，LAIの投与歴があり現在は経口薬が投与されている66例では，有意にLAIをより好ましくないと評価していた。そして第二世代経口薬から第一世代LAIへ切り替えた場合は，LAIへの好ましくない評価についての有意差は認められなかったが，現在第二世代経口薬で治療され，過去に第一世代LAIが投与さ

第4章 持効性注射製剤の患者・医師への調査と導入時に心がけるべきポイント　83

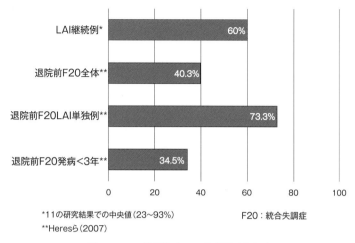

*11の研究結果での中央値(23〜93%)
**Heresら(2007)
F20：統合失調症

図4-4　LAI維持治療への患者受け入れ率

れたことがある60例では，第一世代LAIについて明らかに好ましくないという評価をしていた。さらに，PatelらはLAIの投与歴がある経口薬治療患者では，LAIについての偏見やその強制的な印象がLAIへの好ましくない評価に関係している可能性を指摘している。

　これらの結果をまとめると，図4-4のようになる。すなわちLAI投与中の患者でのLAI受け入れ率は表4-1に示したように23〜93％と幅広く分布していて，中央値は60％となった。一部の検討での受け入れ率の高さは，そこに定期的に通っている患者を対象にしているという点で，バイアスがかかっていると思われる。しかし，LAIへの受け入れを過度に心配しがちなわが国の現状からは，LAI維持治療についてかなり良好な受け入れがあり，それを続けたいという患者層が確実に存在していることをまず認識すべきかもしれない。患者はLAIによる外来維持での簡便さを特に述べており，同時にLAIの投与を受けると，看護師や医師に接触でき，相談できる点をポジティブに受け取っている。そしてLAIを投与されていない患者も含めた場合でも，Heresら[17]によれば40％の受け入れ率があり，さらにLAI投与経験のない患者で23.4％，統合失調症と診断されて3年以内の症例でも34.5％がLAIを受け入れる可能性があるという結果が出ていることは重要である。

84   Ⅰ. 持効性注射製剤治療 総論

　このように患者のLAI受け入れ率は，LAIが現実臨床で使用されている割合よりもかなり高いことが想定できる。また，Heresら[17]が述べているように，LAIの治療経験は，その受け入れを増加させる可能性があるが，一方で，Patelら[37]が述べているように過去にLAIが投与されている場合には，LAIのネガティブな評価が継承されている場合もある。これらの点はLAIを新たに導入しようとする際に特に注意すべきであろう。

3．LAIの自覚的な利点

　Wistedtらによる調査[44]では，「LAI注射によるあなたの精神的な問題への影響をどう思うか」との質問には，61.6％で「経口薬の時よりもLAIで具合がよい」，8.2％では「経口薬との違いはない」，11％では「経口薬よりも悪く感じられる（より受動的で疲れを感じる）」という回答であった。「LAIによる治療は，1日1回や数回の経口薬治療と比べて簡単と感じるか」との質問については，図4-5に示すように67.1％で「LAIのほうがずっと簡単」との回答であった。このようにLAIの利点として治療の簡単さがあることを重視すべきである。

　Goldbeckら[14]は，患者からLAIの自覚的な効果をあげさせた上で，そのリストを作成し，これを元にLAI維持治療中の患者への聞き取り調査を行った。表4-2にその結果を示したが，LAI投与中の患者は，再入院や再発防止だけでなく，睡眠や様々な精神症状の改善などの多くの自覚的効果をLAI投与と関連して自覚していることが示されている。

　Heresら[17]は，退院前の統合失調症患者に対して，LAIによって想定される」利点についても調査した。「経口薬よりもLAIのほうが簡便」については同意したのは54.0％，「LAIのほうが再発予防に役立つ」では43.3％，「LAIのほうが病気との間の距離をとれる」が40.3％，「経口薬よりも少量ですむ」が35.0％，「LAIのほうが主治医との関係が改善する」が32.7％であった。これらの利点の自覚について，LAIの投与歴がない症例（ND），LAIの投与歴があるが現在は経口薬治療中の症例（PD），LAIが現在投与されている症例（CD）に分けて検討すると明らかな差異があり，CD群でLAIの利点をより多く自覚しており，PD群がこれに次ぎ，ND群がもっとも利点の自覚が

第4章　持効性注射製剤の患者・医師への調査と導入時に心がけるべきポイント　85

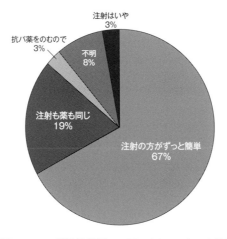

図 4-5　LAI 維持治療例 (N=73) でのアンケート結果

Wistedt, B. : How does the psychiatric patient feel about depot treatment, compulsion or help ? Nor. J. Psychiatry, 49 (suppl 35); 41-46, 1995.

表 4-2　患者が感じた LAI の効果

	N	%
入院を防げる	44	75
落ち着く	41	70
再発を防げる	38	64
よく眠れるようになる	30	51
いやな考えが浮かばなくなる	31	53
周りの人たちとうまくやれるようになる	26	44
身の回りのことがうまくやれるようになる	26	44
疑い深さがよくなる	25	42
声と折り合いがつけやすくなる	24	41
考えがはっきりする	24	41
やる気やエネルギーが出てくる	9	15

Goldbeck, W.M., Tomlinson, S. and Bouch, J. : Patients' knowledge and views of their depot neuroleptic medication. Psychiatr. Bull., 22 ; 467-470, 1999.

少ないという結果が得られた。例えば，「経口薬よりも LAI のほうが簡便」については CD 群では 71.7％，PD 群では 58.9％，ND 群では 43.4％がこれに同意しており，同様に「LAI のほうが再発予防に役立つ」では CD 群で

は 60.0％，PD 群では 48.4％，ND 群では 33.1％となっていた。このように，LAI の経験は，その利点の自覚にプラスになることが示された。

4. LAI の自覚的副作用

Wistedt らの第一世代 LAI 通院例への調査[44]では，「震え，体のこわばりや，その他の副作用を感じるか」との質問を患者にすると，51％で副作用があるという回答であり，こわばり以外にも様々な副作用の訴えがあった。

Eastwood らの調査[7]では，第一世代 LAI の副作用がないと述べたのは 41％であり，34％では副作用が 1 つ，15％では 2 つ，6％で 3 つ，2％では 4 つ，1％では 5 つあるいは 6 つあると述べていた。

一方，Goldbeck ら[14]の調査では第一世代 LAI の副作用については，自分からそれを少なくとも 2 つあげたのは 47％にすぎず，副作用 1 つが 27％，副作用なしが 25％であった。これらを元に LAI 投与中によく訴えられる副作用様症状のリストを作って，それぞれについて患者に聞いたところ，92％で少なくとも 2 つ以上の LAI のためかもしれない副作用があるという結果であった。半数以上の患者が LAI のためと考えた症状は，体の震え（71.2％），眠気（67.8％），体のこわばり（62.7％），口渇（59.3％），落ち着きのなさ（57.6％），体重増加（55.9％）などであった。

Patel ら[37]は，第一世代 LAI 投与中の患者と，主として第二世代抗精神病薬経口薬投与中の患者で，DAI（薬の構えに関する調査）を行った。両群で差異を認めたのは，「疲れたり，のろくなったりする」という項目だけであり，この項目については経口薬群（61％）のほうが LAI 群（41％）よりも有意に多いとの結果であった。

5. LAI 維持患者の治療継続への意識

Larsen ら[29]の調査では，LAI 治療中の通院患者に対して，過去に精神病が生じていたという自覚があるかどうかを聞いたところ，これを認めたのは 49％だけであった。また Goldbeck らの調査[14]でも，LAI 治療中の患者で，LAI をやめると問題が生じると考えていたのは 58％であった。Pereira ら[38]，LAI の治療期間について「短期間」でいいのか，「永遠に続ける」べ

きか，「医師が薦めるだけ続ける」のかを調査すると，経口薬投与群，LAI投与群，LAIと経口薬併用群いずれでも，ほとんど(88～94%)で，「医師が薦めるだけ続ける」という回答であった。

6. LAI 治療の強制性

Eastwood らの調査では[7]，LAI 投与中の患者に対して，LAI による治療を受けるかどうかの選択肢があることを知っているかを質問すると，LAIを拒否する権利があると答えたのは52%だけであった。特に14例の入院患者中10例では拒否する権利について知らされておらず，LAIを拒否できないものと考えていた。

一方，Wistedt の調査では[44]，LAI 治療中の患者に「LAI 治療でより制限されていると感じているか，むしろ薬を服用しなくてよいので，より自由になったと感じているか」という質問をしている。これに対して LAI を継続している患者の72.6%では，「経口薬よりもより自由になったと感じる」と回答していた。

Heres らは[17]，LAI の投与歴がある患者と投与中の患者(PD+CD) 155 例で調査したところ，18.9% が LAI を「強制的」と感じていたと報告している。そして強制的と感じた患者の2/3 以上では調査時点で LAI は継続されていなかった。

Patel らの調査では[35]，抗精神病薬の維持治療を受けている72 例についてLAI と経口薬を比較して検討したところ，強制性の自覚は全体として LAI群に有意に多く，「暗に圧力を加えられている(negative pressure)」との印象をもっている例が LAI 群に有意に多かった。LAI 群では投薬を強制されていると感じている例が30%あり，経口薬の場合の2%と比較して有意に多かった。

Ⅱ．精神科医を対象とした LAI 調査

1. 金子らの調査と上島らの調査

わが国に FE が導入されてまもなくの1972 年に，金子らは全国 2,498 名

88   I. 持効性注射製剤治療 総論

の精神科医に対して大規模なアンケート調査を行った[27]。回答のあった 519
名中 314 名(43%)で FE の使用経験があった。FE を使用したことがない
精神科医は 205 名いたが，その理由は多い順に，副作用がこわい(63 名：
31%)，使用する必要性がない(57 名：29%)，適応となる症例がない(42 名：
21%)，とくに理由がない(40 名：20%)，持続性薬剤のあることを知らな
かった(30 名：15%)などであった。FE を使用した経験はあるが，その後使
用しなくなった医師は，その理由として，効果がなかった(48 名：52%)，
適当な症例がなかった(30 名：32%)，副作用が強かった(29 名：31%)など
をあげており，その他に「注射では薬剤量のコントロールができない」「精
神療法的な接触がおろそかになる」「拒薬は患者の自由である」「反医療，管
理的な使用の危険がある」などの回答もあった。この FE の使用を中止して
いる医師が，今後機会があれば FE を用いたいと考えている対象では半数が
拒薬患者であり，外来維持療法に用いるという意見は少数であった。FE の
使用経験がある医師 314 名の中では 62%が入院患者に，28%が外来患者に処
方していた。また FE 使用経験がある 314 名の精神科医におけるその使用目
的は，図 4-6 に示したように拒薬(200 名：64%)，棄薬を防ぐため(120 名：
38%)，興奮・易刺激(119 名：38%)などが多く，維持治療と答えたのは
17%にすぎなかった。そして「デポ剤は将来基本的な治療剤となりうるか」
という質問に対して，FE を使用したことのある医師のうち 133 名(57%)が
「将来も基本的な薬剤とはなりえない」という見解を示した。

　HP-D がわが国に導入される直前の 1986 年に行われた上島らの調査[26]で
は，FE 使用するとした 122 名の精神科医は FE は図 4-7 に示すような目的
で使用すると答えていた。やはりもっとも多いのは拒薬への対応であった
が，外来維持との返答が増加していることが大きな変化であった。

2. Patel らの英国の精神科医に対する調査

　Patel らは，英国精神科医を対象とした LAI による維持治療への質問紙法
による調査(電話による追跡調査を含む)を行った[33]。すべての質問への回
答が得られたのは 143 人の精神科医であった。これらの対象者の 67%が男
性で，40 ～ 49 歳が中心で，精神科臨床経験は平均 17.1 年であり，52%は成

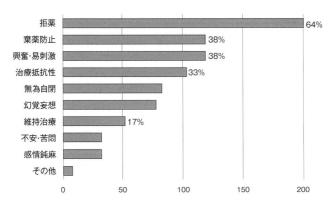

図4-6 FEの使用目的（FE使用経験がある314名の精神科医からのアンケート結果）

金子仁郎, 谷向弘, 乾正：持続性強力安定剤の臨床的有用性に関する研究. 臨床薬療基金年報, 4；173-179, 1972.

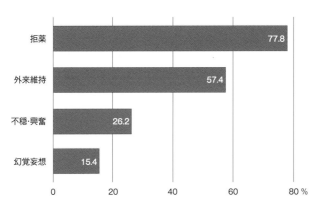

図4-7 FE使用するとした122名の精神科医の使用目的

上島国利, 椎名健一, 林光輝, 他：向精神薬非経口投与の現況と問題点. 精神経誌, 88；952-960, 1986.

人精神科ユニットで勤務していた。この調査は，第二世代LAI(RLAI)の英国での導入直前に行われたことに注意が必要である。

質問紙は44項目で構成されていて，4つのパートに分かれていた。第一は患者中心のLAI治療への構えの調査であり，例えば「LAIは患者中心の治療的アプローチだ」「LAIが投与されているということは，その患者の自

律性はないということだ」「患者と LAI の投与量について話し合うことができる」「LAI が投与されている患者では，司法精神医学的な問題があった場合が多い」などの 8 つの質問であった。第二は患者に対する以外の LAI への構えについての質問であり，例えば「LAI は時代遅れの治療方法である」「第二世代 LAI が導入されれば，それを処方する」などの 9 項目であった。第三は LAI の効果についての知識についての質問であり，「LAI は陽性症状よりも陰性症状に有効である」「LAI に反応しない場合に，治療抵抗性とみなせる」などの 17 項目であった。そして第四は LAI の副作用についての知識についての調査で「注射への恐れが患者が LAI を嫌がる共通の理由である」「LAI では抗パーキンソン薬の処方が常に適応になる」などの 10 項目であった。これらの 44 項目について，まったく不賛成（0），不賛成（1），やや不賛成（2），やや賛成（3），賛成（4），強く賛成（5）の 6 ポイントのスケールによって評価した。これらに加えて，経口抗精神病薬や LAI 処方などについても調査が行われた。

　まず最初に投与する抗精神病薬では，経口抗精神病薬が 77％ であり，そのほとんどが第二世代経口薬であった。そして，もっともよく処方する LAI として，56％ が flupenthixol decanoate を選択しており，次いで zuclopenthixol decanoate が 23％，FD が 12％，HP-D が 4％ などであった。強制通院制度における LAI の使用については，半数がそれを許容するとしており，状況に応じて使用する医師も含めると 68％ でこのような組み合わせによる方法を再発防止に用いるとしていた。

　そして，精神科医の LAI についての知識と LAI についての前向きな構えには有意な正の相関が認められた。LAI を継続している患者をもっている精神科医は 96 人であったが，これらを LAI 患者が多い 28 人の医師（21 症例以上）と少ない 68 人の医師（1 〜 20 症例）に分けると，LAI 患者が多い医師のほうが患者中心の LAI 治療への構えをとっていた。一方，LAI は時代遅れだという回答がかなり（40％）あり，LAI を使用している患者は偏見をもたれやすいという項目には 48％ の精神科医が「そうである」という回答であった。91％ で LAI は経口薬と同じように有効であるとしていたが，患者（69％）や家族（66％）の受け入れはよくない（注射がこわいということが

第4章 持効性注射製剤の患者・医師への調査と導入時に心がけるべきポイント　91

主な理由）としていた。81％の精神科医はLAIでコンプライアンスが改善
し，94％の精神科医は再発が減少すると考えているが，一方，LAIの副作
用は第二世代抗精神病薬よりも多いとしたのは87％で，副作用が少ないよ
うなLAI，とくに第二世代抗精神病薬のLAIが出れば，アドヒアランスが
問題になる例にはもっとLAIを使うとしていた。

3．Heresらによるドイツの精神科医への調査
1）LAIへの否定的構えについての調査

　Heresらは2005年のウイーンで行われた生物学的精神医学会のシンポジ
ウムに出席した350名の精神科医の中ですべてのアンケート項目に回答し
た246名についての結果を分析した[19]。この調査が行われた時点ではRLAI
は使用可能であった。アンケートでは医師がLAI処方を選択する際にそれ
をためらう要因（否定的構え）となるだろう16項目について，第一世代LAI
と第二世代LAIそれぞれについて，「まったくそう思わない」「あまりそう
思わない」「ときどきそう思う」「ほぼそう思う」「強くそう思う」の5段階
で評価し，それぞれ1〜5点を配点して点数化した。したがってこの調査で
点数が高いということは，その項目のためにLAIをためらう程度がより強
いことを示している。アンケートに答えた精神科医のほとんどはドイツ国籍
で，精神科経験年数は平均18年であった。

　16項目について第一世代あるいは第二世代LAIのいずれかについて平均
スコアが3以上（すなわち「ときどきは影響」以上）であったのは8項目で
あった。これら8項目中，第一世代，第二世代LAIいずれも平均スコアが
3以上であった項目は，5項目であった。その中で参加者がLAI処方をし
ない要因としてあげた中でもっとも多かったのは，「経口抗精神病薬で十分
なコンプライアンスが得られる」であり，第一世代LAIで79.7％，第二世
代LAIで86.0％で平均スコアが3以上であった。次いで，「LAIを薦めても
患者が拒否する」が第一世代LAIで83.3％，第二世代LAIで79.5％が3以
上であった。さらに「初回エピソード患者にはLAIはしない」が第一世代
LAIで71.1％，第二世代LAIで64.5％，「抗精神病効果のコントロールが容
易でない」が第一世代LAIで69.7％，第二世代LAIで58.3％，「再発後の適

切な治療オプションではない」が第一世代 LAI で 68.4％，第二世代 LAI で 67.5％ が平均スコアが 3 以上であった。

　8 項目の残りの 3 項目については，第一世代 LAI あるいは第二世代 LAI のいずれかで平均スコアが 3 以上だった。「LAI は錐体外路症状が多い」が第一世代 LAI では 91.1％ が平均スコアが 3 以上であったが，第二世代 LAI では 30.6％ だけであった。逆に，「必要とされる抗精神病薬の LAI がない」が第二世代 LAI で 75.1％ となり第一世代 LAI ではこれは 56.9％ であった。さらに「LAI のコスト」では第二世代 LAI で 71.3％ が平均スコアが 3 以上であるが，第一世代 LAI ではこれは 17.8％ だけであった。

　調査に協力した精神科医は，自分が治療している統合失調症や統合失調感情障害患者の 74.3％ は第二世代経口薬で治療しており，第一世代あるいは第二世代 LAI は治療中の患者の 19.5％ に用いていると回答した。そして，LAI をこれまで処方した患者の割合は 35.5％ であるとした（逆に言えば，64.5％ の患者には LAI はそれまで用いられていないことになる）。そしてこれらの数値について，対象者の年齢の影響を分析すると，50 歳以上の精神科医は LAI 処方患者が 22.7％ となり，これよりも若い精神科医の 17.1％ と比べて有意に多かった。一方，50 歳以上の精神科医はこれよりも若い精神科医と比べて，第二世代経口薬あるいは第二世代 LAI の処方は有意に少なかった（67.5％ vs 78.6％）。

2）LAI 治療の推奨についての調査

　Heres らは，2006 年 11 月にドイツで行われた国際学会で行われた 2 つのシンポジウムに出席したドイツ語圏の精神科医に調査を行った[18]。調査 A では 201 名の精神科医に対して，LAI の適応に関する調査を行った。予備的調査で精神科医の薬物選択に関連すると思われる 14 項目が選定された。

　対象となった精神科医は，この 14 項目それぞれについて，0（LAI 治療はまったく適当ではない）から 10（LAI 治療が強く推奨される）までの 11 段階の尺度で評価した。この結果を解析すると，2 つのクラスターがあることが明らかになった。クラスター I は，「過去に他者への危険性がある」「過去に服薬中断がある」「過去に自殺の恐れがある」「過去に再発がある」の 4 つで

第4章 持効性注射製剤の患者・医師への調査と導入時に心がけるべきポイント　93

あり，これらは従来から言われてきた LAI の適応と重なっていた。クラスターⅡは「病気についてよく知識を得ている」「高い教育レベル」「抗精神病薬治療について心を開いている」「高いレベルの病識」「良好な治療的同盟関係」「治療選択に高いレベルで関与」の6つであった。このクラスターⅡは，これまで LAI の適応と考えられていた点とは異なっていた。

4. 日本の精神科医における大規模調査と日独比較検討

　精神科医として3年以上経験のある医師（N=512）を対象に，2011年に郵送による無記名アンケート調査が行われた。この調査は日本に RLAI が導入された数年後の時点で行われ，当時はまだ PP や AOM は導入されていなかったことに注意が必要である。

　調査は LAI への否定的構え調査と LAI 治療状況調査であった。LAI の否定的構え調査は，前述した Heres らがドイツで精神科医に対して行った調査[19]を日本語に翻訳したものであり，精神科医が LAI 処方を選択する際にそれをためらう要因についての調査である。各調査項目は第一世代 LAI と第二世代 LAI それぞれについて行われた。そして各項目について，「まったくそう思わない」「あまりそう思わない」「ときどきそう思う」「ほほそう思う」「強くそう思う」の5段階で評価し，それぞれ1～5点を配点して点数化した。したがってこの調査で点数が高いということは，その項目のために LAI をためらう程度がより強いことを示している。

　LAI への否定的構え調査は，ドイツでの調査結果が公表されており[19]，精神科医が LAI 使用をためらう要因の日独比較が行われた。表4-3に対象となった精神科医の背景を示してあるが，ほぼ同等の対象例にアンケートが行われたことがわかる。日独に共通した LAI への否定的構えに関する要因は，初回エピソード患者への投与，患者の受け入れへの懸念，経口薬でも十分なコンプライアンスがあるとの思い込みであった。日本の精神科医がドイツの精神科医と比較して第二世代 LAI についての否定的構えが有意に強い項目は，図4-8に示したように「使用経験が少ない」「切り替えが複雑」「最初に勧めなかった」「副作用が多い」「痛みが心配」「薬価が高い」「初発に使用しない」の7項目であった。そして日独で平均点で1点以上の違いがあった

表 4-3　LAI への否定的構え調査の対象

	日本	ドイツ
調査年	2011	2005
非定型デポ剤の導入年	2009	2002
対象者数	512	246
男性割合(%)	80	66.1
年齢	男性 46.9 ± 11.4 女性 41.0 ± 8.9	男性 48.7 ± 7.4 女性 46.7 ± 7.8
精神科経験年数	18.01 ± 11.52	18.07 ± 7.7

藤井康男，岩田仲生，高橋清久，他：精神科医のデポ剤への構え，治療状況についての大規模アンケート調査－日独比較結果を中心に．臨床精神薬理，15；797-810, 2012.

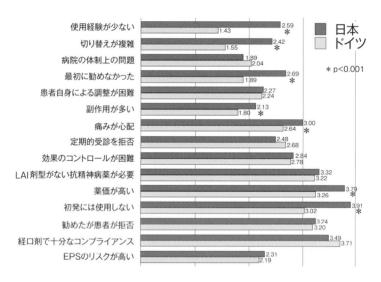

図 4-8　第 2 世代 LAI への否定的構えについての平均点の比較

のは「使用経験が少ない」であり，ドイツの精神科医と比較して日本の精神科医は LAI の使用経験の少なさをより強く自覚していて，この点が切り替え方法への懸念や患者への推奨，初回エピソード患者への使用などに影響している可能性があった。

　LAI 治療状況調査は日本での LAI 治療状況に関する 17 項目についての調

第4章　持効性注射製剤の患者・医師への調査と導入時に心がけるべきポイント　95

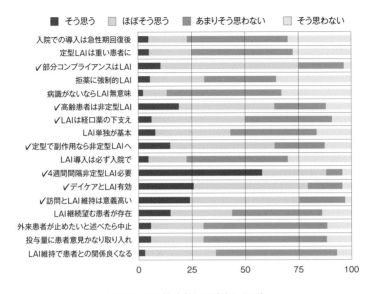

図 4-9　LAI 治療状況調査（N=468）

査であり，こららは LAI の適応，処方の方法，治療組み合わせ，患者との関係の4つに分類される。そして各項目は，「そう思わない/そうしていない」「あまりそう思わない/あまりそうしていない」「ほぼそう思う/ほぼそうしている」「そう思う/そうしている」の4段階で評価され，それぞれに1～4点が配点された。したがってこの調査での点数が高いということは，その項目についてより肯定的であることを示している。さらに LAI 治療状況調査において，LAI を患者に積極的に勧めるかどうかについても調査が行われた。図 4-9 に示したように，LAI 治療状況調査では，「部分コンプライアンスは LAI」「4 週間間隔第二世代 LAI 必要」「デイケアと LAI 有効」「訪問と LAI 維持は意義高い」の4項目について75％以上の精神科医が賛成していた。また LAI を積極的に患者に推奨する精神科医は，そうでない精神科医と比べて，LAI と心理社会的治療・援助との組み合わせをより重要視している傾向が明らかになった。

96 I. 持効性注射製剤治療 総論

表4-4 LAI導入時に心がけるべきポイント

1. 受け入れられないという思い込みから抜け出す
2. 過度に楽観的なアドヒアランス予測を排する
3. LAI恐怖症に陥らない
4. 偏見を乗り越える
5. 説得力ある説明
6. 患者のLAI体験を大切にする
7. 強制性に十分注意する
8. どの段階でLAIを導入すべきかをよく考える
9. 心理社会治療・支援と併せてチーム治療の中でLAI導入を行う
10. 知識向上と臨床研修の充実

III. LAI導入に際して心がけるべきポイント

これまでに，LAIについての患者と精神科医の調査結果についてまとめたが，これらを基礎にして，LAIの導入を前にして心がけるべきポイントを表4-4に示した。

1. 受け入れられないという思い込みから抜け出す

英国の精神科医はLAIは患者や家族の受け入れがよくないと思い込んでおり[33]，ドイツの精神科医でも多くが「LAIを薦めても患者が拒否する」という印象をある程度以上もっている[19]。わが国の精神科医の調査でも「すすめても患者が拒否する」と考えていることがドイツの精神科医と同様に多い。元々，わが国ではLAIを入院治療で拒薬などに対して用いてきた[26, 27]ことから，「患者はLAIを嫌がるに違いない」との思い込みが治療現場で多いと推定される。精神科医は患者がLAIを嫌がると過剰に思い込みすぎているために（あるいはそれを言い訳にして），LAIの使用をためらうとも考えられている[33, 36]。

ところがLAI投与中の患者でのLAI受け入れ率は中央値で60%（23〜93%）であり，退院直前の統合失調症患者でも40%の受け入れ率があり，さらにLAI投与経験のない患者で23.4%，統合失調症と診断されて3年以内

第4章　持効性注射製剤の患者・医師への調査と導入時に心がけるべきポイント　97

の症例でも 34.5％が LAI を受け入れる可能性がある[17]。すなわち統合失調症患者は，精神科医が思っているほど LAI を嫌がってはいないことに注目すべきである。

　大規模な調査結果からみた LAI によって治療されている統合失調症患者の割合は 20 〜 30％である[2, 4, 16, 22, 23, 45]。日本での調査は山梨県立北病院におけるものであるが，RLAI 導入直前で 14％，2016 年の調査では 16.6％となっている。山梨県立北病院は LAI の使用頻度が高い病院であるので，日本全体では外来維持に LAI を継続的に用いている患者はこれよりもかなり少ないと考えられる。したがって，日本の多くの臨床現場では LAI による外来維持について，さらに多くの可能性が残されていることは間違いない。

2. 過度に楽観的なアドヒアランス予測を排する

　精神科医は統合失調症の維持治療では服薬アドヒアランスの問題が生じやすいことは理解していても，自分の患者については，服薬アドヒアランスを過大に見積もり，チェックが甘いことが知られている[15, 18]。多くの精神科医は，経口薬で服薬アドヒアランスが保たれるので，LAI は必要ないと考えがちである[19]。Hamann らの調査[15]でも患者の服薬アドヒアランスをチェックする必要性はないと評価した精神科医は LAI を推奨しないとの結果が得られている。わが国の調査でも，経口薬でも十分な服薬アドヒアランスがあると考えている精神科医が多いことがわかる[12]。このような意識をもちやすいのは，通院して服薬してくれる患者だけを診療しているので，そこから抜け落ちていった患者のことを意識していないためかもしれない。

　第二世代抗精神病薬が主流になってから特に，これでアドヒアランスが改善するので LAI などは必要ないという思い込みが生じやすくなった。しかし第二世代抗精神病薬で維持治療して 1 年後で服薬アドヒアランスが保たれているのは 50％を少し超える程度[3, 6]であり，これは第一世代抗精神病薬の場合と大きな差異がないことがわかっている。服薬アドヒアランスは複雑な問題で[8]LAI にすれば解決するというようなものではない。しかし，第二世代抗精神病薬の治療継続率についての過度な楽観主義は現実を見誤っていることになる。

3. LAI 恐怖症に陥らない

　LAI の副作用について，精神科医が抱く恐怖症的な恐れは，なにも日本の精神科医だけのものではない[13, 34]。特に悪性症候群や重症の錐体外路症状の発現，遅発性ジスキネジアのリスク増大がそのテーマになることが多かった。第一世代 LAI 処方を精神科医がためらう主要な要因の一つは，「錐体外路症状の恐れ」であった[19]。第二世代 LAI が導入されてから，このような傾向は薄まったようにもみえたが，ゼプリオンの市販直後調査による死亡例がマスコミ報道されてから，再び LAI は危険な薬剤で使わないほうが無難だという思い込みが再び広まったように思える。

　複数のメタ解析で，LAI と経口抗精神病薬のリスクは同等であり，死亡例についても LAI が多いことはないことが明らかになっている[28, 30, 32]。第 9 章にまとめてあるようにゼプリオンの市販後調査結果からも，ゼプリオンはインヴェガと死亡リスクは差異がないことが明らかになっている[43]。LAI のメリットとデメリットをよく理解した上で，第 3 章でまとめたように，これが必要と想定される症例には，明確な決断と慎重な配慮の下に，導入を検討すべきである。

4. 偏見を乗り越える

　精神科医は LAI を投与されている患者に，一種の差別感情を意識的あるいは無意識のうちに抱くことがある[13]。精神科医の調査でも LAI を使用している患者は偏見をもたれやすいという結果が得られている[33]。米国では，第一世代 LAI は白人よりも非白人によく使われていて，逆に，第二世代経口抗精神病薬は白人によく用いられているという報告もある[4, 42]。患者自身も他の LAI の投与を受けている他の患者に関して，差別感情を抱くこともあることが知られている[37]。

　LAI を受けている患者への差別的な思い込みは，例えば「LAI を受けている患者は自分で服薬できない患者だ」「他害行為などの問題を繰り返した良くない患者だから LAI をやっている」「LAI などやられている患者は重症にちがいない」「LAI を受けているということは病識がない証拠だ」「LAI をしている患者と，LAI の投与量について話し合うことなど意味がない」

などが代表的であろう。このような偏見は，LAI の適応を見誤ったり，矮小化してしまう。

　ドイツの精神科医についての Heres ら[18]の調査では，「過去に他者への危険性がある」「過去に服薬中断がある」「過去に自殺の恐れがある」「過去に再発がある」などのこれまで考えられていた LAI への推奨だけでなく，「病気についてよく知識を得ている」「高い教育レベル」「抗精神病薬治療について心を開いている」「高いレベルの病識」「良好な治療的同盟関係」「治療選択に高いレベルで関与」などこれまで LAI の適応とは考えにくかった患者層について，LAI を推奨している。後者の推奨が，第二世代 LAI の出現で変化した点なのかどうかわからないが，このような考え方は，LAI による維持治療について患者自身が十分納得した上で，治療者・患者の協同作業としてこれが成り立つ可能性を提示しており，今後われわれが目指すべき方向性の一つであろう。

5. 説得力ある説明

　治療者は自らの知識や臨床経験に基づいて，自信を持って患者に LAI について説明をして，受け入れてもらう努力をしていかなければならない。治療者サイドの LAI に対する自信のなさや否定的態度は，すぐ患者に伝わり，患者の LAI の受け入れを妨げる要因になることが指摘されている[13]。

　LAI を用いることは，その患者の治療や支援に，さらに一歩前に踏み出すことを意味するし，主治医だけでなく治療チームとして LAI も用いてできるだけのことをやりたいとする意志を患者や家族に伝えることが重要である。このような中で，患者と治療チームの相互作用が促進され，その患者が心理社会的サポートを得られる機会が増加し[31]，これらが良い回転をしていく中で，患者の社会生活が安定し，向上していくのである。

　もちろん，LAI は経口抗精神病薬よりもいっそう徹底して薬物についての説明や治療教育を行わなければならない。患者側はもっと副作用や作用機序や治療期間などについての情報がほしいと考えており，これは LAI の特性からも当然のことであろう。新たな LAI の導入に際して，さらに工夫した患者や家族への治療教育技法や資材開発に時間をかけるべきである。そし

て，もし 3 カ月製剤が導入されるとしたら，この点はいっそうの配慮が必要と考える。これらについては第 5 章，第 6 章に記載してある。

6. 患者の LAI 体験を大切にする

　その患者の過去に LAI 治療を受けていた体験があったとしたら，それをよく聞いて参考にするべきである。Heres ら[17]が述べているように，LAI の治療経験は，その受け入れを増加させ，その利点の自覚にプラスになる可能性がある。一方で，Patel ら[37]が述べているように過去に LAI が投与されている場合に，LAI のネガティブな評価が継承されている場合もある。これらの点は LAI を再開しようとする際に特に注意すべきであろう。言い換えれば，LAI の導入に際して，好ましくない体験を避け，ポジティブな印象をもってもらうことが鍵である。それだけに，LAI の最初の注射後の対応が極めて重要となる。

　また，患者は外来維持での簡便さを LAI のメリットとして自覚している場合が多いことにも注目すべきである[17, 38, 44]。患者が服薬を続けられない理由の一つに，毎日の服薬，薬の管理などの面倒なことを行いたくない（あるいは行えない）という点があることは間違いない。数週間に 1 回の注射だけですむことは大きなメリットになる。もちろん，このような LAI のメリットを生かすには，LAI 単独治療を心がけることが大切なのだが，それだけでなく，患者が来院し診察を受け注射をして支払いをして帰るまでのプロセスを病院側が整備して，待ち時間を最小化するように工夫しなければならない。

　LAI の投与を受けると同時に，医師や看護師などに接触でき，相談できる点も含めてポジティブに受け取っていることも多い。お茶などを飲みながらスタッフと話し合う機会があるようなデポ剤クリニックはよく欧米では存在している。スタッフと様々な要望を自由に述べられる雰囲気，スタッフが患者の健康についての幅広い評価を行っていることなどがとくに大切である[40, 41]。そのような中で，患者自身の LAI についての自覚的薬物体験を定期的に聞き，臨床の参考にすべきである。睡眠や精神症状の改善など，LAI に対して様々なポジティブな印象をもっていることも多い。ぜひ LAI を続けたいという希望や意見をよく聞く。「患者自身は LAI を嫌っているのでは

第4章　持効性注射製剤の患者・医師への調査と導入時に心がけるべきポイント　101

ないか，注射は嫌に決まっている」という固定観念を脱して，患者自身の意見を素直に聞くことがなによりも大切である。

7．強制性に十分注意する

　19 ～ 47%程度の患者では，特に LAI 開始初期に強制性を感じ[17, 35]，このような体験はその継続にマイナスになるかもしれないという点には，十分な注意が必要になる。LAI の最初の導入過程は，もっとも気を遣うべきポイントである。この過程で，強制されたという意識を患者に持たれないように注意することはもっとも大切である。第一世代 LAI ではかならず少量の test dose を行い，副作用や注射部位反応について検討しながら，患者や家族に LAI の名前や効果・副作用について説明し，通院治療で継続して再発を防止するために用いることを理解してもらうことが大切である。第二世代 LAI では最初の投与から最大用量を投与することになっているので，同種の経口抗精神病薬による有効性，忍容性の検証を行い，説明をした上で投与開始しなければならない。特に導入過程が難しい症例では，例えば PP の場合でも導入レジメンをせずに，少量から開始する選択肢もある。この点に関しては第8章に記載してある。

　日本の精神科医は，かつて LAI を拒薬への対応に用いてきた歴史がある。治療内容の説明なしに，場合によったら強制的な投与がなされていたこともあっただろう。このような中で，LAI へのネガティブな体験をその患者がすると，外来維持治療に LAI を使用するという選択肢が完全に失われるかもしれない[20]。明確な強制投与ではなくても，暗に圧力を加えられて LAI を投与されたと感じている患者は少なくない。ためらう患者を説得するのに，どの程度の推奨や後押しをしてもいいのかは悩ましい点である。とくに病識が十分認められない患者への LAI 導入で問題となる点であり，この点は第5章を参考にしていただきたい。

8．どの段階で LAI を導入すべきかをよく考える

　この問題に対して検討すべき点は，2つある。まず，その症例への長期間の抗精神病薬維持療法の必要性がどの程度確実に判定されているかである。

抗精神病薬を中断しての再発が何回も繰り返されていれば，この点は確実になる。初回エピソードの症例であっても，抗精神病薬治療によって陽性症状が十分に改善せず，これが継続している期間が年余にわたるような症例は，抗精神病薬治療をやめるわけにいかないのだから，LAI導入を検討してよい。一方で，初回エピソードで寛解状態が得られた症例について，一定期間維持治療をする必要がある場合に，この段階でLAIを導入するという方法については，まだ十分なコンセンサスが得られていない。初回エピソード患者にLAIを用いるとした精神科医はスイスの調査では10%未満[24]，英国の最近の調査でも38%[36]となっており，この点について慎重な精神科医はなお多いと思われる。日本の精神科医の調査でも，「初発に使用しない」との返答が多く，ドイツの精神科医の返答よりもこの傾向はより強かった。また第3章にまとめたLAI非選択に関連する7要因（p.58）の中にも「初回エピソード／病初期」が入っている。初回エピソード患者に対するLAIについては第13章に詳細にまとめてあるのでこれを参照していただきたい。

　第二には，第3章に記載してあるLAI治療の選択に関連する9要因（p.54）を考慮することが大切である。これらの要因がある（あるいは重なる）症例には，それだけ早くLAIを導入すべきだろう。

　経口抗精神病薬治療群とLAI治療群を比較検討した欧州のいくつかの調査[17, 21, 37]でも，LAI治療群のほうが平均年齢が高く，抗精神病薬治療期間や罹病期間が長く，入院回数が多い。Heresらのドイツの精神科医に対する調査では，「LAIを最初の再発時に選択する」という意見と，「4回目の再発でLAIを選択する」という意見を比べると，後者への賛同が有意に多かった[18]。このように，LAIの導入は何回かの再発後に行うべきだという意見は，これまで一般的であった[10]。しかし，再発を繰り返すと，統合失調症症状がその度に進行し，精神的にも社会的にも患者自身やその周囲に深刻な悪影響が生じてしまう可能性も高まる。初回エピソード患者でも，病状が遷延して，陽性症状などが残存していて，病識欠如を認めたり，治療継続の意識が乏しい場合は，LAIの導入を当然考えるべきである。一方で，もっとも望ましい維持治療方法を見出すまでには，主治医や患者それぞれに長い試行錯誤が必要な場合もある。そのような過程の中で，抗精神病薬への反応性や

第4章　持効性注射製剤の患者・医師への調査と導入時に心がけるべきポイント　103

副作用が明らかになり，主治医も患者も納得の上で LAI の導入に踏み切る
ほうがよいこともある。

9. 心理社会治療・支援と併せてチーム治療の中で LAI 導入を行う

　第3章にまとめたように，LAI などによる確実な抗精神病薬治療と心理
社会治療の併用によって相乗的な再発防止効果が認められる。隠れたノンコ
ンプライアンスを排し，確実な抗精神病薬投与が保証されていて初めて，
様々な心理社会治療・支援が可能となるという点は重要である。そしてチー
ム治療の中で LAI を選択することは，その患者の治療や支援に一歩前に踏
み出すことを意味し，患者と治療チームの相互作用が促進され，心理社会的
サポートを得られる機会が増加することにもつながる。さらに LAI を継続
させ，その効果や副作用を正確に評価するためにも心理社会治療・支援との
組み合わせが必須である。

　わが国の精神科医の調査でも「デイケアと LAI 有効」「訪問と LAI 維持
は意義高い」などの項目について，75％以上の精神科医が賛成しているこ
と，LAI を積極的に推奨する精神科医は，そうでない精神科医と比べて，
LAI と心理社会的治療・援助との組み合わせをより重要視している傾向が
あることが明らかになった[12]。

　LAI 治療の先達者の一人である Johnson は「LAI は組織化された精神科
チームの中で使用することによってのみ成功する」と述べているが[25]，この
点はいつも心がけておくべきポイントである。

10. 知識向上と臨床研修の充実

　わが国の精神科の医学教育や臨床研修の中で，統合失調症維持治療につい
て熱心に取り上げているという話はあまり聞かない。特に LAI による維持
治療についての正しい知識を得る機会は若手の精神科医にほとんどなかった
のではないだろうか。ドイツの調査でも，50歳以上の精神科医は LAI を比
較的よく使うが，それより若手の精神科医は少なく，これは最近の15年の
研修プログラムが変化したためではないかと言われている[19]。LAI について
の知識の多さと LAI についての前向きな構えには有意な正の相関があり，

104 Ⅰ. 持効性注射製剤治療 総論

さらに患者にLAIを使うことが多い医師では患者中心のLAI治療への構え
をとっている場合が多いという結果[33]からも，LAIについての正しい知識を
習得し，患者中心の医療を行う中で，多くのLAI維持治療の経験を実地で
積むことの大切さがわかる。今後，精神科医の臨床研修の中で身につけるべ
き必須項目として，LAIによる維持治療を取り上げるべきであり，本書も
そのために役立つものと考えている。

■ 引用文献

1) Anderson, D., A. Leadbetter, and B. Williams : In defence of the depot clinic. The consumers' opinion. Psychiatr. Bull., 13 ; 177-179, 1989.
2) Barnes, T.R., A. Shingleton-Smith, and C. Paton : Antipsychotic long-acting injections : prescribing practice in the UK. Br. J. Psychiatry, Suppl 52 ; S37-S42, 2009.
3) Cooper, D., J. Moisan, and J.P. Gregoire : Adherence to atypical antipsychotic treatment among newly treated patients : A population-based study in schizophrenia. J. Clin. Psychiatry, 68 ; 818-825, 2007.
4) Covell, N.H., C.T. Jackson, A.C. Evans, et al. : Antipsychotic prescribing practices in Connecticut's public mental health system : rates of changing medications and prescribing styles. Schizophr. Bull., 28 ; 17-29, 2002.
5) Desai, N.M., Z. Hug, S.D. Martin, et al. : Switching from depot antipsychotics to risperidone: results of a study of chronic schizophrenia. Adv. Ther., 16 ; 78-88, 1999.
6) Dolder, C.F., J.P. Lacro, L.B. Dunn, et al. : Antipsychotic medication adherence : is there a difference between typical and atypical agents ? Am. J. Psychiatry, 159 ; 103-108, 2002.
7) Eastwood, N. and R. Puch : Long-term medication in depot clinics and patients' rights : an issue for assertive outreach. Psychiatr. Bull., 21 ; 273-275, 1997.
8) Fleischhacker, W.W., M.A. Oehl, and M. Hummer : Factors influencing compliance in schizophrenia patients. J. Clin. Psychiatry, 64(suppl 16); 10-13, 2003.
9) 藤井康男，宮田量治，宇田川雅彦 他：分裂病患者のデポ剤への認識度と自己治療意識 ― 山梨県立北病院外来デポ剤維持例への調査から．第89回日本精神神経学会総会，1993.
10) 藤井康男：治療の基本と応用．藤井康男，功刀弘 編：デポ剤による精神科治療技法のすべて，星和書店，東京，p.41-71, 1995.
11) 藤井康男：患者自身のデポ剤治療受け入れと精神科医の役割．臨床精神薬理，12；1059-1073, 2009.
12) 藤井康男，岩田伸生，高橋清久 他：精神科医のデポ剤への構え，治療状況についての大規模アンケート調査 ― 日独比較結果を中心に．臨床精神薬理，15；797-810, 2012.
13) Glazer, W.M. and J.M. Kane : Depot neuroleptic therapy : An underutilized treatment option. J. Clin. Psychiatry, 53 ; 426-433, 1992.
14) Goldbeck, R., S. Tomlinson, and J. Bouch : Patients' knowledge and views of their

第4章　持効性注射製剤の患者・医師への調査と導入時に心がけるべきポイント　105

depot neuroleptic medication. Psychiatr. Bull., 23 ; 467-470, 1999.

15) Hamann, J., R. Mendel, S. Heres, et al. : How much more effective do depot antipsychotics have to be compared to oral antipsychotics before they are prescribed? Eur. Neuropsychopharmacol., 20(4); 276-279, 2010.

16) Hanssens, L., M. De Hert, M. Wampers, et al. : Pharmacological treatment of ambulatory schizophrenic patients in Belgium. Clin. Pract. Epidemiol. Ment. Health, 2 ; 11, 2006.

17) Heres, S., F.S. Schmitz, S. Leucht, et al. : The attitude of patients towards antipsychotic depot treatment. Int. Clin. Psychopharmacol., 22(5); 275-282, 2007.

18) Heres, S., J. Hamann, R. Mendel, et al. : Identifying the profile of optimal candidates for antipsychotic depot therapy A cluster analysis. Prog. Neuropsychopharmacol. Biol. Psychiatry, 32 ; 1987-1993, 2008.

19) Heres, S., J. Hamann, W. Kissling, et al. : Attitudes of psychiatrists toward antipsychotic depot medication. J. Clin. Psychiatry, 67(12); 1948-1953, 2006.

20) 広田和子：ユーザーの視点からインフォームド・コンセントを考える．松下正明 他編：インフォームド・コンセントガイダンス — 精神科治療編，先端医学社，東京，p.39-56, 1999.

21) Hoencamp, E., H. Knegtering, J.J. Kooy, et al. : Patient requests and attitude towards neuroleptics. Nord. J. Psychiatry, 49(suppl 35); 47-55, 1995.

22) Humberstone, V., A. Wheeler, and T. Lambert : An audit of outpatient antipsychotic usage in the three health sectors of Auckland, New Zealand. Aust. N. Z. J. Psychiatry, 38(4); 240-245, 2004.

23) Jablensky, A., J. McGrath, H. Herrman, et al. : Psychotic disorders in urban areas: an overview of the Study on Low Prevalence Disorders. Aust. N. Z. J. Psychiatry, 34(2); 221-236, 2000.

24) Jaeger, M. and W. Rossler : Attitudes towards long-acting depot antipsychotics : a survey of patients, relatives and psychiatrists. Psychiatry Res., 175(1-2); 58-62, 2010.

25) Johnson, D.A. : Historical perspective on antipsychotic long-acting injections. Br. J. Psychiatry, Suppl. 52 ; S7-S12, 2009.

26) 上島国利，椎名健一，林光輝 他：向精神薬非経口投与の現況と問題点．精神経誌，88 ; 952-960, 1986.

27) 金子仁郎，谷向弘，乾正：持続性強力安定剤の臨床的有用性に関する研究．臨床薬療基金年報，4 ; 173-179, 1972.

28) Kishi, T., K. Oya, and N. Iwata : Long-acting injectable antipsychotics for prevention of relapse in bipolar disorder : A systematic review and meta-analyses of randomized controlled trials. Int. J. Neuropsychopharmacol., 19(9); pii : pyw038, 2016.

29) Larsen, E.B. and J. Gerlach : Subjective experience of treatment, side-effects, mental state and quality of life in chronic schizophrenic out-patients treated with depot neuroleptics. Acta. Psychiatr. Scand., 93 ; 381-388, 1996.

30) Misawa, F., T. Kishimoto, K. Hagi, et al. : Safety and tolerability of long-acting injectable versus oral antipsychotics : A meta-analysis of randomized controlled studies comparing the same antipsychotics. Schizophr. Res., 176(2-3); 220-230, 2016.

31) Nasrallah, H.A. : The case for long-acting antipsychotic agents in the post-CATIE era. Acta. Psychiatr. Scand., 115(4); 260-267, 2007.

32) Ostuzzi, G., I. Bighelli, R. So, et al. : Does formulation matter? A systematic review and meta-analysis of oral versus long-acting antipsychotic studies. Schizophr. Res., 183 ; 10-21. 2017.

33) Patel, M.X., V. Nikolaou, and A.S. David : Psychiatrists' attitudes to maintenance

medication for patients with schizophrenia. Psychol. Med., 33 ; 83-89, 2003.

34) Patel, M.X. and A.S. David : Why aren't depot antipsychotics prescribed more often and what can be done about it ? Adv. Psychiat. Treatment, 11 ; 203-213, 2005.

35) Patel, M.X., N. de Zoysa, M. Bernadt, et al. : Are depot antipsychotics more coercive than tablets? The patient's perspective. J. Psychopharmacol., 24(10); 1483-1489, 2010.

36) Patel, M.X., P.M. Haddad, I.B. Chaudhry, et al. : Psychiatrists' use, knowledge and attitudes to first- and second-generation antipsychotic long-acting injections: comparisons over 5 years. J. Psychopharmacol., 24(10); 1473-1482, 2010.

37) Patel, M.X., N. de Zoysa, M. Bernadt, et al. : A cross-sectional study of patients' perspectives on adherence to antipsychotic medication: depot versus oral. J. Clin. Psychiatry, 69(10); 1548-1556, 2008.

38) Pereira, S. and R. Pinto : A survey of the attitudes of chronic psychiatric patients living in the community toward their medication. Acta. Psychiatr. Scand., 95 ; 464-468, 1997.

39) Singh, Y., G. Hughes, and S.E. Goh : Depot clinic : consumers' viewpoint. Psychiat. Bull., 19 ; 728-730, 1995.

40) Svedberg, B., T. Hallstrom, and K. Lutzen : The morality of treating patients with depot neuroleptics: the experience of community psychiatric nurses. Nurs. Ethics, 7 ; 35-46, 2000.

41) Svedberg, B. and K. Lutzen : Psychiatric nurses' attitudes towards patient autonomy in depot clinics. J. Adv. Nurs., 35(4); 607-615, 2001.

42) Valenstein, M., L.A. Copeland, R. Owen, et al. : Adherance assessments and the use of depot antipsychotics in patients with schizophrenia. J. Clin. Psychiatry, 62 ; 545-551, 2001.

43) 若松昭秀, 今井景了, 藤間時了 他 : Paliperidone palmitateの統合失調症患者におけ る12カ月間の製造販売後調査結果. 臨床精神薬理, 20 ; 1335-1349, 2017.

44) Wistedt, B. : How does the psychiatric patient feel about depot treatment, compulsion or help ? Nord. J. Psychiatry, 49(suppl 35); 41-46, 1995.

45) Xiang, Y.T., Y.Z. Weng, C.M. Leung, et al. : Clnical and social determinants of use of depot antipsychotics for patients with schizophrenia in Hong Kong. Hong Kong J. Psychiatry, 16 ; 71-75, 2006.

第5章

病識が十分でない患者への
持効性注射製剤導入と継続

八重樫穂高

I. はじめに

　統合失調症治療における抗精神病薬の有効性や再発防止効果には揺るぎないエビデンスが存在する。しかし，多くの患者では薬物治療を継続できずに，これらが損なわれてしまっている。精神科領域での部分的もしくはノンアドヒアランスの割合は他科よりも高いとされており，特に精神病圏で最も高い[11]。部分的もしくはノンアドヒアランスの結果として症状の再発・再燃のリスクが高まり，入院，社会生活への悪影響，自傷他害行為，さらには死亡リスクの上昇といった問題が生じる[12, 24]。つまり，アドヒアランス問題の解決は統合失調症患者の死亡を減らす手段の一つでもある。そして，アドヒアランス不良を引き起こす主要な原因の一つこそが病識の乏しさである[25, 40]。

　この問題に対応する重要な戦略として，持効性注射製剤 (long-acting injection : LAI) がある。従来からの LAI の適応は病識に乏しく，再発・再燃を繰り返している慢性統合失調症患者であったが，近年は初回エピソードも含めたより早い段階での導入を検討すべきとの意見もある[8, 22, 23, 45, 52]。もちろん LAI を導入しただけで病識が改善したり，患者が治療に積極的になるわけではなく，治療アドヒアランス向上への介入が併せて必要な場合が多い。これには compliance therapy や adherence therapy などがあり[21, 26]，この分野は重要であるが本邦ではまだあまり注目されていない。これらの介

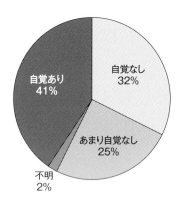

図 5-1　統合失調症患者の病気への自覚

Amador, X. F., Flaum, M., Andreasen, N. C., et al. : Awareness of illness in schizophrenia and schizoaffective and mood disorders. Arch. Gen. Psychiatry, 51 ; 826-836, 1994.

入法は動機づけ面接法や認知行動療法に基づいており，医師だけでなく，看護などの医療スタッフへの教育や研修を通じて，チームで取り組むことが可能となる。本章ではアドヒアランスへの介入方法に触れつつ，われわれが現在取り組んでいる LEAP という精神病患者と信頼関係を築くためのコミュニケーション技法[1]や，それをもとに開発された GAIN[50] という LAI の受け入れを達成するための構造化された面接法を紹介する。

II．病識と治療継続

統合失調症患者の 57.4% に中等度から重度の病識欠如が認められるとの調査がある（図 5-1）[2]。統合失調症患者自身の疾患に対する意識は多種多様であり，「ある」「なし」ではなく，それがそのまま患者の治療アドヒアランスを予測するものとも言えない[30]。病識が乏しい患者は，治療を中断しやすいが，病気だと思っていない患者が長期に渡って外来通院を継続しているということもよくある。これらの点を理解するために，David は，図 5-2 に示すように「病気に気づいているか」「精神病体験を正確に区分けできるか」「治療コンプライアンス」という 3 つの主要構成要素を提案している[13, 18]。

病識の乏しさの原因の一つとして心理的な防衛，教育不足などが考えられ

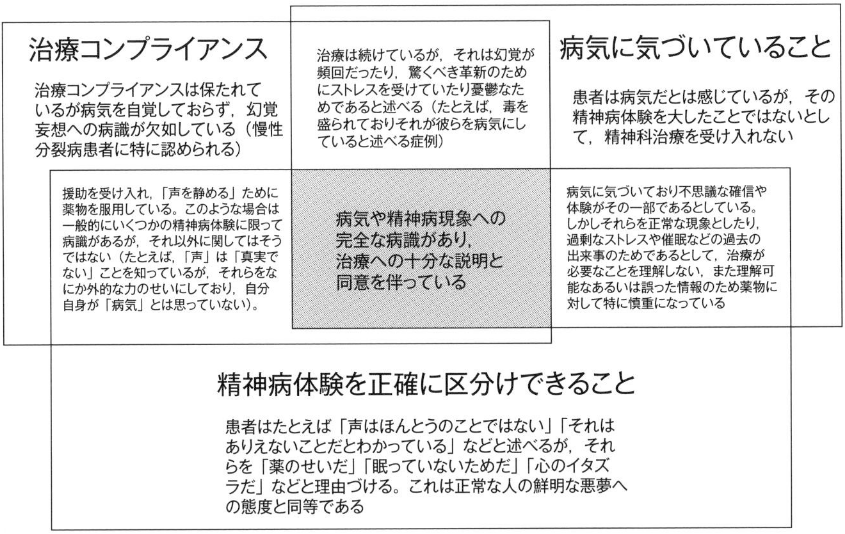

第5章　病識が十分でない患者への持効性注射製剤導入と継続　109

治療コンプライアンス

治療コンプライアンスは保たれているが病気を自覚しておらず，幻覚妄想への病識が欠如している（慢性分裂病患者に特に認められる）

援助を受け入れ，「声を静める」ために薬物を服用している。このような場合は一般的にいくつかの精神病体験に限って病識があるが，それ以外に関してはそうではない（たとえば，「声」は「真実でない」ことを知っているが，それらをなにか外的な力のせいにしており，自分自身が「病気」とは思っていない）。

治療は続けているが，それは幻覚が頻回だったり，驚くべき革新のためにストレスを受けていたり憂鬱なためであると述べる（たとえば，毒を盛られておりそれが彼らを病気にしていると述べる症例）

病気や精神病現象への完全な病識があり，治療への十分な説明と同意を伴っている

病気に気づいていること

患者は病気だとは感じているが，その精神病体験を大したことではないとして，精神科治療を受け入れない

病気に気づいており不思議な確信や体験がその一部であるとしている。しかしそれらを正常な現象としたり，過剰なストレスや催眠などの過去の出来事のためであるとして，治療が必要なことを理解しない，また理解可能なあるいは誤った情報のため薬物に対して特に慎重になっている

精神病体験を正確に区分けできること

患者はたとえば「声はほんとうのことではない」「それはありえないことだとわかっている」などと述べるが，それらを「薬のせいだ」「眠っていないためだ」「心のイタズラだ」などと理由づける。これは正常な人の鮮明な悪夢への態度と同等である

図5-2　病識に関する主要コンポーネントを示したダイアグラム

David, A.S. : Insight and psychosis. Br. J. Psychiatry, 156 ; 798-808, 1990.
藤井康男：デポ剤と薬物コンプライアンス．精神科治療学，11 ; 3-11, 1996.

てきた。しかし，近年，精神医学においても脳科学的検討が進んでくるにつれて，病識の乏しさと脳の神経生物学的異常との関連に注目が集まっている[49]。Diagnostic and Statistics Manual of Mental Disorders fifth edition（DSM-5）の統合失調症スペクトラム障害に関する箇所には，「統合失調症患者の病識の乏しさは，心理的な防衛などではなく，脳器質的な障害に基づいており，それ自体が疾患の症状の1つである」と記載されている[4]。病気の説明がされていなくて，病識をもてない患者も存在するであろうが，いくら病気についてわかりやすく繰り返し説明し，説得しても，それを受け入れない患者が存在し，その背景には脳器質的問題があるだろう。

　治療の効果により病識は多少変化することはあるものの，病識欠如はしばしば慢性的に継続することが知られている[32]。そして，病識は，その患者の精神病症状の重症度とは関係なく，はじめから病識に乏しいものは乏しいまま経過することが多い。急性期治療が一段落したところで，「私はやはり精神的な病気だと思うし，治療が必要なのはわかっています」とその患者が述

110 I. 持効性注射製剤治療 総論

べたとしても，それが真の病識によるものかどうかはわからない。できるだ
け早く退院したい，これ以上薬を増やされたくない，といった気持ちから，
あえて医療者が好むような返答をしていることもあり，退院すると治療中断
を繰り返す場合もある。

　このような統合失調症の疾患特性を知っておくことは，患者との関係性
を構築する上でもとても重要である。例えば，患者の家族や関係者だけで
なく，医療従事者の中にさえ，「私は病気じゃない」と言う患者本人に対し
て，「これだけ言ってもわからないのか」「いつまで否認するつもりなんだ」
「これだけ何回も，病気を繰り返しているのに，なぜ治療が必要だとわから
ないんだ」などと陰性感情を抱いてしまう場合も少なくない。しかし，その
ような否認そのものが病気の症状だということが理解できれば，患者との接
し方を変えることができるかもしれない[1]。

III. 治療アドヒアランスへの介入

　治療アドヒアランスの問題は精神科だけではなく，同じような状況がほと
んどの医療現場にあり，慢性疾患では特にその傾向が目立っている。医療全
体ではノンアドヒアランスは 20 ～ 50% になるとされている。1990 年から
2005 年までの間に，この問題を解決するための介入に関したシステマティッ
クレビューが 38 本あり，それらのレビューがさらに行われている[47]。

　では，その結果はどうなっているのだろうか。単純な方法（処方の単純化
やなんらかの報酬など）では，短期的にはアドヒアランスの改善が認められ
るものの，それが長期に続くかどうかに関しては楽観できない。このような
簡潔なものから，認知行動療法のような複雑なものまで様々な方法が試され
ているが，そのほとんどでは，はじめのうちはある程度はうまくいくが，長
続きしないのである。一方で，そうした介入によって，特に悪影響は認めら
れない[14]。

　治療アドヒアランスの向上に関して，患者自身の動機づけが重要であるこ
とは以前から指摘されていた。Zygmunt ら[53]によれば，臨床現場では治療
教育に基づいたさまざまな介入や家族療法が一般的となっているが，治療ア

第5章　病識が十分でない患者への持効性注射製剤導入と継続　111

ドヒアランスの改善には十分な効果がみられなかった。一方で，動機づけの
技法を伴ったプログラムでは共通してかなりの効果が認められている。

　動機づけの技法として代表的なのは Miller と Rollnick による Motiva-
tional Interviewing（動機づけ面接法）[35, 36]である。動機づけ面接法はもとも
とアルコール依存症の治療として開発されたが，現在は嗜癖問題だけでな
く，生活習慣への介入をはじめ，糖尿病や HIV，スクリーニング検査など
さまざまな疾患や臨床場面で応用されている[10, 16, 41, 44]。その有用性に関する
報告は多数あり，精神病患者を対象とした研究も発表されている[37, 42]。

　この分野での最初の試みが，Kemp ら[26]による "compliance therapy"（CT）
であった。CT は動機づけ面接法と認知行動療法をもとにしており，週2回
程度で1回あたり 20 ～ 60 分のセッションを4～6回行うとしている。CT
は3つの段階に分かれており，1つの段階に2回のセッションを行うのが一
般的である。第1段階ではこれまでの病歴を再確認し，患者が持っている疾
患概念や治療への姿勢を理解しておく。それにより，治療へのネガティブな
経験の有無など，いまある問題点を明確にする。第2段階ではより具体的に
症状や治療の副作用に焦点を当てて話し合う。そこで薬物治療のメリット・
デメリットを検討し，患者の抱える両価性を引き出していく。例えば，患者
には「薬には依存性がある」とか，「薬の影響で自分が変わってしまうので
はないか」といった誤った認識がよく認められるし，症状と副作用を混同し
ていることもある。これらの点を正していくことが大切であり，例えば「薬
は保護材だ」というような比喩も効果的とされる。第2段階では，治療する
ことのメリットに注目し，治療アドヒアランスが低いと，患者が希望する
生活や目標に悪影響があるという点に関しての認識のずれを，患者自身が理
解していくことが治療者の狙いとなる。第3段階では，薬物治療が QOL を
高めるための自由に選択される方略の一つだと考えるようにして，それに対
するスティグマを乗り越えられるように導いていく。このような方法によっ
て，患者の自己効力感を高め，自分自身で良い健康状態を保っていくことの
大切さを強調する。薬物治療の中断によって予想される事態，病状悪化の注
意サインや早めの対応などに関しても話し合っておく。

　Kemp らは CT を用いて RCT を行い，18 カ月後のフォローアップ研究

も続いて行っている。その結果，CT によって病識や治療に対する姿勢の改善が認められた[27]。その後も CT に関する研究がなされており，2015年に Chang ら[7]がシステマティックレビューを発表し，Drug Attitude Inventory（DAI）で評価された薬物治療への構えに有意に改善が認められたとしている。CT については RCT による検討が 3 本あるが，さらにエビデンスを積み重ねる必要があるだろう。

CT を発展させ，Gray らは 2004 年に"adherence therapy"（AT）を開発して公表した[21]。これは治療アドヒアランスを向上させるための簡易な介入方法で，精神科看護師へのトレーニングパッケージとして開発したものである。AT のトレーニングを受けた看護師が関わっている患者では，PANSS の改善率が有意に良好であったとの結果も得られている[21]。

AT には「患者自身の言葉を使う」「自由回答型方式で質問する」といった関係改善スキル，「一緒にはっきりとした予定を立てる」「自己肯定感を築く」といった共に進むためのスキルなどがある。そして，アドヒアランスへのアプローチにおいては「情報の交流」「抵抗への対処」という 2 つに焦点を当てていく。AT に関する詳細はマニュアルが公開されており（https://www.academia.edu/2436503/Adherence_therapy_manual），このマニュアルを翻訳し，「アドヒアランス治療マニュアル日本語版」として発表した[51]。「アドヒアランス治療マニュアル日本語版」は web 上で公開する予定である。AT のトレーニングパッケージは 3 日間程度の研修プログラムが通例であるが，このトレーニングパッケージの日本語版も作成していきたい。

AT に関しても RCT などによる研究がなされており，Gray ら[19]は 2016年にメタ解析を行っている。これは精神症状評価が行われている RCT 6 本（表 5-1）に関するもので，AT 介入群では有意に精神症状は改善したが，アドヒアランスに関しては有意な変化は認められなかった。したがって，AT の有効性のエビデンスの確立のためにはさらに検討を進める必要がある。現段階では各種の治療ガイドラインにおける推奨度は高くないが，このような治療アドヒアランス改善に向けた介入は，好ましくない影響は認められないし，エビデンスが確立すれば今後臨床現場で取り入れられる可能性が高い。Chien らは 2016 年に RCT による AT についての検討結果を公表した[8]。こ

第 5 章　病識が十分でない患者への持効性注射製剤導入と継続　113

表 5-1　Adherence Therapy の効果に関する RCT による検討

研究者 （発表年）	国	対象	症例数 （介入群／コ ントロール群）	結果
Anderson et al. (2010)[5]	米国	統合失調症および統合失調感情障害の通院患者，18 歳以上	n=23 （10/13）	有意差なし
Chien et al. (2015)[9]	香港	統合失調症および他の精神病性障害の通院患者でアドヒアランス不良例（DAI<11），18-64 歳	n=110 （54/56）	重症度，再入院減少／服薬アドヒアランス，社会機能，病識の改善
Gray et al. (2006)[20]	オランダ ドイツ イギリス イタリア	統合失調症入院，通院患者，研究前年に症状が不安定な症例	n=371 （175/196）	有意差なし
Maneesakorn et al. (2007)[31]	タイ	統合失調症入院患者，地域でのフォローアップ症例，20 歳以上	n=28 （14/14）	精神症状，服薬に対する姿勢・満足感の改善
Schulz et al. (2013)[39]	ドイツ スイス	統合失調症入院患者，18 歳以上	n=123 （72/51）	精神症状の改善
Von Bormann et al. (2015)[48]	タイ	精神症状悪化によって入院した統合失調症患者，20 歳以上	n=70 （38/32）	精神症状の改善

Gray, R., Bressington, D., Ivanecka, A., et al. : Is adherence therapy an effective adjunct treatment for patients with schizophrenia spectrum disorders? A systematic review and meta-analysis. BMC Psychiatry, 16 ; 90, 2016.（一部省略）

の研究ではアドヒアランスが不良な患者に対する AT の調査を検証している。その結果，AT 介入群に重症度，再入院率，アドヒアランス，社会機能といった多くの項目で有意な改善が報告されている。この結果は AT の効果に期待が高まるものであった。今後，このような患者にさらに検討を行う必要があるだろう。そして，AT と LAI などの薬物治療との関係について研究を進める必要がある。

Ⅳ．LEAP

　次に，精神病患者とのコミュニケーション技法である LEAP を紹介する[1]。病識に問題があり治療が継続できない患者群が存在している。このよ

114 I. 持効性注射製剤治療 総論

うな患者に対して臨床的に重要なのは，病識を植え付けることよりも（もちろん病識を持った上で治療に臨めるのが理想ではあるが），必要な治療や支援にその患者が最終的に繋がってもらうことである。「病気じゃないからほっといて」と言っている患者を，どうにか治療や支援に繋ぐことが回復になる。しかし「自分は病気ではない」と確信している人たちに治療を受け入れてもらうのは容易ではない。自分は全く健康だと思っている人が，たいした根拠もなく，突然「あなたは糖尿病です」「このままではほうっておけないから，インスリンを打ちましょう」と言われたら，多くの場合は治療を拒否するだろう。精神病であるのに「自分は病気ではない」と確信している人たちに治療を受け入れてもらうということは，これと同じことなのである[1]。

　この困難な課題を解決するための鍵は，信頼関係の構築にある。この人のアドバイスであれば，聞いておいたほうが自分のためになると思ってもらえるような関係を築くことが大切である。治療アドヒアランスには「良好な信頼関係」が大きく関係することが知られている。Day ら[15]の検討によると，「病識」「良好な入院経験」に加えて，「スタッフとの良好な関係性」が治療への前向きな姿勢の予測因子になり，「病識の乏しさ」「入院中の抑圧された経験」「関係の乏しさ」は治療への後ろ向きな姿勢に結びつく。普段から家族に話を聞いてもらえていると感じている患者では暴力リスクが低いとの報告もある[43]。

　LEAP は，病識が乏しい患者との信頼関係を築くためのコミュニケーション技法である。LEAP とは Listen-Empathize-Agree-Partner の頭文字をとったもので，精神病患者を主に対象とした双方的なコミュニケーション技法で，動機づけ面接法を大きく取り入れている。先に紹介した CT や AT のようなパッケージ化されたものとは異なり，LEAP は日常的に誰でも用いるコツのようなもので，病識に乏しい患者との信頼関係を構築し，その関係性をもとに必要な治療や支援へと繋げることを目標としている。LEAP については成書があり，日本語版[1]もすでに出版されているので，詳細を知りたい場合はこれらを参考にしていただきたい。

　LEAP には 4 つの基本技法に，さらに 3 つの技法を加えた，7 つのツールがあるが，ここでは特に重要なものを紹介したい（表 5-2）。まず，基

第5章　病識が十分でない患者への持効性注射製剤導入と継続　115

表 5-2　LEAP の 7 つのツール

Listen ——— 傾聴	
Empathize —— 共感	
Agree ——— 一致	
Partner ——— 協力	
Delay tool（遅らせツール）	
Opinion（意見を伝える）	
"A" tool（和らげツール）	
－ Apologize（まず謝っておく）	
－ Acknowlegdement（完璧ではないことを認める）	
－ Agree to disagree（意見を認め合う）	

Amador, X.：I Am Not Sick, I Don't Need Help! How to Help Someone with Mental Illness Accept Treatment, 10th Anniversary Edition. Vida Press, New York, 2012.
（八重樫穂高，藤井康男 訳：病気じゃないからほっといて—そんな人に治療を受け入れてもらうための新技法 LEAP—. 星和書店，東京，2016.）

本は Listen（傾聴）である。動機づけ面接法でも使われている Reflective Listening という技法があり，これは LEAP の中でももっとも重要で「理解して返す傾聴」と訳した。「理解して返す傾聴」は，患者が伝えようとしていることをそのまま受け止めて，それをこちらが正確に理解していることを伝え返す方法であり，その際にこちらの考えなどを押し付けたりはしないことが大切である。

　「患者にこちらの話を聞いてもらいたいなら，まずその患者の話を聞かなければならない」ということは，人と人とのコミュニケーションにおける基本である。患者が持っている幻覚や妄想内容に対しても否定や批判を加えることなく，その感じ方，考え方を尊重する。「闇の組織に狙われている」「電波で攻撃を受けている」といった内容を，病気の症状だと言うのではなく，その内容を理解し患者の置かれている状況に対して，共感するのである。このように，患者の思いや感じ方を重視することの重要性は，患者の自覚的薬物体験を治療に取り入れることで治療アドヒアランスが向上するということにも関連している[6, 29, 33, 34]。薬物治療や支援などに対して前向きになってもらうため，患者本人が困っている問題がその治療や支援のおかげで解決したということを患者自身が感じとることが重要である。

　「理解して返す傾聴」では，「電波による攻撃」は，患者自身にとっては

紛れもない事実で，まさに感じていることとして認めていく。そして薬を飲むことでその電波攻撃が減っていけば，それは患者にとっての良い体験であり，この点を強調する。「この薬を飲むことで，電波攻撃を減らせるかもしれない」といったアプローチ方法は，すでに行っている臨床家も多いだろう。しかしこのような方法には抵抗を感じる治療者もいるかもしれない。例えば「幻覚や妄想を肯定してしまっている」「嘘をついているような気がする」といった怖れがその元になっている。しかし，「理解して返す傾聴」では，患者自身の感じ方，考え方をただ否定せずに受け止めているだけであり，その現実性を肯定しているのではないという点が重要である。「電波攻撃なんて実際はないんですよね」などと言って，不毛な言い合いに陥る負の連鎖を積極的に断ち切るのである。

　一方で，「理解して返す傾聴」には一種の危険性がある。たとえば，否定せずに傾聴していくことで，「私を狙っているやつらを一緒にやっつけてください」「私は病気じゃないから薬が必要ないということを家族にも説明してください」などと患者から依頼されるような事態が起こるかもしれない。やはりどこかで，こちらの真意，意見を伝えないといけない場面が出てくる。「私は統合失調症なのでしょうか」「薬を飲み続けないといけないのでしょうか」といったような核心的な質問をされる場面もあるだろう。ここで重要なのが，Delaying tool（遅らせツール）である。

　遅らせツールは，核心的な話題に関しては，もっとも効果的に相手に意見を伝えられるタイミングまで，時間を作り出すためにある。たとえば「そのことに関しては必ず後でお答えします。あなたがよろしければ，まずは○○のことについて話をしたいのですが。いいですか」というような前置きを用いる。ここで大切なのは，必ず後で答えることを約束し，それについて患者の許可を得ることである。こうすることで反感を避けることができるし，患者本人を大切にしているという点を伝えられる。意見を述べることを先延ばしにすることで，自分の意見を尊重してもらえているという印象を与える。このようにして，お互いの信頼関係を作っていった後に，患者のほうが「意見をどうしても聞きたい」と思いだしたタイミングで意見を伝えるのである。求められていない意見は相手の耳には入らない。患者が求めているタイ

第5章　病識が十分でない患者への持効性注射製剤導入と継続　117

表5-3　"A"tool　和らげツール（3つのA）

- Apologize　まず謝っておく
  「私の意見を言う前に，私の言うことがあなたを傷つけたり，
  　不快な気分にさせてしまうかもしれないことを一言謝っておきたい」

- Acknowledge　完璧ではないことを認める
  「もしかすると私も間違っているかもしれないけれど……」
  「全てを知っているわけではないけれど……」

- Agree to disagree　意見を認め合う
  「私たちはお互いの意見を認め合えればいいと思っている。
  　私はあなたの意見を尊重するし，あなたもそうしてくれることを願っている」

Amador, X. : I Am Not Sick, I Don't Need Help! How to Help Someone with Mental Illness Accept Treatment, 10th Anniversary Edition. Vida Press, New York, 2012.
（八重樫穂高，藤井康男 訳：病気じゃないからほっといて─そんな人に治療を受け入れてもらうための新技法 LEAP─. 星和書店, 東京, 2016.）

ミングで意見を述べるのがよいのである。

　遅らせツールに加えて，最終的にこちらの意見を伝えるときに重要な技法が"A"tool（和らげツール）である。これは，Apologize（まず謝っておく），Acknowledge（完璧ではないことを認める），Agree（意見を認め合う）の3つからなり，"3つのA"とも呼ばれる（表5-3）。まずApologizeであるが，ただ謝るのではなく，こちらの意見が相手に不快な思いを与えてしまう可能性があることについて戦略的に謝るのである。たとえば「私の意見を言う前に，私の言うことがあなたを傷つけたり，不快な気分にさせてしまうかもしれないことを一言謝っておきたい」といった前置きをする。次のAcknowledgeは「もしかすると私も間違っているかもしれないけれど……」「全てを知っているわけではないけれど……」などと前置きをし，こちらの意見が必ずしも100％完全なものではないということを認め，謙虚な姿勢を印象付けておくことが目的である。そして，3つ目のAgreeは"Agree to disagree"，つまり，互いの意見の相違を認め合うということである。「私たちはお互いの意見を認め合えればいいと思っている。私はあなたの意見を尊重するし，あなたもそうしてくれることを願っている」というような表現を用いればよい。この3つの「和らげツール」はいずれも，相手の防衛反応を和らげることが主な目的となる。これらの技法をひとつひとつ，もしくは

118 I. 持効性注射製剤治療 総論

場面に合わせて組み合わせて効果的に使用することで，こちらが最終的に伝えたい意見を相手に受け入れてもらいやすくなる。こうして良好な信頼関係を築き，治療や支援に繋げていく。病識に問題がある患者に対しては LEAP に加えて，LAI を用いることを，LEAP を作った Amador は推奨している[3]。

CT や AT のように形式立てて構造化された技法などとは異なり，LEAP はコミュニケーション方法であるという側面から，その効果についての検討は，学会発表レベルのものが1つあるのみであり[38]，そこでは二重盲検試験で LEAP の優位性が示されている。これまでの医療の長い歴史の中で，LEAP のような技法はさまざまな形で多くの人々が特に意識をせずに使ってきたのかもしれない。LEAP は医療者だけでなく，患者・家族にも広く受け入れられやすい。それはこの LEAP を作った Amador 自身が，統合失調症を患っていた兄との長年の苦労の中でこれを編み出したからである。

V．GAIN

GAIN は LEAP を元にして作成された LAI の受け入れを達成するための構造化されたコミュニケーションツールである。GAIN は Goal setting（目標の立て方），Action planning（行動計画），Initiate treatment（治療の開始），Nurture motivation（動機をはぐくむ）という4つの段階の頭文字に由来している。GAIN の4つの段階についてはそれぞれ表 5-4 に示した。GAIN の詳細については別に論文で示しているので，これを参照していただきたい[51]。本章では GAIN の特に大切なポイントについて以下に説明する。

1．Goal setting（目標の立て方）

まず患者の生活状態，病状，受けている治療に関しての現状とこれまでの状況に関して具体的に整理していく。患者の病歴の正確な把握が重要である。そして，患者に存在している幻覚や妄想などを否定することなく，患者のものの見方に注意して（それを取り入れながら），現状を分析していく。そして，患者と一緒に目標となる計画を作りながら，それについて患者と話し合っていく。

第 5 章　病識が十分でない患者への持効性注射製剤導入と継続　119

表 5-4　持効性薬剤治療のための GAIN アプローチ：目標の立て方と構造化した面接

ステップ		目標
G. 目標の立て方 Goal setting		生活のあり方を話し合い，その患者に合った現実的な治療目標を一緒に見つけましょう。そして，その目標をこれから達成するために，なぜ持効性抗精神病薬がいいのかを，患者自身が納得できるようにします。
1. 現状を良くすることがなぜ大切なのかをはっきりさせる		a. 今の状態との間の違いがあることがわかるように，手助けしましょう。
		b. 治療について，どんな希望や期待があるのか，聞いてみましょう。
		c. 今受けている治療やそれに関連するすべての問題点について（たとえばちゃんと服薬しているか…など）話し合います。
		d. 薬や心理社会治療のリストを使って，それぞれの良い点，悪い点について一緒に考え，治療を続けることが目標達成にどのくらい役立つのかを明らかにします。
		e. 患者が用いた，独特の言い方をしながら全体をまとめます。もし必要なら，実際にあった困った出来事（たとえば「あなたは昨年 2 回，入院しましたね」など）に触れて，患者にそれを意識してもらいましょう。
2. 患者のものの見方に注意して対応する		a. 患者が病気や治療をどのように捉えているのか，真剣にじっくりと聞いてみます。
		b. 今の状況や必要なものについての，あなたと患者のとらえ方の「ずれ」を明確にします。
		c. 病気が再発すると目標達成がより難しくなるのかを，考えてもらいましょう。
		d. 互いの意見の違いを認めつつ，意見が一致する部分に焦点を当てます。
3. 患者と一緒に目標計画を書いてみる		a. どの目標がもっとも大切なのかを聞きます（たとえば，仕事に就きたいのか，より自立したいのか，など）。
		ⅰ. 現実的でない目標よりも，達成可能な目標に注意を向けさせましょう。
		ⅱ. 達成可能な人生の目標や治療をサポートするために，丁寧に基礎的な知識を与えましょう。
		b. もっとも大切だとされた 1 つか 2 つの小さな目標に焦点を当てるように促します（あまりに沢山の，あるいは過大な目標は混乱を引き起こすかもしれません。
4. 患者とともに目標達成のための行動計画に取り組む		a. その患者になにができるのか，積極的かつ思慮深く，患者の意見に耳を傾けましょう。
		b. 患者が抱えている恐れ（薬，偏見，失敗などに関しての），不満（薬を飲めという周囲からのプレッシャーや目標が達成されないことに対しての），願望（就職，結婚，子ども，復学，退院など），不快さ（薬に関する，体重が増えたり，ふらついたり，動作が緩慢になったり，創作性が失われたり，体がこわばったり，など）に共感しましょう。
		c. パートナーとして，行動計画に一緒に取り組み，進んで歩み寄りましょう。
A. 行動計画 Action planning		患者や家族と一緒に，目標達成に何がどのくらい必要かを考え，そして持効性薬剤がそれにいかに役立つかを話し合います。
1. 臨床家として，持効性薬剤治療はきっと有用であると確信していることを患者に示す		a. 患者とともに持効性薬剤治療の利点，欠点の両方を検討しましょう。
		b. 持効性抗精神病薬治療が，なぜ人生の目標をうまく達成するのに役立つのか，よく説明しておきましょう。
		c. 患者の持効性薬剤への恐れや心配を話しやすいようにしましょう。
		d. もし患者が注射による治療に心配を持っているなら，これまでの抗精神病薬の注射による治療歴について尋ねてみましょう（それが救急治療における短時作用製剤なのか，古いタイプのデポ剤なのか，など）。そして非定型持効性注射製剤は，患者を鎮静させるための短時作用製剤ではなく，古いタイプのデポ剤とも違うことを明確に伝えましょう。
2. 持効性薬剤治療で想定されるベネフィットとリスクをまとめ，それがいかに役立つかを説明する		a. 非定型持効性注射製剤は定期的に投与を受けるだけで済みます。
		ⅰ. 毎日錠剤を忘れないように服薬するよりも，定期的な注射の方がずっと楽かもしれません。
		ⅱ. 血中濃度がより安定します（服薬する場合に生じる濃度のピークがなくなります）。
		ⅲ. 明らかな改善が得られるとの報告がいくつもあります。
		b. 注射のために定期的に来院すると，治療チームに関わってもらう機会が増し，そこで持効性薬剤についての問題や心配について相談することができることを強調します。
3. 持効性薬剤を用いれば，目標が達成できる可能性があることを，もう一度確認する		a. 規則的な薬物治療は良い状態を保ち，目標に向かって進むためにとても大切であることを説明します。
		ⅰ. この新しい治療で得られるであろう，その患者にとって大切な変化について話し合い，それをそれぞれの人生の目標と結びつけます。
		ⅱ. 患者の家族や重要な関係者にもこの新しい治療を支持してくれるように頼みましょう。
I. 治療の開始 Initiate treatment		新たな治療を始めるにあたって，治療の実際的な側面やこれを阻害するかもしれない問題点を整理します。そして，持効性薬剤が再発リスクを下げるのに役立つことをしっかりと確認します。
1. 患者の注射への感じ方や体験に対応する		a. 薬物を投与する際，温かく前向きな雰囲気を作りましょう（つまり，患者を引きつけ，ポジティブな気持ちにさせるのです）。
		b. 薬剤投与までの具体的な方法について細かく説明しましょう。
		ⅰ. 想定される注射部位を明示しましょう。
		ⅱ. 不安の最小化：注射を受けるまでの待ち時間をできるだけ減らすようにします。
		ⅲ. 注射するスタッフや，どのようにそれが行われるのかを具体的に説明します。
		ⅳ. 患者のプライドについて細心の注意を払います一話すことに躊躇するようなことがないか聞いてみましょう。
		ⅴ. 患者が注射に対いて抱いているあらゆる受け取り方について，明確にしましょう。
		ⅵ. 注射へのどんな否定的な受け止めについても，話し合いましょう。
		ⅶ. 注射が嫌だと感じるのは普通だと話した上で，一般的な病気における治療方法（インフルエンザの予防接種やインスリン注射）と比較してみましょう。
		ⅷ. 新しい持効性薬剤は以前のデポ剤よりも痛みがずっと少ないことを説明します。
		c. 注射の痛みについての報告を参考にします（たとえば痛みは 2 % と報告され，程度も軽度であることなど）。
		ⅰ. 注射してどうだったのか，率直な意見を聞きましょう。
		d. 継続しなければならない内服薬に関しても話し合いましょう。
		e. 次回の注射の際にまた会うことを楽しみにしていること，そしてもっと意見を聞きたいことなどを念押ししましょう。
N. 動機をはぐくむ Nurturing Motivation		持効性薬剤を使った治療について，患者，家族や治療チームで前向きな話し合いをして，目標への達成度を評価しましょう。
1. 患者との対話と傾聴		a. 現在の治療に対してどのような印象を持っているのか尋ねます。
		b. 治療のすべての側面（よい点も好ましくない点も）について徹底的に話し合えるだけの準備をしましょう。
		c. 副作用，薬剤の変更，予約を取る際のトラブルなどなんでも，積極的に患者に聞いてみましょう。
		d. もし患者に明らかな精神病症状が残るなら，その影響が新しい治療に対して何か恐怖を感じていないかをチェックしましょう。
2. 治療数ヵ月後に，長期の治療計画について話し合う		a. この薬物治療は，より幅広い治療計画の一部にすぎないことを説明します。
		b. 目標に向けて進むのに役立つような，別の介入を追加できないか調べましょう。
		c. こまめに（外来の際などに，少なくとも半年に 1 回は必要）人生目標の状況について尋ねましょう。目標設定期に書いたものをもとに，目標を定期的に再確認しましょう。

八重樫穂高，藤井康男：持効性注射製剤の患者への受け入れ促進をめざして—GAIN アプローチを用いた患者との共同作業の試み—. 精神科治療学，30；905-914, 2015.

2. Action planning（行動計画）

　ここで初めて LAI に関しての説明を行っていく。LAI の利点と欠点の両方の情報を提供し一緒に検討する。その上で LAI がなぜ患者自身の立てた目標の達成に役立つのかを説明する。臨床家として LAI は有用だと確信していることを患者に示すことが大切である。患者が抱いているかもしれない LAI についての恐れや心配についても患者自身が話しやすいような雰囲気を作ることも欠かせない。そして患者の家族や関係者にも LAI による治療について理解をしてもらい協力を仰いでいく。

3. Initiate treatment（治療の開始）

　ここでは LAI による治療を始めるにあたって，実際的な側面や阻害因子を見出し，これらに対応していく。まず LAI の注射がどのような状況で行われているのかを確認し，これを温かで前向きな雰囲気で行えるようにすることが必要になる。これは，この治療に患者を引きつけ，ポジティブにさせることに役立つ。患者には治療の具体的な方法について細かく説明し，投与部位，施行者などを明らかにしていく。待ち時間の短縮化などの環境の調整や費用などの相談も大切であろう。そして患者自身のこの治療に対する感じ方，捉え方をよく聞いていく。患者の注射への否定的な受け止めを聞いていく中で，注射がいやなのは普通であることを認め，そしてインフルエンザの予防接種やインスリン注射などを例にした話をしていく。そして実際に注射した後には，それがどうだったのかを必ず聞き，その際に，注射部位の痛みや患者の思い（たとえば臀部への注射）などについても注意し，細かく配慮していく。最後に，次回の注射の際にまた会えることを楽しみにしていることや効果を期待しているとのメッセージを伝える。

4. Nurture motivation（動機をはぐくむ）

　LAI を始めた後も，患者の話を傾聴し，治療の良い面や好ましくない面も含めて話し合う。そこでは患者自身の印象を重視し，患者が感じている治療の効果や副作用や様々なトラブルなどどんなことでも情報を共有し，こまめにフィードバックしていく。患者に精神病症状が持続している場合には，

第5章　病識が十分でない患者への持効性注射製剤導入と継続　121

たとえば被害妄想のため新しく始めた治療へ恐れを感じていないかなどを
チェックする。数カ月，治療が継続されたら，さらに併せて新たに必要とな
るような治療，支援などがないかも考えていく。このような話し合いの中で
患者の動機を育み，治療の継続性を高めていく。

　以上がGAINの概要である。項目が多く，一見すると面倒な印象がある
かもしれないが，実際に行ってみると大きな手間にはならない。Lasserら
はGAINを用いたアプローチは医師だけでなく，心理士や看護師などの他
職種メンバーでも行えるとしており，数回の面接で導入可能であると説明し
ている[28]。

　RLAI導入において，GAIN施行群（141例）と非施行群（127例）とを比較
した無作為割付け追跡調査がなされている。この検討では6週間のアプロー
チ期間に3回のGAINによる面接を行い，その後，12週間を治療期間として
導入率，脱落率，臨床家のGAINに対する印象，重症度の評価が行われた。
その結果，GAIN施行群における治療脱落率の低下が報告されている[46]。

　LAI導入に習熟している精神科医は，すでにGAINに含まれている技法
を意識的に，あるいは無意識で行っていたかもしれない。しかしこれらを若
い精神科医やスタッフに伝えることは容易ではなかった。今回，GAINとい
う形で整理されたことによって，治療に携わるより多くの者が，LAIの導
入と持続とそれによる患者の目標達成を目的にして，チームとして関わる
体制をとることも容易になるであろう。精神科医療がメディカルモデルから
リカバリーモデルに移行していく大きな流れの中で，この流れを取り入れた
GAINは臨機応変に柔軟な対応ができるので，通常では説得が困難と感じ
られる患者にも応用できる技法である。GAINは構造化された面接法である
が，個々の症例に合わせ，工夫して使用することでよりその効果が発揮でき
る。対象患者に合わせて項目の取捨選択が可能であり，第二世代LAI導入
を目的として作られたGAINの一部を変更して，第一世代LAI導入に用い
ることもできる。

122　Ⅰ. 持効性注射製剤治療 総論

■ 引用文献

1) Amador, X. : I Am Not Sick, I Don't Need Help! How to Help Someone with Mental Illness Accept Treatment, 10th Anniversary Edition. Vida Press, New York, 2012. （八重樫穂高, 藤井康男 訳：病気じゃないからほっといて ─ そんな人に治療を受け入れてもらうための新技法 LEAP─. 星和書店, 東京, 2016.）

2) Amador, X.F., Flaum, M., Andreasen, N.C. et al. : Awareness of illness in schizophrenia and schizoaffective and mood disorders. Arch. Gen. Psychiatry, 51 ; 826-836, 1994.

3) Amador, X. : Poor insight in schizophrenia: implications for diagnosis and treatment. Psychiatr. Hung., 27 ; 320-322, 2012.

4) American Psychiatric Association : Diagnostic and Statistical Manual of Mental Disorders, 5th ed. American Psychiatric Association Publishing, Washington, D.C., 2013. （髙橋三郎, 大野裕, 染矢俊幸 他 訳：精神疾患の診断・統計マニュアル DSM-5. 医学書院, 東京, 2014.）

5) Anderson, K.H., Ford, S., Robson, D. et al. : An exploratory, randomized controlled trial of adherence therapy for people with schizophrenia. Int. J. Ment. Health Nurs., 19 ; 340-349, 2010.

6) Buchanan, A. : A two-year prospective study of treatment compliance in patients with schizophrenia. Psychol. Med., 22 ; 787-797, 1992.

7) Chang, Y.T. and Lee, L.L. : The effectiveness of compliance therapy on drug attitude among schizophrenic patients : a systematic review. JBI Database System Rev. Implement. Rep., 13 ; 213-240, 2015.

8) Chien, W.T., Mui, J., Gray, R. et al. : Adherence therapy versus routine psychiatric care for people with schizophrenia spectrum disorders : a randomised controlled trial. BMC Psychiatry, 16 ; 42, 2016.

9) Chien, W.T., Mui, J.H., Cheung, E.F. et al. : Effects of motivational interviewing-based adherence therapy for schizophrenia spectrum disorders: a randomized controlled trial. Trials, 16 ; 270, 2015.

10) Colby, S.M., Monti, P.M., Barnett, N.P. et al. : Brief motivational interviewing in a hospital setting for adolescent smoking: a preliminary study. J. Consult. Clin. Psychol., 66 ; 574-578, 1998.

11) Cramer, J.A. and Rosenheck, R. : Compliance with medication regimens for mental and physical disorders. Psychiatr. Serv., 49 ; 196-201, 1998.

12) Cullen, B.A., McGinty, E.E., Zhang, Y. et al. : Guideline-concordant antipsychotic use and mortality in schizophrenia. Schizophr. Bull., 39 ; 1159-1168, 2013.

13) David, A.S. : Insight and psychosis. Br. J. Psychiatry, 156 ; 798-808, 1990.

14) David, A.S. : Treatment adherence in psychoses. Br. J. Psychiatry, 197 ; 431-432, 2010.

15) Day, J.C., Bentall, R.P., Roberts, C. et al. : Attitudes toward antipsychotic medication : the impact of clinical variables and relationships with health professionals. Arch. Gen. Psychiatry, 62 ; 717-724, 2005.

16) Emmons, K.M. and Rollnick, S. : Motivational interviewing in health care settings. Opportunities and limitations. Am. J. Prev. Med., 20 ; 68-74, 2001.

17) Emsley, R., Chiliza, B., Asmal, L. et al. : Long-acting injectable antipsychotics in early psychosis : a literature review. Early Interv. Psychiatry, 7 ; 247-254, 2013.

18) 藤井康男：デポ剤と薬物コンプライアンス. 精神科治療学, 11 ; 3-11, 1996.

19) Gray, R., Bressington, D., Ivanecka, A. et al. : Is adherence therapy an effective adjunct treatment for patients with schizophrenia spectrum disorders? A

第5章　病識が十分でない患者への持効性注射製剤導入と継続　123

systematic review and meta-analysis. BMC Psychiatry, 16 ; 90, 2016.
20) Gray, R., Leese, M., Bindman, J. et al. : Adherence therapy for people with schizophrenia. European multicentre randomised controlled trial. Br. J. Psychiatry, 189 ; 508-514, 2006.
21) Gray, R., Wykes, T., Edmonds, M. et al. : Effect of a medication management training package for nurses on clinical outcomes for patients with schizophrenia: cluster randomised controlled trial. Br. J. Psychiatry, 185 ; 157-162, 2004.
22) Jeong, H.G. and Lee, M.S. : Long-acting injectable antipsychotics in first-episode schizophrenia. Clin Psychopharmacol Neurosci, 11; 1-6, 2013.
23) Kane, J.M. and Garcia-Ribera, C. : Clinical guideline recommendations for antipsychotic long-acting injections. Br. J. Psychiatry, Suppl 52 ; S63-S67, 2009.
24) Keith, S.J. and Kane, J.M. : Partial compliance and patient consequences in schizophrenia : our patients can do better. J. Clin. Psychiatry, 64 ; 1308-1315, 2003.
25) Kemp, R. and David, A. : Psychological predictors of insight and compliance in psychotic patients. Br. J. Psychiatry, 169 ; 444-450, 1996.
26) Kemp, R., Hayward, P., Applewhaite, G. et al. : Compliance therapy in psychotic patients : randomised controlled trial. BMJ, 312 ; 345-349, 1996.
27) Kemp, R., Kirov, G., Everitt, B. et al. : Randomised controlled trial of compliance therapy. 18-month follow-up. Br. J. Psychiatry, 172 ; 413-419, 1998.
28) Lasser, R.A., Schooler, N.R., Kujawa, M. et al. : A new psychosocial tool for gaining patient understanding and acceptance of long-acting injectable antipsychotic therapy. Psychiatry(Edgmont), 6 ; 22-27, 2009.
29) Lin, I.F., Spiga, R. and Fortsch, W. : Insight and adherence to medication in chronic schizophrenics. J. Clin. Psychiatry, 40 ; 430-432, 1979.
30) Lincoln, T.M., Lullmann, E. and Rief, W. : Correlates and long-term consequences of poor insight in patients with schizophrenia. A systematic review. Schizophr. Bull., 33 ; 1324-1342, 2007.
31) Maneesakorn, S., Robson, D., Gournay, K. et al. : An RCT of adherence therapy for people with schizophrenia in Chiang Mai, Thailand. J. Clin. Nurs., 16 ; 1302-1312, 2007.
32) McEvoy, J.P., Amador, X. and David, A. : The relationship between insight into psychosis and compliance with medications(Insight and Psychosis 2nd edition). Oxford University Press, U.K., p.311-333, 2004.
33) McEvoy, J.P., Apperson, L.J., Appelbaum, P.S., et al. : Insight in schizophrenia. Its relationship to acute psychopathology. J. Nerv. Ment. Dis., 177 ; 43-47, 1989.
34) McEvoy, J.P., Freter, S., Everett, G. et al. : Insight and the clinical outcome of schizophrenic patients. J. Nerv. Ment. Dis., 177 ; 48-51, 1989.
35) Miller, W.R. and Rollnick, S. : Motivational Interviewing. Guilford, New York, 1991.
36) Miller, W.R. and Rollnick, S. : 動機づけ面接法　基礎・実践編. 松島義博, 後藤恵 訳 : 星和書店, 東京, 2007.
37) O'Donnell, C., Donohoe, G., Sharkey, L. et al. : Compliance therapy : a randomised controlled trial in schizophrenia. BMJ, 327 ; 834, 2003.
38) Paillot, C. : Double–blind, randomized, controlled study of a psychotherapy designed to improve motivation for change, insight into schizophrenia and adherence to medication. Presentation at International Congress on Schizophrenia Research, 2009.
39) Schulz, M., Gray, R., Spiekermann, A. et al. : Adherence therapy following an acute episode of schizophrenia: a multi-centre randomised controlled trial. Schizophr. Res.,

146 ; 59-63, 2013.

40) Smith, T.E., Hull, J.W., Goodman, M. et al. : The relative influences of symptoms, insight, and neurocognition on social adjustment in schizophrenia and schizoaffective disorder. J. Nerv. Ment. Dis., 187 ; 102-108, 1999.

41) Stott, N.C., Rollnick, S., Rees, M.R. et al. : Innovation in clinical method : diabetes care and negotiating skills. Fam. Pract., 12 ; 413-418, 1995.

42) Swanson, A.J., Pantalon, M.V., and Cohen, K.R. : Motivational interviewing and treatment adherence among psychiatric and dually diagnosed patients. J. Nerv. Ment. Dis., 187; 630-635, 1999.

43) Swanson, J.W., Swartz, M.S., Van Dorn, R.A. et al. : A national study of violent behavior in persons with schizophrenia. Arch. Gen. Psychiatry, 63 ; 490-499, 2006.

44) Taplin, S.H., Barlow, W.E., Ludman, E. et al. : Testing reminder and motivational telephone calls to increase screening mammography : a randomized study. J. Natl. Cancer Inst., 92 ; 233-242, 2000.

45) Taylor, M. and Ng, K.Y. : Should long-acting(depot) antipsychotics be used in early schizophrenia? A systematic review. Aust. N. Z. J. Psychiatry, 47 ; 624-630, 2013.

46) Urioste, R., Lasser, R., Gharabawi, G. et al. : Patient acceptance and Long-Acting Risperidone : Start program, Gain approach. Presentation at The Annual Meeting of the American Psychiatric Association, 76, 2005.

47) van Dulmen, S., Sluijs, E., van Dijk, L. et al. : Patient adherence to medical treatment : a review of reviews. BMC Health Serv. Res., 7 ; 55, 2007.

48) von Bormann, S., Robson, D., and Gray, R. : Adherence therapy following acute exacerbation of schizophrenia : A randomised controlled trial in Thailand. Int. J. Soc. Psychiatry, 61 ; 3-9, 2015.

49) Xavier, R.M. and Vorderstrasse, A. : Neurobiological basis of insight in schizophrenia : A systematic review. Nurs. Res., 65 ; 224-237, 2016.

50) 八重樫穂高, 藤井康男：持効性注射製剤の患者への受け入れ促進をめざして ― GAINアプローチを用いた患者との共同作業の試み ―. 精神科治療学, 30 ; 905-914, 2015.

51) 八重樫穂高：アドヒアランス治療マニュアル日本語版について. 第27回日本臨床精神神経薬理学会 一般演題 口演14（O2D-3 10033）. 2017.

52) Zipursky, R.B., Menezes, N.M. and Streiner, D.L. : Risk of symptom recurrence with medication discontinuation in first-episode psychosis : a systematic review. Schizophr. Res., 152 ; 408-414, 2014.

53) Zygmunt, A., Olfson, M., Boyer, C.A. et al. : Interventions to improve medication adherence in schizophrenia. Am. J. Psychiatry, 159 ; 1653-1664, 2002.

第6章

持効性注射製剤治療と医療倫理

藤井　康男

I. はじめに

　LAI による治療を適正に行うには，このような投与方法の医療倫理的な側面についての検討や整理が必要になる。そこで本章では，まず統合失調症患者への抗精神病薬治療における Informed Consent の基本的事項，精神科診療での治療拒否とそれを乗り越えるプロセス，強制的治療への審査システムについて述べ，その上で LAI を用いた治療の医療倫理分析を行った。

II. Informed Consent と抗精神病薬治療

　医療一般は法律行為であり，契約の下に行われている。この契約が有効であるためには Informed Consent が条件になる[36]。そして，Informed Consent が成立するためには，必要な情報の開示（Information），判断能力（Competency, Capacity），自発的決定（Voluntarism）の3つの要件が必要とされている[46]。まず統合失調症患者への抗精神病薬治療を想定して，この3つの要件について考えてみよう。

1. 情報の開示
　まず必要な情報とはなにかという点が問題になる。効果と副作用について説明すべきなのだが，これらについてどの程度詳しい説明が求められるのであろうか。欧米の抗精神病薬の添付文書には，後述するような患者用の説明

文書がついていることが多い。わが国の場合には，製薬メーカーが販売促進のための資材として作ることはあっても，欧米の添付文書に付録として追加されたような資料はない。したがって，抗精神病薬についての情報開示は，それぞれの医師が，自分のやり方で行うしかない。唯一の例外が clozapine であり，日本のクロザリルの添付文書には「あらかじめ患者又は代諾者に安全性及び有効性が文書によって説明され，文書による同意を得た後のみに本剤の投与が開始されるよう，厳格かつ適正な措置を講じること」との記載があり，詳しい説明文書と同意文書が一定のプロセスの下に作成され，これによって説明を行った後に，文書同意を得た上で治療が開始されることになっている。

2．判断能力

判断能力は，米国では Competency，英国では Capacity と表記されるが，Informed Consent に必須の要素である。判断能力を構成する因子については色々な議論があるが[36]，よく使われる MacArthur Competence Assessment Tool for Treatment（MacCAT-T）[20] によれば，①Informed Consent に必要な医療情報を理解する能力，②わが身に合わせて情報を認識する能力，③与えられた情報に基づいて論理的に検討する能力，④自己の選択をはっきりと表明する能力の4つに分けられている。

例えば，risperidone 錠剤と LAI のどちらかを維持治療として選択するのかが問題になっているとしよう。①は，それぞれの薬がいずれも統合失調症の再発防止に有効であるが，一方が錠剤で，もう一つが LAI であるなどの特徴を理解する能力になる。②は，その薬剤が自分の病気の治療のために必要であることを認識する能力で，③は，自分のこれまでの経過や現在の状況などを考えた上で，どちらの薬剤が自分に適しているのか，医師の推奨なども考慮した上で論理的に考える能力となり，④は自分の選択をはっきり表明する能力になる。

統合失調症患者だからと言って，判断能力に問題があると決めつけるのは正しくない[32]。例えば CATIE Study に参加して慢性統合失調症患者において検討した結果では，判断無能力はまれとされている[12, 49, 50]。一方で統合失

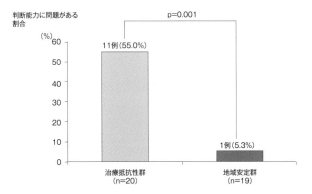

図 6-1 治療抵抗性患者の同意判断能力
三澤史斉，藤井康男：治療抵抗性統合失調症の同意判断能力．第22回日本臨床精神神経薬理学会，2012．

調症患者の判断能力の低下と精神病症状や認知機能障害との関連を指摘している検討結果もある[8,43]。三澤らの検討によると，図 6-1 に示したように安定した統合失調症患者では判断能力に問題があるとされた例は5％程度であったが，clozapine の適応となる治療抵抗性基準に該当する統合失調症患者では55％に判断能力に問題があった[38]。したがって，統合失調症患者で判断能力に問題がない場合が多いのだが，病状との関連の中で十分な判断能力を有していない場合も一定割合は存在すると考えられる。

3．自発的決定

自発的決定とは，医学的ケアへの患者の選択権に関連することであり，抗精神病薬治療についてみれば，患者自身がどれが自分にとってもっとも好ましい薬であるのかを，圧力や強制ではなく，自らが選択して決定するプロセスと考えられる。もちろん，患者はあらゆる薬物治療の選択肢について精通しているわけではないので，医師と患者が選択の過程に参加し，情報を互いに共有し，好ましい治療について段階的にコンセンサスを形成しながら，行うべき治療に合意するという Shared Decision Making（SDM）[9]が現実的である。このような中では医師はある選択を推奨することは可能であるが，医療情報の流れは双方向性であることが求められる[16]。

統合失調症患者では，とくに判断能力の懸念からこのような取り組みが可能かどうか疑問視されてきたが，近年，前向きの見解や精力的な検討が多数発表されてきている[1, 14, 21-28, 39]。しかし，その患者が閉鎖病棟に強制入院していたり，隔離拘束下にある場合に，そもそも自発的決定を行いうるのかどうか，仮にその患者がある薬物治療の選択に同意したとしても，それが本当に自発的な決定なのかについては慎重に判断しなければならない。

Ⅲ．精神医療における強制

1．強制する根拠

精神医療においても，できるだけInformed Consentの中で治療を行うべきなことは言うまでもないが，精神医療ではそれだけでは乗り越えることはできない状況も存在する。そして，本人の意思に反して入院させたり，なんらかの治療を強制することも場合によっては必要になり，そのための法律や入院施設などが整備されている。このようなInformed Consentから外れた強制的な医療を正当化する理論的根拠として，ポリス・パワー（police power）とパレンス・パトリエ（parens patriae）が想定されている[36]。

ポリス・パワーは，公共の安寧秩序や平和の維持者として国家が行使する権限で，「凶暴な狂人の暴力行為阻止あるいは防止のために速やかにその者を収容する場合に行使される権限」とされている。これはまさに他害という点で危険な精神障害者を強制収容する権限であるが，これは強制収容であり，必ずしも強制治療ではないことに注意が必要である。

これに対して，パレンス・パトリエは，後見人として，無能力や理解力の欠如のために自分を管理できない者を世話する義務を国王が有するとの考え方に基づいており，「なんらかの障害や加齢等を理由として自分自身を保護できない人の保護を目的としてパターナリスティックな介入を行うために行使される権限」とされている[36]。このパレンス・パトリエこそが，判断無能力の精神障害者を保護し，場合によっては強制治療を許容することに関係した権限と考えてよい。

医療従事者は判断能力のある患者の自己決定は尊重する必要があるが，判

断無能力の患者については，その生命・健康・尊厳を保護しなければならない。そして判断無能力の患者に対しては強制的に医療を行ってもよいし（これについては後述するようにさらなる議論があるが），また社会はこうした患者に医療を与える責任があるとも考えられる。そして判断無能力の患者に強制的に医療を行う場合には，なんらかの者（医療側，代諾者，司法）が，最善の利益（best interest）の観点から，治療内容や強制治療の是非の判断を代行することになる[30, 36]。この「最善の利益」も，なかなか理解が難しいが，「もしその患者の判断能力が回復した場合，本人がどのようにすることを望むかを想定し，推測する」ことであり，けっして主治医が考えるところの最善の治療ではないことに注意が必要である。

2. 抗精神病薬治療拒否に対応するプロセス

1）治療を受ける権利から，治療を拒否する権利へ

　精神疾患患者が適切な治療を受ける権利を有するという論文が最初に発表されたのは，1960年であった[4]。この論文には，当時，精神医療における大きな進歩が生じたにもかかわらず，米国の精神科病院（州立病院）に強制入院された患者に適切な医療が行われていないこと，そしてこれらの患者には適切な医療を受ける権利があることが述べられている。この論文の背景には，米国で大規模な公立精神病院が数多く建設され，多数の精神障害者が強制入院させられていたが，これらの病院では州当局からの不十分な財政支出のため人員の不足や専門的訓練の不足が深刻で，過剰収容状態も一般化していたという状況がある[35]。このため，これらの病院では適切な治療を提供することなく，劣悪な治療環境の中に精神障害者を強制的に収容し，半ば放置している状態となっていた。この状況に対して，Birnbaumはこれらの患者にも治療を受ける権利があり，これは裁判所が連邦憲法上の権利として位置づけることが可能であると主張したのである[4]。この治療権はその後のいくつかの判決によって承認され，自傷他害のおそれや自己管理能力が欠如していることによって強制的に入院させられた精神障害者は，自傷他害のおそれを減弱・消失させる，あるいは自己管理能力を回復させる治療を受ける権利があるとされるようになった[35]。

その後，抗精神病薬が普及し精神医療の中での不可欠な治療手段となる中で，抗精神病薬はその有効性だけでなく，錐体外路症状などの副作用が問題となり，特に遅発性ジスキネジアは抗精神病薬を長期間服用する中で出現する回復が困難な副作用として大きな問題になってきた[10, 33]。そして，このような副作用を有する抗精神病薬の服用を拒否する権利が，強制入院下にある患者にあるのかどうかが議論されるに至った[48, 54]。この中で，「過酷な副作用から患者を救うために治療を拒否する権利が憲法上保護されるべきである」との主張や「抗精神病薬の作用によって，人の思考や行動が変更されたり，副作用によってコミュニケーションが困難になる」などの主張もなされるようになった[35]。

医療サイドからは治療拒否は，精神病症状の悪化や病識欠如のために生じ，治療を阻害する好ましくない因子と考えがちである。しかし，現実には医師−患者関係や病院の治療環境の問題，処方や副作用の問題など様々な要因で患者は治療を拒否するのであり[54]，すなわち治療拒否に対応するということは，治療拒否の背景にある問題に，いかに的確に対処できるかということに他ならない。

もちろん強制入院した精神病圏の入院患者を，治療を行わずにそのまま放置することは適切とは言えない。そこで，強制入院下にある患者に対する強制治療の是非やそのプロセスが議論され，その中で判断能力や治療の適切性の審査が求められるようになった[3]。これらについて，次にまとめることにする。

2) Appelbaum による 5 つのバリエーション

米国では 1960 年代までは強制入院患者に対しては，強制治療が許容されるという考え方が一般的であったが，その後，1970 ～ 80 年代における様々な判例の影響の下に，州毎に異なったシステムが作られている。Appelbaum[3] は，抗精神病薬治療拒否への対処プロセスを治療優先モデル（Treatment-Driven Model）と人権優先モデル（Rights-Driven Model）に分類しており，図 6-2 ～ 4 に示した 5 つのバリエーションについて概説している。

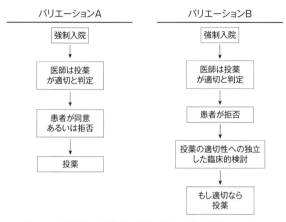

図6-2　抗精神病薬治療拒否に対する治療優先モデル

Appelbaum, P.S. : The right to refuse treatment with antipsychotic medications: retrospect and prospect. Am. J. Psychiatry, 145 ; 413-419, 1988.

　まず図6-2に治療優先モデルの第一にあげられるバリエーションAを示した。これは強制入院自体が法的決定なので，強制入院した患者には治療拒否権はないとする考え方である。この背景には，主治医は誰よりも必要な治療を認識しているので，患者の要望にかかわらず，必要と判断された投薬は正当化されるという考え方がある。バリエーションAは，治療拒否権が議論されるまでは米国でも一般的だったが，その後の判例で問題視され，米国では自傷他害などでの緊急入院例における数日間に限った強制治療（emergency 72-hour order）などに限られている[19]。入院後3日間に限ってバリエーションAに相当する強制治療を認めるという考え方はスコットランドの精神医療に関する法律にもみられる[42]。現在の日本における強制入院下の患者においては，入院後数日間以降にもなおバリエーションAを認めているという状況である。

　治療優先モデルが進化した形が，図6-2に示したバリエーションBであり，これはRennie procedureとして米国でいくつかの州で採用されている[19]。ここでは，強制投与される抗精神病薬などの治療の適切性が検討されるという点がバリエーションAと異なる。この検討は，まず治療機関の病院長が行い，それでも不満なら州精神保健部門が行う。入院後14日間は医

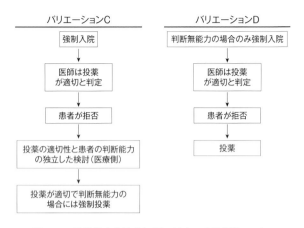

図6-3 抗精神病薬治療拒否に対する人権優先モデル

Appelbaum, P.S. : The right to refuse treatment with antipsychotic medications : retrospect and prospect. Am. J. Psychiatry, 145 ; 413-419, 1988.

師の決定で強制治療が行われ，患者の異議があると投薬の適切性の検討が開始される形もある。

人権優先モデルの最初のものが，図6-3に示したバリエーションCであり，ここでは，患者の判断能力と投薬の適切性の2つの審査が行われることになる．すなわちInformed Consentを外すには「治療についての判断無能力」が必要要件となる．この方式は投薬の適切性だけでなく，判断能力がある患者が治療に関与する権利も配慮しており，したがって強制入院して薬物が必要と思われる患者でも，判断能力がある場合では，強制治療が行えないことになる[3]．日本における医療観察法指定入院医療機関での強制治療ガイドラインはこのバリエーションCに相当するものであり，1991年12月12日に国連総会で決議された「精神疾患を有する者の保護及びメンタルヘルスケアの改善のための諸原則」における強制治療もバリエーションCにほぼ相当する．

次の人権優先モデルはバリエーションDであるが，これは判断無能力の場合だけ強制入院の対象とするというものである．このモデルは米国では医療サイドの強い支持があった．この形ではいったん入院してしまえばバリエーションAと同じことになり，判断無能力患者の人権保護が課題になる．

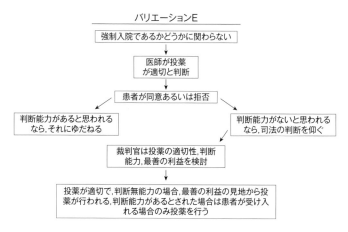

図6-4　抗精神病薬治療拒否に対する人権優先モデル

さらには判断能力はあるが危険性がある患者を入院させられなくなるという問題点がある。

最終的に出現した人権優先モデルは図6-4に示したバリエーションEであり，このモデルでは強制入院患者でも判断能力のある場合は，自発的入院患者と同等の治療への関与が認められている。そして医療側で判断無能力と想定された強制入院患者も，その判断能力や投薬の適切性についてきちんとした司法による判断を受けられる。そしてもし判断能力があるとされた場合は，強制入院患者でもInformed Consentを排除せず，治療に関与したいという患者の望みを尊重することになる。この方式は医療サイドには評判はよくなかった。それはこの形では，強制入院患者を治療もできず，退院もさせられず面倒をみなければならないという懸念が生じたためである[3]。しかしこの方式は患者の人権保護という点ではもっとも徹底しており，米国のいくつかの州や欧州で現実に採用されている。

3）人権優先モデルと治療優先モデルによる急性期治療の実情

前項では，抗精神病薬治療拒否への対処プロセスについてAppelbaumによるバリエーションを解説したが，実際に急性期治療において各種のモデルを行った場合にどのようになるのであろうか。

134　I. 持効性注射製剤治療 総論

　まず，バリエーションEに相当する人権優先モデルによって急性期治療を行った場合についての報告[29]を紹介する。これはMassachusetts州における4つの州立精神病院への6カ月間の入院例についての検討である。入院は1,434例あったが，その中で103例（7.2%）で拒薬が認められた。この103例中5例は研究期間中も拒薬が継続されており，残りの98例については，拒薬への対応が行われ，その対応方法について，分類不能であった3例を除いた95例について分析がなされた。裁判所に申請を行い強制投薬命令を受けたのはこの95例中18例であり（強制投薬群），これらの患者では拒薬から強制投薬についての裁判所の聴取まで平均36.7日が必要となった。裁判所は申請された全例に強制投薬の許可を出した。一方，95例中54例では，当初は拒薬であったがその後の説得などで服薬をするようになった（自発的服薬群）。この54例中4例は救急対応で強制投薬後に自発的に服薬するようになった例であった。さらに95例中に薬物投与を行わなかった未投薬群が23例存在したことが特徴的であった。この未投薬群の中で12例は抗精神病薬なしで入院継続し，11例は未投薬のままで退院している。これら3群について，表6-1に患者状況などを示した。強制投薬群は，入院時の病状がもっとも悪く，強制入院の比率が高く，過去に拒薬歴があることが多く，精神科医が判断無能力とみなしており，拒薬期間や入院期間がもっとも長かった。一方，自発的服薬群は強制入院の比率がもっとも低く，拒薬期間がもっとも少なかった。そして，未投薬群は入院時の病状がもっとも軽く，医師によって判断無能力とみなされた割合が低く，副作用が拒薬の原因であった割合が高く，入院期間はもっとも少なかった。

　次に，バリエーションBに相当する治療優先モデルで急性期治療を行った場合の結果を示す[34]。これはVirginia州における3つの急性期入院病棟への入院症例についての報告である。この研究では348例の入院例の中で45例（12.9%）に拒薬が生じた。この45例中41例で研究への同意が得られたので，この拒薬群41例について分析が行われた。拒薬群は，コントロール群（治療同意群）と比べて拒薬歴，BPRS総得点，処方された抗精神病薬総投与量が有意に高く，入院期間も有意に長く，暴力行為やその恐れが有意に多く，隔離拘束が有意に多く，時間も長かった。この41例中18例（44%）

第6章　持効性注射製剤治療と医療倫理　135

表6-1　人権優先モデルによる急性期治療での拒薬への対応（n=95）

	強制投薬 (n=18)	自発的服薬 (n=54)	未投薬 (n=23)
BPRS（入院時）	52.63 ± 14.95	49.97 ± 11.87	45.67 ± 11.27
強制入院	88.9%	55.6%	69.6%
拒薬の既往	84.6%	38.3%	43.8%
精神科医が判断無能力	100%	86.5%	50%
副作用が拒薬の理由	16.7%	24.4%	41.2%
拒薬期間（日）	36 ± 15.85	7 ± 7.02	9.9 ± 10.77
入院期間（日）	85 ± 32.64	43.9 ± 44.18	37.6 ± 43.31

Hoge, S., Appelbaum, P.S., Lawlor, T., et al. : A prospective, multicenter study pf patients' refusal of antipsychotic medication. Arch. Gen. Psychiatry, 47 ; 949-956, 1990.（一部省略）

では，自発的に服薬するようになった。この18例中2例では処方変更後に服薬するようになった。41例中23例（56%）には強制投薬が行われた。この23例中16例では主治医の判断で強制投薬が行われ（この中の11例では救急での強制投薬であった），7例では正規の手順に従って，投薬の適切性について審議がなされた後に治療が許可され，強制投薬がなされた。

　図6-5にこれら2つの報告について，人権優先モデルあるいは医療優先モデルで服薬拒否例に対応した後のアウトカムが示されている。いずれのモデルでも半数前後の患者は，説得によって服薬するようになるという点が一つのポイントである。そして人権優先モデルでは，強制投薬に至る患者の割合は低いが，これらの患者の司法手続きに時間がかかり，その間患者は未投薬で入院していることになり，結果としてこれらの症例の入院期間は長くなっている。さらに人権優先モデルでは，司法手続きを行わずに，未投薬となってしまう患者が1/4近く存在する。一方で医療優先モデルで行った場合は，強制投薬を行う割合が拒薬例の半数以上となっている。

4）国連原則における精神疾患への強制治療

　1991年12月12日に国連総会で決議された「精神疾患を有する者の保護及びメンタルヘルスケアの改善のための諸原則」には，強制入院や強制治療についての規定が記されており，これは今後の日本の強制治療について考え

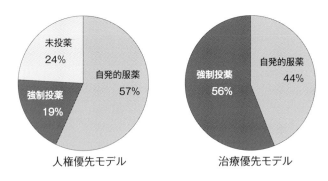

図6-5　人権優先モデルと治療優先モデルそれぞれの服薬拒否例のアウトカム

る上で，まず参考とすべきである．

　国連原則では，精神疾患患者が精神科病院へ非自発入院，または非自発入院患者として退院制限されるのは，法的に権限を与えられた精神保健従事者が「その精神疾患のために切迫した自傷他害の可能性が大きい」あるいは「精神疾患が重篤であり，入院させなければ深刻な悪化の見込があり，入院によってのみ適切な治療が可能で，判断能力が障害されている」とした場合に限られている．そしてこの2つの条件の後者による強制入院の場合には，第一の精神保健従事者から独立した第二の精神保健従事者の同意が必要とされている．すなわち，国連原則では強制入院には，自傷他害のリスクが高い場合か，判断能力が障害されており精神疾患が重篤で入院が必要な状況である場合のいずれかの要件が必要とされている．

　そして国連原則では，非同意での強制治療を行える場合について，第一は資格のある精神保健従事者が，切迫した自傷他害の危険を防ぐために必要だと判断すれば，Informed Consent がなくても「厳密に必要とされる期間内」なら治療を行えるとされている．これは入院直後3日間は強制治療を認めるという方式に相当するであろう．第二には，その患者が非自発入院で，独立機関が判断無能力と判断し，さらに独立機関がその治療計画が「最善の利益」だと判断した場合は Informed Consent なしの治療が可能とされている．この点については，Appelbaum によるバリエーション C[3] にほぼ相当する．医療観察法における強制治療についてのガイドラインもバリエーション

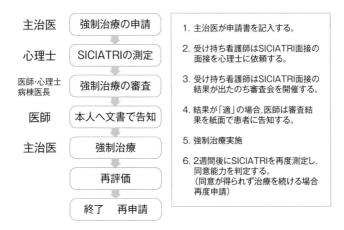

図 6-6　山梨県立北病院における強制治療審査システムの流れ

Cに相当するものであり，このレベルが今後われわれが到達すべき最低ラインであろう．

5）山梨県立北病院における強制治療審査システム

　山梨県立北病院では，入院後72時間以降の患者が治療拒否している場合の同意によらない治療的介入について，強制治療審査システムを作り臨床の中で活用している．強制入院して72時間未満での強制治療に関しては，米国やスコットランドの精神医療に関する法律にもあるように例外としている[42]．

　審査の対象となるのは薬物治療（抗精神病薬の強制投与）と修正型電気治療（m-ECT）であり，後者が審査の対象となることが多い．図6-6に示したように，まず主治医が強制治療について申請書を記載する．この申請書には強制治療内容，改善したい症状，治療拒否している理由，身体的状況（治療に影響する身体的合併症の有無，病名），代替治療の有無，治療をしないことのリスク，同意取得のために行った説明（誰がどのように，何回行い，患者の反応はどうだったのか），迅速審査の要否などが記載されている．

　これが提出されたら当日の受け持ち看護師から強制治療審査担当心理士に電話で依頼が行われ，患者と面接して同意判断能力評価（SICIATRI）の判定

138 I. 持効性注射製剤治療 総論

が行われ，その結果を記入して，審査会で状況を説明する。

　審査会は医師・看護師・心理士の三職種で行われるが，主治医や受け持ち看護師は入らず，医師は院長あるいは副院長あるいは病棟担当医のうちいずれか1名，看護師は病棟師長・副師長のうちいずれか1名，そして同意判断能力評価を行った心理士1名の3名で行われる。審査結果は主治医と患者本人に文書で報告される。もし審査で強制治療が否決された場合には，審査会メンバーの医師によって，主治医との話し合いが行われ，別の治療方法などの提案がなされることもある。強制治療が許可された場合には，それについて患者に文書で告知され，その反応について記載などがなされ，その後強制治療が実施される。

　山梨県立北病院の強制治療審査システムは，同意判断能力の評価を行い，主治医などから独立した院内の組織によって治療の適切性の評価が行われており，Appelbaum によるバリエーション C にほぼ相当する。そしてすべて強制治療を行う前に事前審査を行っている点は医療観察法の倫理委員会での審査（事後審査も含まれている）よりも優れている。一方で，山梨県立北病院の強制治療審査システムでは医療観察法の倫理委員会のような外部委員は参加していない。現実的に，救急・急性期治療などで迅速な対応が求められる中で，かならず強制治療前に事前審査を行うためには外部委員の参加は困難である。この強制治療審査システムによる成果については別に報告[56] してあるので，参照されたい。

IV．LAI 治療と医療倫理分析

1．LAI 治療における情報提示

　本章の最初に述べたように，日本できちんとしたプロセスで作成され，その使用が義務づけられている説明文書が存在している抗精神病薬は，クロザリルだけである。米国や欧州の LAI の添付文書には付録として患者用の説明文書が図6-7，図6-8 に示したように作成されている。わが国にこれに相当するものはない。

　説明文書の必要性については，LAI に限ることではないが，作用が長期

INVEGA® SUSTENNA® (paliperidone palmitate)
extended-release injectable suspension, for intramuscular use

PATIENT INFORMATION
INVEGA® SUSTENNA® (In-VEY-guh Suss-TEN-uh)
(paliperidone palmitate)
Extended-Release Injectable Suspension

Read this Patient Information carefully before you receive INVEGA SUSTENNA and each time you receive it. There may be new information. This information does not take the place of talking to your healthcare provider about your medical condition or your treatment.

What is the most important information I should know about INVEGA SUSTENNA?

INVEGA SUSTENNA can cause serious side effects, including:

- **Increased risk of death in elderly people who are confused, have memory loss and have lost touch with reality (dementia-related psychosis).** INVEGA SUSTENNA is not for treating dementia-related psychosis.

What is INVEGA SUSTENNA?

INVEGA SUSTENNA is a prescription medicine given by injection by a health care professional and used to treat:

- schizophrenia
- schizoaffective disorder either alone or with other medicines such as mood stabilizers or antidepressants

It is not known if INVEGA SUSTENNA is safe and effective in children under 18 years of age.

Who should not receive INVEGA SUSTENNA?

Do not receive INVEGA SUSTENNA if you:

- are allergic to paliperidone, risperidone, or any of the ingredients in INVEGA SUSTENNA. See the end of this Patient Information leaflet for a complete list of ingredients in INVEGA SUSTENNA.

What should I tell my healthcare provider before receiving INVEGA SUSTENNA?

Before you receive INVEGA SUSTENNA, tell your healthcare provider about all your medical conditions, including if you:

- have had Neuroleptic Malignant Syndrome (NMS)
- have or have had heart problems, including a heart attack, heart failure, abnormal heart rhythm, or long QT syndrome
- have or have had low levels of potassium or magnesium in your blood
- have or have had uncontrolled movements of your tongue, face, mouth, or jaw (tardive dyskinesia)
- have or have had kidney or liver problems
- have diabetes or have a family history of diabetes
- have had a low white blood cell count
- have had problems with dizziness or fainting or are being treated for high blood pressure
- have or have had seizures or epilepsy
- have any other medical conditions
- are pregnant or plan to become pregnant. It is not known if INVEGA SUSTENNA will harm your unborn baby.
- are breastfeeding or plan to breastfeed. INVEGA SUSTENNA can pass into your breast milk and may harm your baby. You and your healthcare provider should decide if you will receive INVEGA SUSTENNA or breastfeed. You should not do both.

Tell your healthcare provider about all the medicines you take, including prescription and over-the-counter medicines, vitamins, and herbal supplements.

INVEGA® SUSTENNA® (paliperidone palmitate)
extended-release injectable suspension, for intramuscular use

Know the medicines you take. Keep a list of them to show to your healthcare provider or pharmacist when you get a new medicine.

How will I receive INVEGA SUSTENNA?

- Take INVEGA SUSTENNA exactly as your healthcare provider tells you to.
- Your healthcare provider will tell you how much INVEGA SUSTENNA you will receive and when you will receive it.
- INVEGA SUSTENNA is given as an injection by your healthcare provider into the muscle (intramuscularly) of your arm or your buttocks.
- When you receive your first dose of INVEGA SUSTENNA you will need to get a second dose 1 week later. After that you will only need to get a dose 1 time a month.

What should I avoid while receiving INVEGA SUSTENNA?

- INVEGA SUSTENNA may affect your ability to make decisions, think clearly, or react quickly. **Do not** drive, operate heavy machinery, or do other dangerous activities until you know how INVEGA SUSTENNA affects you.
- Avoid getting overheated or dehydrated.

What are the possible side effects of INVEGA SUSTENNA?

INVEGA SUSTENNA may cause serious side effects, including:

- See "**What is the most important information I should know about INVEGA SUSTENNA?**"
- **stroke in elderly people (cerebrovascular problems) that can lead to death**
- **Neuroleptic Malignant Syndrome (NMS).** NMS is a rare but very serious problem that can happen in people who receive INVEGA SUSTENNA. NMS can cause death and must be treated in a hospital. Call your healthcare provider right away if you become severely ill and have any of these symptoms:
  - high fever
  - severe muscle stiffness
  - confusion
  - loss of consciousness
  - changes in your breathing, heartbeat and blood pressure
- **problems with your heartbeat.** These heart problems can cause death. Call your healthcare provider right away if you have any of these symptoms:
  - passing out or feeling like you will pass out
  - dizziness
  - feeling as if your heart is pounding or missing beats
- **uncontrolled movements of your tongue, face, mouth, or jaw (tardive dyskinesia)**
- **metabolic changes.** Metabolic changes may include high blood sugar (hyperglycemia), diabetes mellitus and changes in the fat levels in your blood (dyslipidemia), and weight gain.
- **low blood pressure and fainting**
- **changes in your blood cell counts**
- **high level of prolactin in your blood (hyperprolactemia).** INVEGA SUSTENNA may cause a rise in the blood levels of a hormone called prolactin (hyperprolactemia) that may cause side effects including missed menstrual periods, leakage of milk from the breasts, development of breasts in men, or problems with erection
- **problems thinking clearly and moving your body**
- **seizures**
- **difficulty swallowing that can cause food or liquid to get into your lungs**

INVEGA® SUSTENNA® (paliperidone palmitate)
extended-release injectable suspension, for intramuscular use

- **prolonged or painful erection lasting more than 4 hours.** Call your healthcare provider or go to your nearest emergency room right away if you have an erection that lasts more than 4 hours.
- **problems with control of your body temperature especially when you exercise a lot or spend time doing things that make you warm. It is important for you to drink water to avoid dehydration.**

The most common side effects of INVEGA SUSTENNA include:

- injection site reactions
- sleepiness or drowsiness
- dizziness
- feeling of inner restlessness or needing to be constantly moving
- abnormal muscle movements, including tremor (shaking), shuffling, uncontrolled involuntary movements, and abnormal movements of your eyes

Tell your healthcare provider if you have any side effect that bothers you or does not go away. These are not all the possible side effects of INVEGA SUSTENNA. For more information, ask your healthcare provider or pharmacist.

Call your doctor for medical advice about side effects. You may report side effects to the FDA at 1-800-FDA-1088.

General information about the safe and effective use of INVEGA SUSTENNA.

This Patient Information leaflet summarizes the most important information about INVEGA SUSTENNA. If you would like more information, talk with your healthcare provider.

You can ask your healthcare provider or pharmacist for more information that is written for healthcare professionals. For more information, go to www.invegasustenna.com or call 1-800-526-7736.

What are the ingredients in INVEGA SUSTENNA?

Active ingredient: paliperidone palmitate

Inactive ingredients: polysorbate 20, polyethylene glycol 4000, citric acid monohydrate, disodium hydrogen phosphate anhydrous, sodium dihydrogen phosphate monohydrate, sodium hydroxide, and water for injection

Manufactured by:
Janssen Pharmaceuticals, Inc.
Titusville, NJ 08560

© Janssen Pharmaceuticals, Inc. 2009

This Patient Information has been approved by the
U.S. Food and Drug Administration

Revised: November 2014

024972-141209

図 6-7　Paliperidone palmitate の米国添付文書に付録している説明文書（全文）

間持続し，これをすぐ排除することはできないわけであるから，特に LAI においてはきちんとした説明文書が作られ，これを元に導入のプロセスを行うことが望ましい。第 8 章の図 8-21 に示してあるように，LAI の持続期間が長くなるほど，十分な説明の必要性はそれだけ高まる。もちろん，患者自身も LAI については情報をもっとほしいと要望していることは言うまでもない[18]。ここで患者に副作用を含んだ情報を与えすぎると，LAI が必要と思える症例も導入できなくなるのではないかという懸念が生じるかもしれない。しかし，LAI のリスクとベネフィットについての十分な説明を行った場合でも，大部分の患者は LAI 継続の意思を取り消さないことも明らかになっている[6]。抗精神病薬について必要な情報開示をどこまで，どのような方法で行うべきかは，もっと議論してよい課題である[5]。

慢性精神障害患者への薬物治療と Informed Consent について，Glazer と

140　Ⅰ. 持効性注射製剤治療 総論

Package leaflet: Information for the user

XEPLION 25 mg prolonged release suspension for injection
XEPLION 50 mg prolonged release suspension for injection
XEPLION 75 mg prolonged release suspension for injection
XEPLION 100 mg prolonged release suspension for injection
XEPLION 150 mg prolonged release suspension for injection

Paliperidone

Read all of this leaflet carefully before you start using this medicine because it contains important information for you.
- Keep this leaflet. You may need to read it again.
- If you have any further questions, ask your doctor, pharmacist, or nurse.
- If you get any side effects, talk to your doctor, pharmacist or nurse. This includes any possible side effects not listed in this leaflet. See section 4.

What is in this leaflet:
1. What XEPLION is and what it is used for
2. What you need to know before you use XEPLION
3. How to use XEPLION
4. Possible side effects
5. How to store XEPLION
6. Contents of the pack and other information

1.　What XEPLION is and what it is used for

XEPLION contains the active substance paliperidone which belongs to the class of antipsychotic medicines and is used as a maintenance treatment for the symptoms of schizophrenia in adult patients stabilised on paliperidone or risperidone.

If you have shown responsiveness to paliperidone or risperidone in the past and have mild to moderate symptoms your doctor may start treatment with XEPLION without prior stabilisation with paliperidone or risperidone.

Schizophrenia is a disease with "positive" and "negative" symptoms. Positive means an excess of symptoms that are not normally present. For example, a person with schizophrenia may hear voices or see things that are not there (called hallucinations), believe things that are not true (called delusions), or feel unusually suspicious of others. Negative means a lack of behaviours or feelings that are normally present. For example, a person with schizophrenia may appear very withdrawn and may not respond at all emotionally or may have trouble speaking in a clear and logical way. People with this disease may also feel depressed, anxious, guilty, or tense.

XEPLION can help alleviate the symptoms of your disease and stop your symptoms from coming back.

2.　What you need to know before you use XEPLION

Do not use XEPLION
- if you are allergic to paliperidone or to any of the other ingredients of this medicine (listed in section 6).
- if you are allergic to another antipsychotic medicine including the substance risperidone.

図 6-8　Paliperidone palmitate の欧州添付文書に付録している説明文書（一部）

Kane は，主治医と患者との治療同盟の確立がなによりも重要であること，書面による同意ばかりを優先する "defensive medicine" は薦められずそのような書面の多くはしばしば患者にとって理解不能で単に署名があることで同意の問題が解決しているように誤解してしまうことさえあること，治療者は患者や家族から疑問を引き出すような意味がある話し合いを繰り返して行うことが大切で，慢性精神障害患者の Informed Consent は 1 回限りのものではなく継続的なプロセスであることを認識すべきことなどを述べている[17]。

第6章　持効性注射製剤治療と医療倫理　141

　このような視点から言えば，たとえわかりやすく内容も吟味された説明文書を作ってそれで説明し同意を得たとしても，その後も患者や家族との話し合いを継続する中で，治療同盟を確立して，真の協力関係を作ることこそもっとも大切と考えられる。この点は，第5章に説明されている GAIN などにも強調されている点である[55]。しかし，良質な説明文書の存在は必要条件であろう。

2.　同意判断能力に問題がある患者への LAI 導入

　最初に述べたように，医療従事者は判断能力のある患者の自己決定は尊重する必要があるが，判断無能力の患者については，その生命・健康・尊厳を保護しなければならないし，判断無能力の患者に対しては，適切な審査プロセスを経た上で，強制的な治療を行ってもよいとされる。本項では同意判断能力に問題がある症例に LAI を導入する場合のいくつかの医療倫理的なポイントについて述べたい。

　まず病識がないために拒薬している統合失調症患者への強制的な LAI 投与の問題である。このような要請が山梨県立北病院の強制治療審査に上ってきたことがあった。その際の審査では副作用のリスクや強制的な注射自体の問題性が取り上げられ，このような治療の適切性に疑問があり，強制的に行う場合でもよりリスクの少ない別の治療手段（たとえば修正型電気治療）が存在するのではないかという点が指摘され，審査は通過しなかった。このようなタイプの強制治療は，もし副作用が出現したらその症例に大きな負担を与え，LAI を忌避することに結びつくかもしれず，その場合には LAI による維持治療の可能性が失われるかもしれない。そしてなによりもこのような治療による有効性の予測は困難である場合が多い。したがって，LAI の強制治療は，基本的には行うべきではない。さらに患者に LAI の特性などを告知せずに，半ば騙し討ち的に投与することも同様の行為と考えられる。これらの方法は，わが国でかつてはよく行われていたと思われるが，その適切性やマイナスの影響をよく検討すべきである。

　一方，退院に際して様々な心理社会的治療や支援を行いながら地域生活を継続する計画を立てているが，そのために薬物アドヒアランスの確保が絶対

142 I. 持効性注射製剤治療 総論

に必要と思える場合もある。NICE ガイドラインでも「抗精神病薬治療の隠れたノンアドヒアランスを避けることが治療プランの中で臨床的に優先される場合」は LAI の適応とされている。しかしこのような状況の中で患者は LAI 治療をなかなか受け入れないこともあるかもしれない。その際に「退院の条件」として LAI 導入を提示する方法は，医療倫理的に許容されるのであろうか。

この場合にその症例の同意判断能力に問題があるかどうかが一つのポイントになる。もしこれらに問題があり，病識に乏しい患者の場合には，「退院の条件」として LAI 導入を提示する方法は Informed Consent の３つの原則の中での自発的決定に反するかもしれないが，医療倫理的には許容される行為だと思われる。もちろん家族などの要望もよく聴取し，協力体制を作っておくべきである。そして，このような状況の中で，根気良い説得の下に，その患者に１回目の LAI 注射を強制的にではなく施行できれば，患者の LAI への不安が和らぎ，その後の継続を説得でき，退院計画を順調にすすめられるようになるかもしれない。しかし根気良い説得を繰り返しても LAI 投与を絶対に拒否する場合には，第３章（p.59）に述べたように Kane らの示している「ベネフィットとリスクについて十分に話し合って病気の本態についての十分な治療教育を行っても，LAI を試みることすらきっぱりと拒否する患者」に相当するので，LAI 導入はこの時点ではあきらめるべきで，次のチャンスを待ったほうがよい。

3. LAI の継続と医療倫理

Informed Consent の視点から考えると，ある治療を止めたい，あるいは変えたいと患者が決めたら，医療者は最終的にはその要望に沿わなければならない。もし経口抗精神病薬ならそれを決断して，服薬を中断すれば数時間〜数日後にはその薬物が身体から抜けるが，LAI では数カ月かかることになる。まさにこの点が LAI 治療の特徴であり，利点でも欠点でもある。

Voluntarism の観点からは，LAI は患者がすぐ治療をやめられるという権利を弱めることになる。Roberts らは，最初は病状が安定しなくて，Voluntarism の中での決断能力がなかった患者が，改善してきて自己選択が

できる状況になっても，LAIによる維持治療を断ることが現実的には容易ではない点に注目している[47]。Eastwoodらは，英国における100例のLAI投与患者（デポクリニック53例，デイセンター15例，病棟14例，自宅11例，ホステル7例）について調査したが，LAI治療を拒否する権利があると知っていたのは52％で，特に入院患者14例中10例では拒否権が知らされておらず，LAIを拒否できないものと考えていた[13]。

　一方で，その患者の病識や同意判断能力に疑問があって，その上でLAIをやめたいと述べる場合には，多くの主治医やコメディカルは，LAIを続けるようになんとか説得しようとするだろう。もしLAIをやめてしまうと，その患者の地域生活の維持が困難になることも少なくない。このような状況での本人の選択をどこまで重視すべきかは悩ましい問題になる。LAIのベネフィット／リスクを勘案しつつ，これによってできる限り統合失調症患者のアドヒアランス向上と再発防止をめざそうとする医療行為は医療倫理的に正しいと考えられる。その場合にはできるだけの説明と説得をすべきであるが，強制的な投与はすべきではない。

4. LAIが必要な状況にもかかわらず提案すらしないことの問題性

　「病識に乏しい統合失調症患者にも，病状悪化や再発・再入院などを防止するため，適切な抗精神病薬治療を受ける」という権利が存在し，それに対して医療者は一歩踏み込んだ努力をすべきかもしれない。したがって，これまでの治療経過などからLAIが必要と思われる患者にこのような治療方法を提案すらしないのは，医療倫理的に疑問がある。LAIのリスクだけに注目したような考え方，あるいはLAIを拒薬やどうしようもない時の最後の一手として考え，再発を何回も繰り返している患者で最終的に使うという考え方も，医療資源は社会の中で公平に適切に分配すべきであり，偏見や先入観などのために，病気に罹患した個人が，適切な医療を利用できなくならないように援護すべきであるという医療倫理の概念に沿ったものではない。

5. 強制通院制度とLAI

　米国や英国，オーストラリアなどでは，Involuntary outpatient commitment

144 Ⅰ. 持効性注射製剤治療 総論

（OPC），あるいは Community Treatment Order（CTO）などの，裁判所が患者に通院を命令する形の強制通院制度がある[31, 52]。このような制度と組み合わされて，LAI が用いられている場合も存在する。Patel らの英国精神科医を対象とした調査でも，CTO における LAI の使用は，半数の医師がそれを許容するとしており，状況に応じて使用する医師も含めると 68% でこのような方法を肯定している[44]。実際に，このような組み合わせが行われた場合の結果については，いくつかの報告がある。

Swartz ら[51]は OPC が服薬コンプライアンスを向上させるかどうかについて検討を行っている。対象は強制入院となった患者の中で，18 歳以上で，統合失調症，統合失調感情障害，その他の精神病性障害，感情障害が 1 年以上継続しており，日常生活能力に明らかな問題があり，過去 2 年以上強力な治療が行われていて，今後 OPC が予定されている例である。本研究が行われた North Carolina 州では OPC は，利用可能なサポートを使って地域で生活可能だが，悪化防止のための治療を継続しないと危険性が予想され，その精神的状態のために適切な治療を自らの意志で探して続ける能力が制限されたり，ない場合に適応となる。対象症例は 331 例であり，12 カ月追跡された例は 258 例であった。これらの例は，OPC を行う群と行わないコントロール群に無作為に割り付けられたが，武器を用いた重大な暴行や他者の身体を傷つけるような他害行為を過去 1 年以内に行ったことがある例の場合は OPC 暴力群として，必ず最初の 90 日間の OPC を義務づけることにした。258 例の内訳は 113 例のコントロール群，100 例の OPC 群，OPC 暴力群 45 例となっていた。113 例のコントロール群，100 例の OPC 群を単純に比較するとコンプライアンスに有意な差異はなかったが，OPC 暴力群を加えた分析で，OPC を 6 カ月以上継続した場合と，OPC が 6 カ月以下あるいは OPC を行わなかったコントロール群を比べると，前者が有意にコンプライアンスが良好であった。そして，興味深いことに，濃厚な外来治療サービスだけではコンプライアンスは改善しなかったが，これと 6 カ月以上の OPC 継続の併用では治療コンプライアンスが有意に改善し，そして LAI と経口薬による治療を比較すると，OPC 継続期間に関係なく，LAI は有意にコンプライアンスを向上させていた。

第 6 章　持効性注射製剤治療と医療倫理　145

　Vaughan らは[53]オーストラリアの New South Wales 州において，123 例の CTO 症例（ほとんどは統合失調症患者）を調査した。123 例中 76 例は第一世代 LAI，47 例は経口抗精神病薬（第一世代抗精神病薬 14，risperidone 11，olanzapine 8，clozapine 14）が用いられていたが，LAI 治療群の再入院は 24％であったが，経口抗精神病薬治療群では 43％であり，LAI 治療群が有意に少なかった。経口抗精神病薬の中での第一世代抗精神病薬と第二世代抗精神病薬では再入院率に有意差は認められなかった。LAI 治療群ではコンプライアンスの評価は容易で，LAI が中止されたのは 76 例中 4 例だけであった。しかし経口抗精神病薬治療群では病状が悪化して医師がコンプライアンスを確認しても，患者は「薬は飲んでいる」と答えることがほとんどであり，コンプライアンスの正確な評価は困難であった。

　Muirhead ら[40]は，CTO を行った 94 例の統合失調症例についてミラーイメージ研究を行った。94 例中 31 例が経口抗精神病薬，63 例は LAI が投与されており，全体では再入院回数や入院期間は有意に減少していた。その中で LAI 群は再発が有意に減少していたが，経口薬群では有意な差異はなかった。

　このように強制通院制度と LAI の組み合わせについては，好ましい効果がある可能性があるが，検討は十分とは言えない。強制通院制度ではないが，司法的問題があった症例には LAI は経口抗精神病薬よりも有効であるとのエビデンスも報告されており[2]，このような状況にある患者への LAI の有用性についてはさらに検討をすべきである。一方，強制通院制度自体の有用性については，なお評価が確定されておらず[7, 41]，このような中で外来での強制的な治療はむしろ拡大している現状にも注意が必要である[11, 37]。強制通院制度と LAI の組み合わせはもっとも強制力の強い外来維持治療とも言えるので，第 8 章で述べるような 3 カ月製剤の登場によって，このような組み合わせについての医療倫理的な適切性の判断がさらに問われるだろう[45]。わが国でも医療観察法の指定通院や措置入院からの退院後の通院治療の仕組みを考える上で，注目すべき領域であることは間違いない[15]。

146　Ⅰ. 持効性注射製剤治療 総論

■ 引用文献

1) Adams, J.R., R.E. Drake, and G.L. Wolford : Shared decision-making preferences of people with severe mental illness. Psychiatr. Serv., 58(9); 1219-1221, 2007.
2) Alphs, L., C. Benson, K. Cheshire-Kinney, et al. : Real-world outcomes of paliperidone palmitate compared to daily oral antipsychotic therapy in schizophrenia : a randomized, open-label, review board-blinded 15-month study. J. Clin. Psychiatry, 76(5); 554-561, 2015.
3) Appelbaum, P.S. : The right to refuse treatment with antipsychotic medications: retrospect and prospect. Am. J. Psychiatry, 145 ; 413-419, 1988.
4) Birnbaum, M. : The right to treatment. ABA Journal, 46 ; 499-505, 1960.
5) Brabbins, C., J. Butler, and R. Bentall : Consent to neuroleptic medication for schizophrenia : clinical, ethical and legal issues. Br. J. Psychiatry, 168(5); 540-544, 1996.
6) Bunn, H.M., A.M. O'Connor, M.S. Tansey, et al. : Characteristics of clients with schizophrenia who express certainty or uncertainty　about continuing treatment with depot neuroleotic medication. Acta. Psychiatr. Nurs., 11 ; 238-248, 1997.
7) Burns, T., J. Rugkasa, A. Molodynski, et al. : Community treatment orders for patients with psychosis(OCTET): a randomised controlled trial. Lancet, 381(9878); 1627-1633, 2013.
8) Carpenter, W.T., Jr., J.M. Gold, A.C. Lahti, et al. : Decisional capacity for informed consent in schizophrenia research. Arch. Gen. Psychiatry, 57(6); 533-538, 2000.
9) Charles, C., A. Gafni, and T. Whelan : Shared decision-making in the medical encounter: what docs it mean? (or it takes at least two to tango). Soc. Sci. Med., 44 (5); 681-692, 1997.
10) Chouinard, G., L. Annable, A. Ross-Chouinard, et al. : Factors related to tardive dyskinesia. Am. J. Psychiatry, 136 ; 79-82, 1979.
11) DeRidder, R., A. Molodynski, C. Manning, et al. : Community treatment orders in the UK 5 years on : a repeat national survey of psychiatrists. B. J. Psych. Bull., 40(3); 119-123, 2016.
12) Drake, R.E. and P.E. Deegan : Shared decision making is an ethical imperative. Psychiatr. Serv., 60(8); 1007, 2009.
13) Eastwood, N. and R. Puch : Long-term medication in depot clinics and patients' rights: an issue for assertive outreach. Psychiatr. Bull., 21 ; 273-275, 1997.
14) Fenton, W.S. : Shared decision making : a model for the physician-patient relationship in the 21st century? Acta. Psychiatr. Scand., 107(6); 401-402, 2003.
15) 藤井康男：重大な犯罪を犯した統合失調症患者とデポ剤治療. 臨床精神薬療, 10 ; 759-771, 2007.
16) 藤井康男：統合失調症薬物治療でのデシジョンメイキング. 臨床精神薬理, 15 ; 171-179, 2012.
17) Glazer, W.M. and J.M. Kane : Depot neuroleptic therapy : An underutilized treatment option. J. Clin. Psychiatry, 53 ; 426-433, 1992.
18) Goldbeck, R., S. Tomlinson, and J. Bouch : Patients' knowledge and views of their depot neuroleptic medication. Psychiatr. Bull., 23 ; 467-470, 1999.
19) Greenberg, W.M., L. Moore-Duncan, and R. Herron : Patient's attitudes toward having been forcibly medicated. Bull. Am. Acad. Psychiatry Law, 24 ; 513-524, 1996.
20) Grisso, T. and P.S. Appelbaum : MacArthur Competence Assessment Tool for Treatment(MacCAT-T). Professional Resource Press, Sarasota, 1998.

21) Hamann, J., G. Kolbe, R. Cohen, et al. : How do psychiatrists choose among different antipsychotics? Eur. J. Clin. Pharmacol., 61(11); 851-854, 2005.

22) Hamann, J., R. Cohen, C. Leucht, et al. : Do patients with schizophrenia wish to be involved in decisions about their medical treatment? Am. J. Psychiatry, 162 ; 382-384, 2005.

23) Hamann, J., C. Mischo, B. Langer, et al. : Physicians' and patients' involvement in relapse prevention with antipsychotics in schizophrenia. Psychiat. Serv., 56 ; 1448-1450, 2005.

24) Hamann, J. : 精神科でのShared Decidion Making(SDM)の導入 — ドイツにおける実践. 臨床精神薬理, 14 ; 678-687, 2011.

25) Hamann, J., B. Langer, V. Winkler, et al. : Shared decision making for in-patients with schizophrenia. Acta. Psychiatr. Scand., 114(4); 265-273, 2006.

26) Hamann, J., S. Leucht, and W. Kissling : Shared decision making in psychiatry. Acta. Psychiatr. Scand., 107(6); 403-409, 2003.

27) Hamann, J., B. Langer, S. Leucht, et al. : Medical decision making in antipsychotic drug choice for schizophrenia. Am. J. Psychiatry, 161(7); 1301-1304, 2004.

28) Hamann, J., R. Mendel, R. Cohen, et al. : Psychiatrists' use of shared decision making in the treatment of schizophrenia : patient characteristics and decision topics. Psychiatr. Serv., 60(8); 1107-1112, 2009.

29) Hoge, S., P.S. Appelbaum, T. Lawlor, et al. : A prospective, multicenter study of patients' refusal of antipsychotic medication. Arch. Gen. Psychiatry, 47 ; 949-956, 1990.

30) Hollowway, F. and G. Szmukler : Involuntary psychiatric treatment : capacity should be central to decision making. J. Mental Health, 12 ; 443-447, 2003.

31) Hunt, A.M., A. da Silva, S. Lurie, et al. : Community treatment orders in Toronto : the emerging data. Can. J. Psychiatry, 52(10); 647-656, 2007.

32) Jeste, D.V., C.A. Depp, and B.W. Palmer : Magnitude of impairment in decisional capacity in people with schizophrenia compared to normal subjects : an overview. Schizophr. Bull., 32(1); 121-128, 2006.

33) Kane, J.M., M. Woerner, M. Borenstein, et al. : Integrating incidence and prevalence of tardive dyskinesia. Psychopharmacol. Bull., 22 ; 254-258, 1986.

34) Kasper, J.A., S.K. Hoge, T. Freucht-Haviar, et al. : Prospective study of patients' refusal of antipsychotic medication under a physician discretion review procedure. Am. J. Psychiatry, 154 ; 483-489, 1997.

35) 北村總子, 藤縄昭：アメリカにおける精神科入院患者の治療を受ける権利. 精神神経誌, 94 ; 487-501, 1992.

36) 北村總子, 北村俊則：精神科医療における患者の自己決定権と治療同意判断能力. 学芸社, 東京, 2000.

37) Lambert, T.J., B.S. Singh, and M.X. Patel : Community treatment orders and antipsychotic long-acting injections. Br. J. Psychiatry, Suppl 52 ; S57-S62, 2009.

38) 三澤史斉, 藤井康男：治療抵抗性統合失調症の同意判断能力. 第22回日本臨床精神神経薬理学会. 2012.

39) Mistler, L.A. and R.E. Drake : Shared decision making in antipsychotic management. J. Psychiatr. Pract., 14(6); 333-344, 2008.

40) Muirhead, D., C. Harvey, and G. Ingram : Effectiveness of community treatment orders for treatment of schizophrenia with oral or depot antipsychotic medication : clinical outcomes. Aust. N. Z. J. Psychiatry, 40(6-7); 596-605, 2006.

41) Mustafa, F.A. : Why clinicians still use community treatment orders. Acta.

148　Ⅰ. 持効性注射製剤治療　総論

Psychiatr. Scand., 132(4); 309-310, 2015.
42）The New Mental Health Act : An Easy Read Guide. Scottish Executive, Scotland, 2007.
43）Palmer, B.W., L.B. Dunn, P.S. Appelbaum, et al. : Correlates of treatment-related decision-making capacity among middle-aged and older patients with schizophrenia. Arch. Gen. Psychiatry, 61(3); 230-236, 2004.
44）Patel, M.X., V. Nikolaou, and A.S. David : Psychiatrists' attitudes to maintenance medication for patients with schizophrenia. Psychol. Med., 33 ; 83-89, 2003.
45）Patel, M.X., P.M. Haddad, I.B. Chaudhry, et al. : Psychiatrists' use, knowledge and attitudes to first- and second-generation antipsychotic long-acting injections : comparisons over 5 years. J. Psychopharmacol., 24(10); 1473-1482, 2010.
46）Roberts, L.W. : Informed consent and the capacity for voluntarism. Am. J. Psychiatry, 159 ; 705-712, 2002.
47）Roberts, L.W. and C.M. Geppert : Ethical use of long-acting medications in the treatment of severe and persistent mental illnesses. Compr. Psychiatry, 45(3); 161-167, 2004.
48）Stone, A.A. : The right to refuse treatment : why psychiatrists should and can make it work. Arch. Gen. Psychiatry, 38 ; 358-362, 1981.
49）Stroup, S., P. Appelbaum, M. Swartz, et al. : Decision-making capacity for research participation among individuals in the CATIE schizophrenia trial. Schizophr. Res., 80(1); 1-8, 2005.
50）Stroup, T.S., P.S. Appelbaum, H. Gu, et al. : Longitudinal consent-related abilities among research participants with schizophrenia : Results from the CATIE study. Schizophr. Res., 130(1-3); 47-52, 2011.
51）Swartz, M., J. Swanson, W., H.R. Wagner, et al. : Effects of involuntary outpatient commitment and depot antipsychotics on treatment adherence in persons with severe mental illness. J. Nerv. Ment. Dis., 189 ; 583-592, 2001.
52）Torrey, E.F. and R.J. Kaplan : A national survey of the use of outpatient commitment. Psychiatr. Serv., 46(8); 778-784, 1995.
53）Vaughan, K., N. McConaghy, C. Wolf, et al. : Community treatment orders : relationship to clinical care, medication compliance, behavioural disturbance and readmission. Aust. N. Z. J. Psychiatry, 34 ; 801-808, 2000.
54）Wettstein, R.M. : The right to refuse psychiatric treatment. Psychiatr. Clin. North Am., 22 ; 173-182, 1999.
55）八重樫穂高，藤井康男：持効性注射製剤の患者への受け入れ促進をめざして ─ GAIN アプローチを用いた患者との共同作業の試み．精神科治療学，30 ; 905-914, 2015.
56）横森いづみ，藤井康男，三澤史斉：山梨県立北病院における強制治療審査システム．臨床精神薬理，21 ; 1199-1206, 2018.

II

持効性注射製剤治療 各論

第7章

第一世代持効性注射製剤

藤井　康男

　本章では，まず第一世代持効性注射製剤（第一世代LAI）である haloperidol decanoate (HP-D) と fluphenazine decanoate (FD) について，添付文書からの情報，薬物動態，導入方法，HP-DとFDの違いや使い分けなどについて記載した．そして，後半にはとくに第一世代抗精神病薬を用いて検討された抗精神病薬の間欠的投与法や第一世代LAIの少量維持治療による治療成績についてまとめた．

I．第一世代LAIの基本的データ

1．持効性のメカニズム

　第一世代LAIはOH基を有する抗精神病薬と長鎖の脂肪酸がエステル結合することによって作られる．エステル化によって脂溶性が高まるので，これを胡麻油に溶かしたものが第一世代LAI製剤で，筋肉内に投与されると図7-1に示すように徐々に注射部位から組織あるいは血液のエステラーゼ

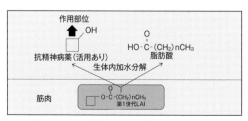

図7-1　第一世代LAIの持効性メカニズム

によって加水分解されて，活性のある抗精神病薬が血中に拡散する。第一世代 LAI の持効性は筋肉あるいは血液においてエステル化された薬物がエステラーゼによって水酸化される速度に関係するという考え方とエステル化された抗精神病薬が拡散する速度に関係するとの考え方があったが，動物実験からは後者が正しいとされている[29]。したがって，第一世代 LAI の薬物動態は薬物の代謝過程よりも，エステル化された抗精神病薬が拡散する速度による影響が大きい。HP-D に関しては，筋肉内の LAI からの遊離過程には血流への直接の拡散，マクロファージによる吸収，リンパ液の流れを通じての吸収の 3 つが関係していることがわかっている[12]。

　第一世代 LAI では注射部位からの遊離過程がその持効性の鍵を握っているわけであるが，このような特性はその薬物動態を大変複雑なものにしている。そして第一世代 LAI を繰り返して投与すると，過去の注射部位からの薬物の遊離や，脂肪組織に結合している薬物の遊離が，今回注射した部位からの薬物の遊離に上乗せされて生じ，長期的に使用するとこれを中止しても，かなりの期間，ある程度の薬物濃度が継続することに結びつく。

2. Haloperidol decanoate (HP-D)

1) 添付文書からの情報

　図 7-2 に HP-D の化学構造式を示した。本剤はアンプルで供給されており，1 アンプル 1ml 中に haloperidol decanoate 70.25mg（haloperidol として 50mg）含有する製剤と，1ml 中に haloperidol decanoate 141.04mg（haloperidol として 100mg）含有する製剤があり，基剤は胡麻油である。本剤の添付文書には，「通常 1 回量 50 ～ 150mg を 4 週間隔で筋肉内投与する。初回用量は，経口 haloperidol の一日用量の 10 ～ 15 倍を目安とし，可能な限り少量より始め，100mg を超えないものとする」「初回用量は患者の

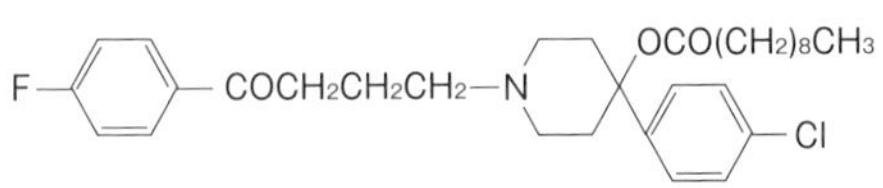

図 7-2　Haloperidol decanoate（HP-D）の化学構造式

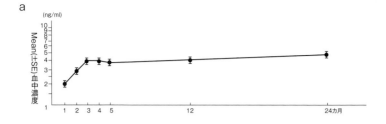

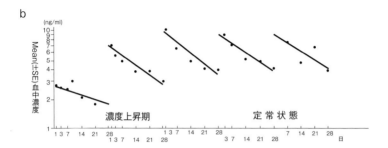

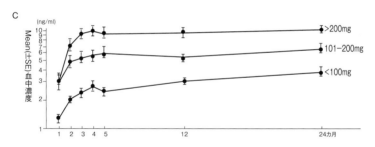

図 7-3　Haloperidol decanoate 投与量別の最低血中濃度の長期推移

既往歴，病状，過去の抗精神病薬への反応に基づいて決める．できるだけ低用量より始め，必要に応じ漸増することが望ましい」と記載されている．

2）薬物動態
i）投与量と薬物濃度，定常状態までの期間
　HP-D の薬物動態については多くの検討があるが，Reyntigens ら[37]のデータを図 7-3a～c に示した．これは 181 例の慢性統合失調症入院患者につい

154　II. 持効性注射製剤治療 各論

て低用量（20 ～ 100mg），中等量（101 ～ 200mg），高用量（201 ～ 400mg）の HP-D を投与し薬物動態を 2 年間にわたって検討したものである。これらのデータを 100mg の HP-D 投与に換算して最低血中濃度の推移を示したのが図 7-3a である。投与開始 1 カ月で 2 ng/ml となり，3 カ月後には 4 ng/ml の定常状態に達し，以後この濃度が保たれる。またそれぞれの注射間の濃度変動が図 7-3b に示されている。各インターバルで最高濃度は最低濃度の 2 倍前後である。定常状態には 3 カ月後に達し，最高濃度は 8 ng/ml，最低濃度は 4 ng/ml となる。この報告においても定常状態における HP-D の投与量と血中濃度には高い正の相関（r=0.86）が存在し，図 7-3c に示したように投与量に応じた血中濃度が得られている。HP-D では半減期は 21 日とされており，多数回注射による半減期の変化は現在までのところ，報告されていない。

　HP-D の定常状態までの期間は大部分の報告では 4 週毎の投与で 3 カ月間を要するとされている[1]。しかし Wiles ら[42]は HP-D 投与例で 11 例中 5 例（45%）では 8 ～ 12 週で定常状態に達したが，3 例は 28 週を要し，3 例では投与開始 44 週後でもなお定常状態に達せず血中濃度は上昇を続けたと報告している。

　外来維持治療ではできるだけ一定の薬物血中濃度を保持することが，副作用軽減や効果の安定に好ましいとすれば，LAI の注射と注射の間の血中濃度の変動幅は，できるだけ少ないほうが望ましいが，本剤ではこの変動幅（Cmax/Cmin）は 2 ～ 3 と少なく安定した血中濃度推移を示している[27]。

ii）治療有効濃度

　外来維持治療における抗精神病薬の有効血中濃度を明らかにするには多くの課題がある。Marder ら[31]は第一世代 LAI でこれを明らかにするためには定常状態に達する期間，測定方法の感度，予後の測定（再発の定義）の問題などが特に重要であると述べている。維持治療期の研究では再発の定義が常に問題になり，維持治療の初期研究では入院を再発の定義としたが，入院の必要性はしばしば統合失調症の症状と無縁の要因によって左右されるのでかならずしも適切ではない。Eklund と Forsman[9]は HP-D 60mg の 4 週毎の投与で定常状態の血中濃度は 6.7±3.1 ng/ml であり，この濃度で 48 週間の

第7章　第一世代持効性注射製剤　155

試験期間中に再発したのは18例中2例（11％）だけであると報告している。彼らはLAI中断群の検討も行い最低有効血中濃度を見出そうとしたが，これを定めることはできなかった。山本ら[44]の検討ではHP-Dの外来維持治療濃度は3〜10 ng/mlとされている。おそらくHP-Dによる外来維持治療濃度は10 ng/ml以下である可能性が高い。もちろんその症例が寛解状態で投薬は予防的性格だけなのか，あるいは残存精神症状を押え込みながら維持しているのかによっても有効維持血中濃度は異なり，精神症状残存例への治療的維持投与では急性期治療での有効薬物濃度に近いレベルが必要かもしれない。これらのいくつかのデータは参考にはなるが，現状ではHP-D維持治療での至適濃度については確定的なことは言えない。精神症状の変動には薬物以外の要素（社会心理的状況，これに対する治療者サイドの対応，そしてライフイベント）が再発に複雑に絡み合うことを忘れてはならない。

3）導入方法

　一例として，haloperidol投与量10mgで急性症状が改善し，経口haloperidol外来一日維持投与量として5mgが必要と想定される症例についてのHP-Dの導入方法を紹介する。第3章表3-5に示したようにMaudsleyのガイドラインによればHP-Dの初回投与量（test dose）は25mgとされており[41]，しばらくは経口haloperidolを一定量（5〜7.5mg前後）併用する。この際に患者自身と家族にLAIの意義や今後の治療計画をよく説明する。初回投与時には特に注射部位の腫脹や痛みに注意して，注射後3〜7日後を中心に錐体外路症状，過剰鎮静などの副作用もチェックする。最初の注射の際は，患者は不安に感じるのが通例であるので，入念に聞き取る。最初の投与で「注射してなんの変わりもなかった」と述べてくれたらとりあえず成功であり，なんらかの副作用の訴えがあったら，それがLAIによるものかどうかをよく判別して，対応する。患者の注射に対する不安から生じる反応も多いので，これに対しては十分な説明をする。もし「注射して元気が出てきた，落ち着いた」と患者が言ってくれたら，それが注射による作用かどうかはわからないが，導入に際してはとても良い反応で，その後の継続にもプラスになる。初回注射後の4週間後，退院時の経口haloperidol投与量が5mgだとすれば，2回目

の HP-D 投与量は 50mg 程度にする。2 回目の注射後 4 週間で経口 haloperidol をさらに減量し，3 回目の注射では 75mg の HP-D を投与し，その後徐々に経口的な haloperidol 投与を中止し，以後 4 週毎に 100mg 程度の HP-D 単独で維持治療を行う。これが漸減漸増法による LAI 導入の一例である。もちろん患者の反応性や副作用などの状況によって投与量は調整する。

　なお haloperidol 経口投与量と HP-D の投与量の関係であるが，Nayak らによる HP 血中濃度の曲線下面積に基づく比較[36]では，経口 haloperidol の一日投与量の 21.4 倍が HP-D の 4 週間投与量と等価になるとされている。もし haloperidol 経口投与によって長期間の維持治療歴があり，ある投与量の有効性と安全性が十分確認されている場合は，このような換算を利用して，維持投与量を決定することで問題ない。

　しかしこのような換算の利用に際してはいくつか注意しなければならない点がある。まず急性期での有効投与量と再発防止のための維持治療用量との関係である。両者の関係はよくわかっていない。第一世代抗精神病薬においては，とくに錐体外路症状の出現などに注意が必要であり，後述するように少量維持治療は好ましい選択肢になる。寛解状態が得られた症例では，かなり少量の haloperidol で維持可能な場合があることもよく経験することである。したがって，寛解状態が得られた場合は，急性期での haloperidol 有効用量から維持治療用量を導き出すことには慎重であるべきで，むしろ想定される用量よりもずっと少量での維持が可能になるかもしれない。一方で，急性期治療をして一定程度改善が得られても，なお陽性症状が残存する場合があり，この際は haloperidol のかなりの用量が必要になるかもしれない。この場合は haloperidol の経口投与と HP-D の投与をしばらく（場合によったら数カ月から 1 年）併用して，必要投与量を見極めた後に，漸減漸増法によって慎重に LAI 単独治療に持ち込むのがよい。また HP-D 単独治療に無理にせず，haloperidol 経口投与を併用して，患者の病状に応じて経口薬を増減する選択肢もある。

　HP-D の導入において loading dose 法が提案されたことがあった[8]。初回投与量は 100 ～ 400mg で，2 回目投与では投与量は減量されていた。このような方式は，後述するような PP における導入レジメンに結びつく考え方

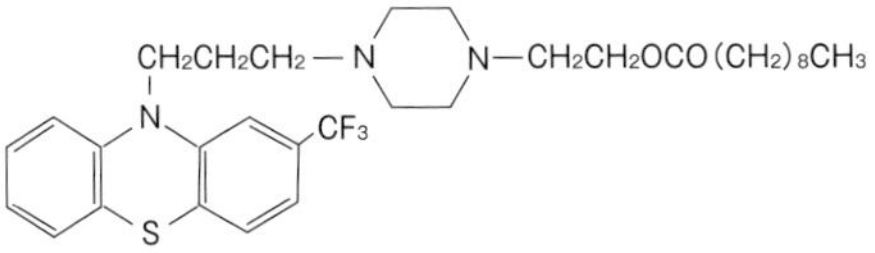

第 7 章　第一世代持効性注射製剤　157

$$CH_2CH_2CH_2 - \boxed{N\ N} - CH_2CH_2OCO(CH_2)_8CH_3$$

図 7-4　Fluphenazine decanoate（FD）の化学構造式

ではあったが，副作用のリスクから一般化しなかった。

　HP-D は 50mg と 100mg のアンプルがあるが，いずれも 1ml であり，100mg のアンプル製剤のほうが濃度が濃いことに注意が必要である。本剤で注射部位反応が問題になる場合に，それが 100mg のアンプル製剤で生じた場合には，50mg のアンプル製剤にすることで改善する場合がある。

3. Fluphenazine decanoate（FD）

1）添付文書からの情報

　図 7-4 に FD の化学構造式を示した。FD はバイアルで供給されており，1ml 中に fluphenazine decanoate が 25mg，benzylalcohol が 15mg 含まれていて，基剤は胡麻油である。FD の添付文書には「12.5mg ～ 75mg を 4 週間隔で筋肉内注射する。薬量及び注射間隔は病状又は本剤による随伴症状の程度に応じて適宜増減並びに間隔を調節する。なお初回用量は可能な限り少量より始め，50mg を超えないものとする」と記載されている。FD は日本での注射間隔は 4 週毎が基本とされているが，第 1 章表 1-2 に示したようにその半減期は HP-D よりも短く，第 3 章表 3-5 に示したように欧州での投与間隔は 2 ～ 5 週で，むしろ 2 週毎，あるいは 3 週毎の投与が多い。

2）薬物動態

i）投与量と薬物濃度，定常状態までの期間

　Ereshefsky ら[10] は FD 投与 39 例と経口 fluphenazine 投与 22 例について fluphenazine 血中濃度を検討し，fluphenazine 血中濃度と投与量の間に高い正の相関が認められた。経口 fluphenazine の場合にはその投与量と血中濃度の相関係数は FD の場合の相関係数よりも低かった。しかし FD の同一投

与量でも，fluphenazine 血中濃度にはかなり大きな個人差があることを示すという報告もなされている[13, 18]。立山らの報告[40]では，FD 25mg/3 週投与では投与 3 ～ 7 日後のピークが 0.5 ～ 1.5 ng/ml 程度であり，投与直前の濃度は 1 ng/ml 以下であった。

FD 25mg を 1 回注射した場合の半減期は，6.8 ～ 9.6 日である。しかしFD を毎週，5 回以上注射した場合の半減期は 14.3 日に延長する。このような半減期の延長は組織内に結合して分布している fluphenazine や過去の注射部位からの薬物遊離が関係していると思われる[18]。Marder らの報告[30]によれば，FD 25mg を 2 週間間隔で注射すると 11.4 週で定常状態に達して，このときの血中濃度は 1.2 ng/ml であった。しかし同じ研究者の報告で FD 25mg，2 週間間隔の投与では定常状態到達までに 3 ～ 6 カ月が必要との記載もある[29]。

ii) 治療有効濃度と副作用に関連する濃度

FD における外来維持治療濃度に関しての報告は数少ない。Brown ら[3]は 12.5mg/4 週から 100mg/1 週までの FD によって維持治療している 24 例の統合失調症症例の fluphenazine 血中濃度と再発との関係を検討した。これらの症例のうち 15 例が毎週の投与であった。活発な精神症状が継続していた症例では FD 投与量が多く，fluphenazine 血中濃度も高かった。6 カ月間の維持治療期間で再発した症例は再発しなかった症例よりも fluphenazine 血中濃度が低い傾向にあった。Wistedt ら[43]は FD 21.4mg を 2 週毎に投与された症例で fluphenazine と 7-hydroxyfluphenazine を測定して，再発例（0.92 ng/ml）の濃度は非再発例（1.36 ng/ml）よりも低いと発表した。Marder ら[30]は V.A.Medical Center の男性統合失調症通院患者 53 例を対象にして FD の血中濃度と再発予防効果を検討した。対象は 2 カ月以上 FD によって安定して地域に 2 カ月以上生活しており，FD の投与量が 2 カ月以上変化していない症例であった。これらの症例は FD の 25mg/2 週間以内の投与量で外来維持していた症例である。これらの症例は 4 週間の薬物中断期間の後に二重盲検法によって 5mg あるいは 25mg の FD が 2 週毎に投与された。血中濃度測定（注射直前に採血）は 2, 3, 6, 9, 12, 15, 24 カ月後に行われた。BPRS の思

考障害や妄想のスコアが3点以上悪化した場合は精神病性再発が生じたと判定された。大部分の再発はマイルドでFD投与量の増量で簡単に改善することが可能であり，再発例で入院を要したのは1/3以下であった。治療開始6カ月目と9カ月目では精神病性再発のリスクとfluphenazine血中濃度との間には有意な関係があり，血中濃度が高いと再発のリスクが少ないという結果が得られた。再発例と非再発例の濃度を比較すると6カ月では再発例が0.62±0.47 ng/ml，非再発例が1.33±1.04 ng/ml，9カ月では再発例が0.51±0.36 ng/ml，非再発例が1.59±1.27 ng/mlであり，いずれも有意差が認められた。このMarderらの報告[30]から血中濃度と精神病性再発の関係を考察すると，fluphenazine血中濃度が0.8〜0.9 ng/ml以上では精神病性再発は少なかったので，これが維持治療濃度である可能性がある（しかし症例数は少ないが1.2 ng/ml以上でも悪化している症例もあった）。Fluphenazine血中濃度が0.9 ng/ml以下の場合はFD投与量増量によって再発予防効果が増加する可能性が高い。25mg投与では平均濃度が1.4 ng/mlであり，この場合投与量を上昇させても大きなメリットは認められない。FD 5mg投与群では平均濃度が0.6〜0.7 ng/mlとなり，かなりの症例が血中濃度が低すぎて再発のリスクが高くなる可能性がある。後述するように，MarderらはFD少量維持投与は2年目に再発にリスクが増大すること，そして再発に対して少量のFD増量が有効であったことを示したが，血中濃度のデータからも少量投与の場合，増量によってfluphenazine濃度が0.9 ng/ml以上になることで再発防止効果が増強されることが明らかになった。

　FD投与中の副作用と血中濃度の関係であるが，Ereshefskyら[10]によればFD投与によるfluphenazine血中濃度と副作用との間には有意な正の相関が認められ，投与量と副作用との相関はr=0.40と低いとされている。しかしMarderら[30]の検討ではアキネジアに関してのみ2, 4, 26週にfluphenazine血中濃度との有意な関係が認められただけで，アカシジア，ジスキネジア，retardationなどとは有意な関係は認められなかった。

iii）FD長期継続例における中断後のfluphenazine濃度

　Wistedtら[43]はFD 25mg/3週を継続していた症例で，これを中断してか

ら12週後でも fluphenazine 血中濃度は7例中5例で0.3 ng/ml 以上であったと報告している。さらに対象症例を増加させた検討では中止後21～24週でも10例中5例で測定可能な血中濃度が認められている。

Giltin ら[13]は少なくとも1年間，FD 12.5mg/2週によって維持治療していた12例の統合失調症症例で，FD を中止して fluphenazine 血中濃度を追跡し，FD 継続群と比較検討した結果，中止8週後になって初めて有意な fluphenazine 血中濃度の低下が生じたことを明らかにしていた。12週後でも33％の症例では0.31 ng/ml（測定限界）以上の血中濃度を示していた。

Wistedt や Giltin らの報告から，FD に関しては長期投与により中断後にも一定の濃度がかなり長く維持されることが明らかである。この原因については過去の注射部位からの少量の薬物の遊離，脂肪組織などからの薬物の遊離などが考えられるが詳細は不明である。また同様の現象が他の LAI でも生じるかどうかもわかっていない。このような長期投与の場合の薬物動態の変化は，LAI によって維持されている症例は中断してからも再発が生じるまでの期間が経口薬よりも長いというわれわれの臨床経験と合致する。

3）FD の導入方法

導入技法は HP-D とほぼ同様であるが，FD の場合は持続期間が HP-D よりも短いことを頭に置く必要がある。第3章表3-5に示したように FD の test dose は12.5mg とされているが[41]，症例によってはさらに低用量の7.5mg 程度にして，時間をかけて漸減漸増法によって導入する場合もある。FD の投与間隔や投与量には様々な選択肢があり，導入に際しても少量から開始して，投与間隔を1～2週にして，経過を見ながら徐々に増量する方法もありうる。

もう一つの導入方法は経口抗精神病薬で治療してやや改善したが症状が残存している症例に対する場合である。既に抗精神病薬の経口投与がなされていて，この効果が不十分な症例に対して FD を導入して残存精神症状を改善させ，そのまま外来維持に持ち込む方法である。この場合は経口薬も fluphenazine として10mg 前後は経口的に処方する。FD 初回投与量は12.5mg にして副作用の有無を見極めて問題がないなら，数日から1週後に

第 7 章　第一世代持効性注射製剤　161

表 7-1　Haloperidol と fluphenazine の受容体結合特性の違い

	ドパミン		5-HT, S_2	ヒスタミン, H_1	ノルエピネフリン		アセチルコリン, M_1
	D_1	D_2			a_1	a_2	
haloperidol	430	1.2	27	4,400	8.1	>10,000	4,400
fluphenazine	14	6.2	2.8	27	8.9	1,600	>10,000

Cookson, J.C. : Side effects during Long-term treatment with depot antipsychotic medication. Clin. Neuropharmacol., 14 ; S24-S32, 1991.（一部改変）

25mg を投与する。そして漸減漸増法によって，過剰鎮静作用や軽度の錐体外路症状を指標にしつつ，残存精神症状改善を図る。精神症状の改善が得られたら LAI の投与間隔を徐々に広げ，経口 fluphenazine 投与量を徐々に減量し，最終的に fluphenazine の経口薬を中止して FD 単独にもっていく。この fluphenazine 経口投与を続けていて，FD との併用を継続する場合もありうる。

Ⅱ．HP-D と FD の違い

1．Haloperidol と fluphenazine の違い

　HP-D と FD の使い分けに際しては haloperidol と fluphenazine の作用特性の違いを心得ておくことが大切である。これらの薬物は高力価第一世代抗精神病薬の代表であるが，その作用は同一ではない。表 7-1 に両薬剤の受容体結合プロフィルの違いを示した[7]。これでみると haloperidol は強力な D_2 受容体への作用を有しており，これに比べて a_1 への作用は弱く，セロトニン受容体への結合はさらに弱い。一言で言えば haloperidol は D_2 に選択性が高い薬物である。一方 fluphenazine はより広い作用スペクトルを有しており，D_2 受容体への結合が認められるのと同程度の濃度で，セロトニン受容体への強い作用を有している。また D_1，a_1 そして H_1 受容体への結合も強い。これらの違いは，本剤が haloperidol よりも鎮静的であることに結びつき，後述するように haloperidol でも反応が不十分な症例の一部が本剤によって改善することに関係している可能性がある。

162　Ⅱ. 持効性注射製剤治療 各論

表7-2　デポ剤投与後の血中濃度曲線下面積の週別推移（注射後1週間の曲線下面積を100として示した）

	1週	2週	3週	4週
Haloperidol Decanoate	100	101	95	84
Fluphenazine Decanoate	100	100	73	64

Wiles, D.H., McCreadie, R.G. and Whitehead, A. : Pharmacokinetics of haloperidol and fluphenazine decanoates in chronic schizophrenia. Psychopharmacology, 101 ; 274-281, 1990.

2. HP-D と FD の薬物動態の違い

HP-D と FD の血中からの消失速度を比べると，表7-2 に示したように注射後3～4週では FD のほうが HP-D よりも血中濃度曲線下面積の低下が目立っている[42]。すなわち4週に1回の注射による維持治療は HP-D では無理なく行えるが，FD では3～4週目で血中濃度が低下する可能性がある。しかし FD では注射を繰り返していると，半減期が延長し，このような血中濃度プロフィルが変化することがあり，長期維持治療では FD を4週間以上の間隔で投与して維持できる可能性がある[13]。

Ereshefsky[10] は FD 投与例で喫煙群の fluphenazine クリアランスは非喫煙群よりも有意に高いことを報告している。12人の非喫煙者のクリアランスは 3.16±0.78 であり10人の喫煙者ではこれが 7.37±3.28 であった。すなわち喫煙者では fluphenazine クリアランスが 2.33 倍増大していることになる。Haloperidol の経口投与では喫煙者のクリアランスが 1.58±0.78，非喫煙者が 1.10±0.36 で有意差があったが，違いは fluphenazine の場合よりも少ない[19]。

3. FD と haloperidol 経口投与の比較検討

HP-D と FD の比較ではないが，本邦で行われた FD と haloperidol 経口投与の二重盲検比較試験では興味深い結果が得られているので以下に紹介する[26]。本試験は FD と経口 haloperidol を double-dammy 法で24週間比較したものである。FD の最高投与量は1回 75mg までとして，4週間間隔の投与とした。経口 haloperidol の最高投与量は一日量で 18mg とした。ま

第 7 章　第一世代持効性注射製剤　163

た経口 haloperidol 一日投与量の 4 倍量（ただし 50mg 以下）を FD 投与量と
した。解析可能な症例数は 259 例で FD 群が 127 例，経口 haloperidol 群が
132 例であった。対象症例はほとんどが入院例で重症度では「中等度以上」
が 80％以上を占めた。FD の初回投与量は 12.6 〜 25mg/4 週が多く，経口
haloperidol では 3.1 〜 6mg が多かった。最高投与量は FD の投与量は 1/4
で 50mg 以上であり，経口 haloperidol では 1/3 以上が 12mg 以上であった。
最終評価では FD 群では著明改善 5％，中等度改善以上 26％，軽度改善以上
52％であり，経口 haloperidol ではそれぞれ 4％，17％，34％で，FD 群が有
意に最終改善度が優れていた。4 週毎の全般改善度をみても 8，16，24 週目で
FD 群が経口 haloperidol 群よりも有意に優れていた。層別解析を行うと男
性，破瓜型，重症例，経過年数 10 年以上，入院例，DSM-Ⅲ-R で解体型，
状態像で自発性欠如Ⅱ，経過型では慢性欠陥型，BPRS 総得点が 48 以上な
どにおいて FD 群が有意に優れていた。このようなことから，特に FD は長
期化，慢性化した重症度の高い，欠陥状態を伴った症例に有効性が高いこと
が明らかになった。副作用では FD 群，経口 haloperidol 群に有意差は認め
られなかった。

4．HP-D と FD の使い分け

　HP-D は，haloperidol 経口投与によって効果があり，寛解状態やあるい
はそれに近いような状態が得られる患者の外来維持に特に適する。本剤は
FD よりも半減期が長く（21 日），血中濃度の変動幅も少なく安定している。
Scherer ら[38]によれば haloperidol decanoate 50mg/4 週での注射 1 週間後の
D_2 受容体占拠率は haloperidol 経口投与の 4.5mg/日に相当する。この 4.5mg
という用量は抗精神病薬の治療歴がある患者の neuroleptic threshold であ
る 4.3±2.4mg[34]にほぼ相当する。Neuroleptic threshold とは抗精神病薬を
徐々に増量して筋強剛がかすかに出現する投与量を意味し，これが必要最低
投与量と考えられる。実際に Kane ら[25]の検討でも haloperidol decanoate の
50，100，200mg/4 週の各投与群の年間再発率は 25，23，15％で大きな差異がな
い。1 アンプル 50mg の製剤は注射部位反応のリスクが少ないので，これら
から考えると haloperidol decanoate の 1 アンプル 50mg の製剤を用いて少

164 Ⅱ. 持効性注射製剤治療 各論

量投与で再発予防を行う方法はリスク／ベネフィットの視点から優れた治療方法かもしれない。

一方，fluphenazine decanoate は軽症例から，かなり重い症例までの幅広い適応をもっているが，どちらかと言うと統合失調症の中核群に近く，重症度が高く，残遺症状が重く，病識が乏しい患者の外来維持に適する。そして第 12 章に記載されているように FD 単独治療よりも，経口抗精神病薬との併用になる場合が山梨県立北病院の症例では多い。

Ⅲ. 抗精神病薬維持投与量の最小化戦略と第一世代 LAI

1. はじめに

一定量の抗精神病薬を規則的に統合失調症患者の体内に投与することにより，統合失調症の再発の危険性が減少することは 1970 年代の数多くの検討によって明らかにされた。しかし第一世代抗精神病薬を長期間投与することによって新たな多くの問題が出現することも明らかになった。その中でもっとも深刻であったのは遅発性ジスキネジア，ジストニアなどの遅発性錐体外路症状群である。アカシジア，パーキンソニズム，アキネジアなどの錐体外路症状も問題であり，また第一世代抗精神病薬による治療では，一定の効果を得るためにはある程度の錐体外路症状の存在を容認しなければならないこともよくあった。そして，軽微な錐体外路症状，過剰鎮静作用による眠気，倦怠感などは二次性陰性症状の原因となり，患者のリハビリテーションや日常生活を阻害する因子となった。さらに肥満は第一世代抗精神病薬においても大きな問題となっており，特に女性でノンコンプライアンスの原因であった。また水分の過剰摂取（多飲水・水中毒）の増加も抗精神病薬の長期投与と関連があると推定され，入院や隔離の長期化に結びついた。第一世代抗精神病薬による治療は，多くの代償を払って統合失調症再発あるいは悪化を防止することも少なくはなかった。

第一世代抗精神病薬による悪影響を最小限にしようとする戦略を考えると，次の 2 つの方法に到達する。最初に考えられるのは精神症状が悪化あるいは再発したときだけ抗精神病薬を投与して，精神病症状が改善したら抗精

神病薬を中断するという方法である。このような治療は targeted treatment strategy, intermittent neuroleptic prophylaxis などと称されるが、ここでは抗精神病薬間欠的投与という表現で統一することにする。抗精神病薬を一日おきに服用するとか、週1～2回の drug holiday をもうけるというような投与方法に関してはここではふれない。このような投与方法も間欠的投与方法と呼ばれることがあるので区別が必要である。

　もう一つの方法として少量の第一世代 LAI を継続的に使用する方法が存在する。この場合の少量とは通常量の1割から半分程度を指している。この方法は low-dose treatment strategy と呼ばれるが、これには第一世代 LAI 少量維持療法という表現を当てることにする。本章ではこの2つの治療戦略に関しての近年の報告を概観し、そこからいかなるエッセンスをわれわれの日常的臨床に取り入れられるのかを検討する。LAI の投与量を減らす方法については第11章にも記載されているので、これも参照していただきたい。

　本題に入る前に抗精神病薬投与と再発について研究する際の問題について一言だけふれておく。Hogarty が詳細にまとめているように[16]、たとえ規則的な薬物投与がなされていても、いわゆる Key Admission から退院して1年間の再発とその後の再発のリスクは大きく異なる。また抗精神病薬が規則的投与されていてもなおかつ再発する症例が存在することも事実であるし、また薬物を中断しても数カ月以上も再発しない症例も存在する。したがって抗精神病薬投与と再発の関係を探るには対象症例の厳密な規定と少なくとも2年間の研究期間が必要である。また薬物治療と社会心理治療には第3章（p.68）にまとめたように相乗的効果が存在するので、その症例はどのような治療環境にあるのかが重要である。また再発の定義の問題や再発と再入院の関係（再発は必ずしも再入院を意味しない）、さらに再発の前駆症状とこれへの対応などが関係する。以下にあげる研究報告はこれらの諸要因がかなり異なっており、注意しながら検討する必要がある。

2. 抗精神病薬間欠的投与による維持治療

　統合失調症症状が悪化したときだけ抗精神病薬を服用し、改善したらこれを止めることができれば、抗精神病薬の総投与量を減量させることができる

し，維持治療中の無意味とも思えるような抗精神病薬の継続的投与を避けることができる。これによって遅発性ジスキネジアを減らし，また抗精神病薬による患者の社会生活への悪影響を避けられるかもしれない。

　間欠投与法が考えられた背景には，統合失調症の再発の前に常になんらかの前駆症状が存在し，これが問題となった時点で抗精神病薬再投与を含む介入を行えば再発を防止しうるという想定がある。このような治療方法をとる臨床試験に際しては，患者本人や家族に対しての治療教育，特に前駆症状の発見や対応についての教育的アプローチが行われる。同時に治療チームによる再発症状についての継続的監視や危機介入システムが併用されている。すなわち間欠治療法は単に「薬を止めてしまう」治療方法ではなく，「薬をどのような時点でいかに再び投与するのか」ということを患者や家族と関わりながら行う治療戦略であるとされている[6)]。したがって薬物中断中でも外来での症状観察や社会心理プログラムは継続させる。

　このような間欠治療と継続投与との比較研究に関しては表7-3に示したように2年間の試験期間を持った臨床試験が行われている。このうち2つの報告は二重盲検比較試験であり，そのうちの一つはLAIを用いている[39)]。

Maryland Psychiatric Research Center の Carpenter ら[4)]は42例の統合失調症外来患者を2群に分け，半数には従来通りの抗精神病薬持続投与を行い（持続投与群），残りの半数には精神症状が悪化したときに精神社会的危機介入に併せて一過性に抗精神病薬を投与し（間欠投与群），それぞれ2年間経過を観察した。これら2群は年齢，性別，人種，教育程度，診断，初回入院時の年齢，症状の程度などを対応させている。対象例は76％は慢性症例であり，また Global Assessment Scale（GAS）では41〜50の評価で，深刻な精神症状が持続していたり，機能障害が認められ，明らかに治療や注意が必要な状態であった。精神症状悪化の前駆症状が認められたときには，中等量から大量の薬物が投与され，症状が安定すると中止された。これに加えて間欠投与群には精神科ソーシャルワーカーや熟練したサイコロジストによる危機介入が行われた。これらの治療者は週1回45分間の会合を持ち，そこでは特に対象例の症状悪化の徴候に焦点が当てられた。また治療者は症例の環境的ストレスを明らかにし，この影響を最小限にするための指示や

第7章 第一世代持効性注射製剤 167

表7-3 間欠的投与法と持続投与法の治療成績比較

	Carpenter (1987)	Carpenter (1990)	Jolley (1990)	Herz (1991)	Müller (1992)
対象症例数	42	116	54	101	365
対象症例状況	退院後	退院後	外来安定患者	外来患者	退院後
心理社会的サポート	毎週サポートグループ	毎週サポートグループ	毎月診察訪問	毎週サポートグループ	特別外来クリニック
試験方法	open	single blind	double blind	double blind	open
研究結果					
投与量					
持続投与群	720	1.79	1616	290	208
限定投与群	196	1.02	298	150	91
12ヵ月間の再発率（％）					
持続投与群	–	33	9	10	15
限定投与群	–	55	22	29	35
24ヵ月間の再発率（％）					
持続投与群	45	39	14	17	23
限定投与群	52	62	54	36	49
社会適応機能 持続群＝C 限定群＝T	C=T	C>T	C=T	C=T	C=T（就業）
副作用 持続群＝C 限定群＝T	–	–	C>T（EPS）	C=T（AIMS）	–

Schooler, N.R. : Maintenance medication for schizophrenia : Strategies for dose reduction. Schizophr. Bull., 17 ; 311-324, 1991.

サポートを行った。2年間の試験中に42例中16例がドロップアウトした。9例が持続投与群，7例が間欠投与群であり，両群に有意差はなかった。抗精神病薬の平均1日投与量はchlorpromazine換算では持続投与群で720±732mg，間欠投与群では196±163mgで有意差（p＜0.05）があった。間欠投与群で1日投与量が少ないのは薬物投与日数が少ないためで，薬物が投与されている期間に限れば平均投与量は628mgであった。間欠投与群では半数よりやや多い症例（21例中11例），持続投与群では半数よりもやや少ない症

例（20 例中 9 例）が 2 年間の試験期間中に入院した。間欠投与群の初回入院の大半（11 例中 8 例）は治療開始後 6 カ月以内であった。これに対して持続投与群では試験開始後 2 年目に初めての入院が必要となる傾向にあった。同じ症例が何回も入院することがあるので，全入院回数は間欠投与群が 18 回，持続投与群が 14 回であった。精神症状や精神社会的機能の評価は 1 年目でも 2 年目でも両群に有意な差異は認められなかった。これらの結果から間欠投与による統合失調症維持治療は副作用減少や持続投与を承諾しない症例に対して意味がある可能性が指摘された。

　そして Carpenter らは 1990 年に間欠投与法による維持治療に関してさらに規模の大きい検討結果を発表した[5]。この報告では 116 例の統合失調症外来患者を対象にして，間欠投与と持続投与を 2 年間にわたって比較検討した。プラセボは用いられず，single-blind 法によって研究された。対象となった症例の大半は 2 つの州立精神病院から退院した統合失調症症例であり，薬物減量に適した症例だけを研究対象に選択するというような方法はとらなかった。薬物療法と共に，家族治療を含む様々な社会心理治療が行われた。間欠投与群では抗精神病薬は精神症状再燃の前駆症状を認めたら再開し，精神症状が安定化すると（通常 4 ～ 6 週間）中止された。精神症状評価には BPRS，GAS 等が用いられた。116 例の中で間欠投与を行ったのは 57 例，持続投与は 59 例であった。抗精神病薬投与量を 0 ＝薬物なし，1 ＝低用量，2 ＝中等量，3 ＝やや大量，4 ＝大量に分けると，入院期間も含めたすべての治療期間の平均抗精神病薬投与量では間欠投与群が 1.22，持続投与群が 1.79，外来期間の平均では間欠投与群 1.02，持続投与群 1.73 であった。間欠投与群で抗精神病薬平均投与量が少ないのは抗精神病薬が投与されていた日数が少ないためであり，間欠投与群では治療期間の 48％が薬物がない状態であった。外来で実際に薬物を投与していた期間の平均投与量は間欠投与群 2.18，持続投与群 2.01 であり，間欠投与群がやや多いが有意差はなかった。再発回数は間欠投与群が 4.21 ± 3.70，持続投与群が 2.75 ± 2.56 で，有意に持続投与群が少なかった。研究期間中に入院したのは間欠投与群 30 例（53％），持続投与群 21 例（36％）であり，これらの 30 例と 21 例の平均入院回数はそれぞれ 2.0 回，1.7 回であった。すなわち間欠投与群では 60 回，

持続投与群では36回の入院が必要であった。また研究開始1年間では間欠投与群が持続投与群よりも有意に再入院が多いが，2年目では両者の違いが認められなかった。社会適応に関しては1年目ではほぼ同等であったが，2年目では就職状況が持続投与群が有意に優れていた。これは間欠投与群で再燃，再入院が多いことが影響していると思われた。BPRS, GAS等の精神症状の比較では持続投与群のほうが良い傾向があったが，有意差は認められなかった。

Jolley ら (1990) は少なくとも2カ月間は一定量のFDによって維持されている54例の安定した統合失調症患者を対象にして，間欠投与と持続投与の比較研究を行った[21]。この報告はLAIによる二重盲検比較研究であるためコンプライアンスが確実であり，極めて価値が高い。この研究では54症例を無作為に間欠投与群と持続投与群に分け，2年間検討された。持続投与群はこの試験に入る前と同じ量のLAIが投与され，間欠投与群にはプラセボの注射が投与された。両群とも統合失調症と特に初期再発徴候に関する教育セッションを受けた。これらのセッションには近親者も呼ばれた。再発は活発な精神病症状の再燃か入院を必要とする症状の悪化と定義された。前駆症状は患者が気づくことができるような症状が2日以上続いた場合と定義された。治療期間中，4週に1回精神科医とコミュニティナースが診察あるいは訪問した。対象症例と治療チームとの間は24時間の電話連絡が保証された。前駆症状や再発が出現した症例には経口 haloperidol が投与され，この投与量は一日量5〜10mgであった。その結果，間欠投与群の8例（30％），持続投与群では1例（4％）が再発のため脱落した。試験に入った54例中49例では開始から2年間経過が追跡された。再発と再入院は間欠投与群のほうが有意に多く，再入院回数は間欠投与群のほうが4倍多かった。強制入院は間欠投与群では3回あったが，持続投与群では1回もなかった。しかし抗精神病薬総投与量では間欠投与群が689mg，持続投与群が1,971mgと有意に間欠投与群が少なかった。再発や再入院に関しても有意に間欠投与群が劣っており，再発や再入院の違いは1年目よりも2年目に明確になった。錐体外路症状に関してはどの時点でも持続投与群のほうが有意に間欠投与群よりも多かった。遅発性ジスキネジアに関しては1年目の時点だけで間欠投与群が

少ない傾向が認められたが，全体では有意な違いは認められなかった。社会機能に関しては両群で有意差は認められなかった。

　Herz らは 101 例の症例を対象にして持続投与と間欠投与の二重盲検法による比較検討を 2 年間にわたって行った[15]。対象は統合失調症あるいは統合失調症感情障害で少なくとも 2 回の精神科入院歴がある統合失調症患者であり，治療協力者がいて，haloperidol, trifluoperazine, chlorpromazine, fluphenazine で維持されており（これらの薬物はプラセボが使用可能であった），少なくとも 3 カ月間は安定していた症例である。器質精神障害，聾，唖，言語障害，過去に治療に非協力的，日常生活に影響があるような幻覚妄想，過去 2 年間のアルコールや薬物依存，自殺や暴力行為などの症例は対象から除外された。まず stage 1 では 8 週間かけて徐々に抗精神病薬を減量，中止された。ここで前駆症状が出現しない症例のみ stage 2 に移行し，無作為に間欠投与群と持続投与群に分けられた。Stage 2 の症例には毎週，支持的集団療法が企画され，月に 1 回は家族への集団療法が行われた。これらの際には病気や薬物への教育とともに，特に再発の初期症状に焦点が当てられ，前駆症状が出現したときには，患者や家族はすぐに治療者に連絡をとるように求められた。間欠投与群には通常はプラセボが投与された。間欠，持続投与群いずれでも前駆症状が出現した場合は実薬が投与され，症状が安定して 2 週間たったところで試験薬（実薬あるいはプラセボ）が再投与された。試験期間 12 カ月中 3 回以上エピソードがあった場合やエピソードが出現して実薬で治療しても 9 週間以内に試験前のレベルに復帰しない場合は脱落とした。140 例が stage 1 に参加したが，抗精神病薬の減量，中止で 28 例（20%）に前駆症状が出現し，試験から除外された。11 例はノンコンプライアンスのため脱落した。再発したのは 4 例だけであった。2 年間の試験を終了したのは持続投与群は 51 例中 37 例（73%），間欠投与群では 50 例中 19 例（38%）で有意に持続投与群が多かった。脱落例は持続投与群では 7 例（14%）であり，5 例はエピソードが 9 週間以上のため，2 例は 1 年間に 3 回以上の再発エピソードのためだった。間欠投与群では 23 例（46%）が脱落しており，10 例で 9 週以上のエピソード，13 例では 1 年間に 3 回以上のエピソードのためであった。脱落例に関しても両治療群に有意差があり，これは

主として間欠投与群で年間3回以上の再発エピソードがあった症例が多いためであった。しかし多数回のエピソードがあった13例中でプロトコール上，再発とされたのは2例（15%）にすぎなかった。再発率は持続投与群で16%（51例中8例），間欠投与群では30%（50例中15例）で有意差はなかった。入院が必要となった例は持続投与群で16%，間欠投与群で24%でこれも有意差はなかった。試験開始から初めての前駆症状，再発までの時間は有意に間欠投与群で短く，入院までの時間でも短い傾向があった。前駆症状の重症度では両治療群に有意差はなかった。抗精神病薬の1日平均投与量は持続投与群で290.0±146.7mg，間欠投与群で149.7±179.3mgであり有意に間欠投与群が少なかった。しかし副作用に関しては両群，あるいは1年目，2年目で有意差はなかった。遅発性ジスキネジアに関しても1年目では持続投与群3.00，間欠投与群2.33，2年目では持続投与群3.05，間欠投与群1.68であり，有意差はなかった。精神症状評価では持続投与群のほうが対人関係が良く，敵意が少なかった。

Müllerらは365症例に対する持続投与，間欠投与の有効性の比較を多施設共同研究によるopen trialにおいて検討した[35]。これらの症例には最初に抗精神病薬が3カ月投与され，患者が安定化した後，2年の研究期間の間，持続あるいは間欠投与群に振り分けられた。間欠投与群では薬物は徐々に中止され，前駆症状が生じた場合には抗精神病薬が再投与された。最初の1年間では持続投与群の再発率は15%，間欠投与群で再発に伴って介入が必要となった割合は35%であり持続投与のほうが有意に再発率が低かった。しかし精神症状が再発した場合でも介入で入院を防止できるので，最終的に再入院が必要となった症例は1年目では持続投与群の16%，間欠投与群の23%であり両群に有意差はなかった。就業率に関しても持続投与群では54%，間欠投与群では56%であり有意差はなかった。2年間全体では再発率は持続投与群が23%，間欠投与群が49%であり，再入院率は持続投与群24%，間欠投与群37%であり間欠投与群が有意に多い傾向を認めた。しかし就業に関しては持続投与群では58%，間欠投与群では56%で有意差はなかった。

これらの報告をまとめると次のようなポイントがあげられる。

①いずれの報告でも間欠投与群のほうが持続投与群よりも抗精神病薬総投
与量あるいは平均投与量が少ない（Carpenter 1987, 1990, Jolley, Herz）。

②試験からの脱落率は間欠投与群で高い（Jolley, Herz）。

③再発率は３つの報告で間欠投与群が持続投与群よりも多く（Carpenter
1990, Jolley, Müller），有意差がない（Herz）とする報告でも再発率は間
欠投与群が持続投与群よりも２倍多くなっている。再発率の違いは２年
目に明確になっている（Jolley）。

④再入院率に関しては２年間全体では間欠投与群が有意に多い（Jolley,
Müller）。１年目では有意差がなく２年目で違いが明確になる現象が認
められる（Jolley, Müller）。再発率には有意差があるが再入院率には有
意差がないとする報告（Herz）も存在する。

⑤錐体外路症状については間欠投与群が少ない（Jolley）という報告と，有
意差がない（Herz）とする報告がある。

⑥遅発性ジスキネジアに関しては間欠投与群に明らかに有利な報告は認め
られない。

⑦社会適応に関しても間欠投与群に有利な報告はなく，むしろ再発の影響
でCarpenter（1990）の報告では２年目で就業状況が間欠投与群のほう
が劣っている。

　すなわち社会心理治療や患者家族教育を行っても間欠投与法による統合失
調症維持治療は再発リスクを高め（特に２年目），遅発性ジスキネジアなど
の副作用の軽減や社会機能の改善には結び付かないことがわかった。このよ
うに予測と異なった結果が得られた原因としては次のような点が考えられ
る。まず間欠投与法のほうが前駆症状と判断される症状の出現頻度が高い。
Jolleyらの検討では[21]，２年間の研究期間を完了した症例における前駆症状
について検討すると，間欠投与群では10例（83％）にこれが認められたが，
持続投与群では５例（28％）だけであり，有意に間欠投与群が多かった。臨
時に介入した回数も間欠投与群では91回，持続投与群では26回と間欠投
与群が有意に多かった。すなわち間欠投与群で前駆症状がより多く認めら
れ，より多くの介入が必要とされたことがLAIを用いた二重盲検比較試験

によっても確認されている。Carpenter ら[5] も間欠投与群のほうが軽度の症状悪化が多くなることを報告している。Herz ら[15] の二重盲検研究でも間欠投与群で前駆症状の頻度が有意に高くなることを示している。間欠投与群のほうに治療者の注意がより高まったため前駆症状がより多く発見されるという仮説は，二重盲検比較試験においても間欠投与群で前駆症状の頻度が高いことから否定された。したがって間欠投与で前駆症状に相当する症状がより多く出現するのは明らかと考えられる。それでは治療者は前駆症状からの再発をどの程度予知できるのであろうか。

Birchwood ら[2] は early sign scale (ESS) を用い，統合失調症患者の自己申告と観察者の報告によるモニタリングシステムを作った。そして予備的報告では ESS は前駆症状からの精神病再発を79％の確率で予知したと述べている。しかしその後の検討結果はこの楽観的数値は否定されている。Gaebel らはドイツにおける多施設共同研究の364症例に関して前駆症状からの精神病再発の予知率を検討している[11]。彼らは持続投与群，早期介入群（前駆症状が出現したら薬物再投与），危機介入群（明らかな再発が生じたら薬物再投与）の3つの方法で2年間治療した。再発率は持続投与群（122症例）で23％，早期介入群（127症例）で62％，危機介入群（115例）で72％であった。ここで前駆症状が出現して再発したエピソードを True positive (A) と名付け，前駆症状が出現しても再発しなかったエピソードを True negative (B) とした。そして前駆症状による再発の予知率を A/A+B で示すと，この数値は持続投与群で21.4％，早期介入群で15.3％，危機介入群で42.9％であった。さらに前駆症状が出現しないで再発する頻度が70％前後認められた。すなわちいずれの治療方法においても前駆症状による再発の予知が困難であることが示されている。したがって間欠投与法の前提であった前駆症状は再発を予知するという条件が崩れ，前駆症状と思われる症状が出現しても再発しない症例が存在し，一方では前駆症状がなくても再発は生じる。そして間欠投与法では前駆症状の頻度が高まるのであるから，現実には前駆症状を指標とした再発の防止はうまくいかない。このように統合失調症の再発の予知は一筋縄ではいかない。しかし，間欠投与に関してのこれらの詳細な研究は前駆症状についての研究の発端となっており，本章の最後に示した

174 Ⅱ. 持効性注射製剤治療 各論

表 7-4 LAI の低用量と普通量の外来維持治療についての比較研究

	Goldstein 1978	Kane 1983, 1985	Marder 1984	Marder 1987	Johnson 1987	Hogarty 1988	
症例数	104	125	50	66	59	70	48
追跡期間（月）	1.5 6	12	12	24	12 36	12	12 (2年目)
LAI投与量（mg）							
低用量	6.25	1.25-5	5/10	5/10	5.5-20	3.3	3.2
普通量	25	12.5-50	25/50	25/50	8-40	26	16
対象症例	急性期後	安定期	慢性	慢性	寛解期	急性期後	
再発率（%）							
低用量	17 34	56	22	44	32	22	30
普通量	5 10	7	20	31	10	14	24
低用量のメリット		TD↓ psychosocial adjustment↑	retardation↓ akathisia↓		TD↓?	EPS↓ role performance↑	

TD : tardive dyskinesia, EPS : extrapyramidal symptoms

Schooler, N.R. : Maintenance for schizophrenia: Strategies for dose reduction. Schizophr. Bull., 17 ; 311-324, 1991. (一部訂正および追加)

Marder らの研究にも大きな影響を与え，統合失調症治療研究の一分野を切り拓いたと言えよう。

3. 第一世代 LAI 少量維持療法

　前項で記述したように，統合失調症外来維持治療において間欠投与法では好ましい治療結果は得られなかった。そこで，第一世代 LAI 少量維持療法が通常量の第一世代 LAI とどのように異なるかについての二重盲検法による検討結果について，表 7-4 に示した[39]。

　まず Goldstein ら[14] は 104 例の統合失調症患者 (69％は初回入院症例) に関して，14 日間の短期入院後の 6 週間および 6 カ月の再発について検討した。治療方法は fluphenazine enantate の普通量 (25mg/2 週)，少量 (6.25mg/2 週) 投与，危機に向けた家族治療あり，なしの 4 通りであった。退院後 6 週間で再発したのは普通量／家族治療あり群が 0％，少量／家族治療なし群が 24％で明らかな違いがあったが，普通量／家族治療なし群では 10％，少量／家族治療あり群では 9％と同等であった。6 週から 6 カ月後までの再発率でも同様の結果であり普通量／家族治療あり群が 0％，少量／家族治療なし

群が48％であるが，普通量／家族治療なし群，少量／家族治療あり群では
どちらも再発は5％であった。この報告は第一世代LAIによる薬物治療と
社会心理的治療の相乗効果が急性期から維持治療へ向かう時期に認められる
ことを示した点で重要である。

Kaneら[22-24]は，寛解あるいは安定期の統合失調症外来患者に対して12.5
〜50mg/2週あるいは1.25〜5mg/2週のFDによる維持治療を12カ月行っ
た。すなわち少量群では1/10の用量のFDが投与されたことになる。1年
間での再発率は普通量群では7％であったが少量群では56％となり，少量群
で有意に再発が多かった。しかし少量群で再発した症例の大部分ではFDの
一過性の増量で再入院を防止できた。2.5〜10mg/2週という中間的投与量
の再発率は24％であった。少量群は再発率は高いが遅発性ジスキネジアの
初期症状が有意に少なく，また社会適応度が優れ，引きこもり，感情鈍麻，
精神運動遅延が少なかった。

Marderら[28, 33]は66例の男性外来統合失調症患者について2年間の検討を
行った。薬物治療はFD 25mg/2週あるいは5mg/2週であり，少量群では
1/5のFDが投与されたことになる。この治療中に精神症状が悪化した場合
にはそれぞれ倍量（50mg/2週あるいは10mg/2週）への増量を認め，この増
量によっても改善しない場合は「再発」と定義された。1年目では悪化率は
少量群が35％，普通量群が43％，再発率はそれぞれ20％と22％と大差な
かった。しかし2年目では少量群は1年目と同様の悪化を示し，悪化率は
69％であったが，普通量群では悪化率は36％と少なかった。しかし再発率
では少量群が44％，普通量群が31％と有意差はなかった。この報告でも少
量群のほうが患者自身がより快適に感じており，アカシジアと精神運動遅延
が有意に少なかった。

Johnsonら[20]は寛解状態の統合失調症外来患者で，40mg/2週以下の
flupenthixol decanoateによって維持されていた59症例を対象にした3年
間の検討を行った。最初の1年間はflupenthixol decanoateの1週間の投
与量として普通量群（A群）は4〜20mg（平均9mg），少量群（B群）は1.7
〜10mg（平均6mg）が投与された。この1年間の再発率は普通量群3例
（10％），少量群9例（32％）であり，少量群の再発が有意に多かった。副

作用は両群に有意差はなかった。1 年後以降は A, B 両群が少量投与によって計 3 年間経過を追跡された。3 年間での再発率は A 群で 56%, B 群では70%になり, 全症例の 76 〜 78%では少なくとも減量以前の投薬量に処方を戻さなければならなかった。減量のメリットは A 群で遅発性ジスキネジアが減少傾向を示しただけであった。Johnson は, 寛解状態にある統合失調症症例の維持投与量の半減は再発のリスク増大なしには行うことができないこと, 予後のよい統合失調症患者は再発によって大きな影響を受けることを警告している。

　Hogarty ら[17]は入院治療による症状改善後, 外来へ移行した 70 例の統合失調症患者を対象に, 2 年間の検討を行った。対象例には普通量 (25mg/ml) あるいは少量 (5mg/ml) の FD が 2 週間毎に二重盲検で投与された。すなわち少量群では 1/5 の FD が投与されたことになる。FD 投与量は変更可能としたが, 2 年の試験期間中の FD 平均投与量は普通量群が 25 ±25.7mg, 少量群が 3.82 ± 2.1mg であった。普通量群では FD 投与量は 1 年目が 26mg/2 週, 2 年目が 16.3mg/2 週と減少する傾向を認めたが, 少量群では減少あるいは増加傾向はなかった。再発率は 1 年目が普通量群, 少量群でそれぞれ 14%, 22%, 2 年目ではこれが 24%, 30%であり有意差はなかった。再発した 15 例中 11 例は再入院が必要であった。FD 普通量群と少量群それぞれをさらに expressed emotion (EE) が高い群と低い群に分けると, もっとも再発率が低いのは普通量 /low-EE 群であったがその他の群との比較で有意差は認められなかった。軽度悪化エピソードは普通量群では 15 例 (45%), 少量群では 18 例 (49%) に生じたが, 試験 2 年目では少量群 /high-EE 群で軽度悪化エピソードが他群よりも有意に多かった。錐体外路症状は試験 1 年目では少量群が有意に少なかったが, 2 年目では有意差は認められなくなった。また少量群のほうが有意に感情的引きこもり, 遅延が少なく, 少量 /low-EE 群は作業能力が優れ, 普通量 /high-EE 群は「調子がよくない」と感じており行動遅延が認められる, 普通量 /low-EE 群は不安, 抑うつが少ないなどの特徴が認められた。

　以上の二重盲検による第一世代 LAI 少量維持療法の検討結果をまとめると次のようになる。

①急性期後の外来維持でも寛解状態においても，少量維持療法によって
　精神症状悪化のリスクは高まる。
②少量維持療法による再発リスクは 1/10 の投与量（Kane）ではかなり高
　いが，1/5（Marder, Hogarty）では普通量投与との間に有意差がない。
　しかし寛解症例への 1/2 の減量で有意な再発率の増加を認める報告
　（Johnson）もある。
③少量維持療法に伴う精神症状の悪化は LAI の一過性の増量で切り抜け
　て再入院を予防できるとの報告（Kane, Marder）と再入院が必要になる
　（Hogarty）との報告がある。
④少量維持療法では 2 年目には悪化リスクが高まることがある（Marder）。
⑤少量維持療法のメリットはアカシジアなどの錐体外路症状，遅発性ジ
　スキネジアの減少，精神運動遅延や引きこもりなどの陰性症状と見誤
　りやすい症状の改善，社会適応能力の改善，患者本人の快適さの増加
　などである。

　このように第一世代 LAI 少量維持療法はその投与量があまりに少ないと
再発リスクが高まるが，かなりの減量をしても悪化の際に増量を含む対応を
すると再発リスク増加を最小限にできる。そしてこの減量によって抗精神病
薬による副作用や社会生活への悪影響を減少させられる可能性が高い。
　したがって次に重要な検討は少量の第一世代 LAI で維持している症例に
再発の前駆症状が出現した場合の対応を教育し，これへの薬物治療的，社会
心理療法的介入をどのように行うかである。そこで次に Marder らによって
行われた，第一世代 LAI 少量維持療法の再発に対する経口抗精神病薬の間
欠的追加投与についての研究を詳しく記述した。

4．第一世代 LAI 少量維持療法中の前駆症状・再発への対応
　第一世代 LAI 少量維持療法は抗精神病薬の悪影響を減少することができ
るが，再発リスクが増加し，特に 2 年目にこれが高くなることが明らかに
なった。したがって第一世代 LAI 少量維持療法中の再発リスクの減少が課
題となった。この場合，少量維持治療のメリットをそのまま維持するには，

精神症状の完全な再発が引き起こされる前に、その初期の前駆症状の時点で間欠的な抗精神病薬増量によって対応するしかない。このような対応を行うためには次の2つの条件が必要となる。それは①前駆症状が出現した症例を見分けられること、②前駆症状から再発を食い止める治療方法が存在していることである。

　既にMarderらは少量のFDでの維持治療中の再発の初期徴候が出現したときにFDを一過性に増量することで再入院の一部を防止できることを発表している[28, 33]。しかしこの検討では再発の初期徴候自体の検討が十分ではなかった。臨床的には再発しかかっている症例はコンプライアンスに不安があるので、LAIの増量や抗精神病薬の速効性注射を試みるのは有効と思える。しかし一方、LAIは増量したとしても血中濃度が定常状態に達するまで数カ月を要するので、増量した場合その効果の予測が難しい。次にはLAIによる維持はそのまま続けて、経口抗精神病薬を間欠的に使用する方法が考えられる。経口抗精神病薬では薬物濃度の上昇がより早く（1週程度）生じるので、再発にはより有効である可能性があり、また投与量の増減が行いやすいというメリットがある。このような方法（第一世代LAI少量維持療法下での前駆症状への経口抗精神病薬投与）について初めて詳細に検討を行ったのが以下のMarderらの報告である[32]。

　この報告では低用量のFDで治療中の症例に関して精神病性再発の前駆症状が出現したときに経口fluphenazineを補充する方法の有効性を2年間検討した。対象は5〜10mg/2週のFDで維持されている80例の統合失調症症例である。このような試験を行う場合に再発の初期徴候をいかに見出すかが大切になる。MarderらはIdiosyncratic Prodromal Scaleを用いて前駆症状をモニターした。このスケールで定義された前駆症状は、①睡眠障害、②集中障害、③引きこもり・孤立・人を避ける、④落ち着きのなさ・いらいら・易怒・議論好き、⑤抑うつ感や無価値感、⑥追い払うことができない思考、⑦飲酒や薬物使用が多くなる、であった。このスケールを用いて、対象症例に前駆症状が出現したと認定された場合には1日2回の5mgの経口fluphenazineあるいはプラセボを患者が安定化するか、精神病性再発のクライテリアを満たすまで追加投与された。精神病性再発の定義は思考障害と妄

想についての BPRS のクラスタースコアの合計点が 4 点以上悪化するかそれぞれのクラスターにおいて 3 点以上増加した場合である。もし症例が多数回の前駆症状を示した場合でも彼らは最初の併用薬（fluphenazine あるいはプラセボ）と同様の治療を受けた。

この臨床試験の結果，以下に示す結果が得られた。

① 80 例中 36 例（45％）が 2 年間の試験期間中に前駆症状が出現した結果，実薬追加群（17 例）かプラセボ追加群（19 例）に分けられた。17 例の実薬追加群には 34 回の精神病性再発が生じ，この中で 10 回（29％）が前駆症状を伴った再発であった。プラセボ追加群の 19 例では 32 回の悪化が生じ，16 回（50％）が前駆症状を伴った再発であった。

② 36 症例全体で 60 回の前駆症状が経験された。この中で 34 回（57％）では前駆症状だけでその後再発は認められなかった。また 26 回（43％）では前駆症状に続いて精神病性再発が生じた（この率を PPV と名付けた）。プラセボ追加群では PPV（前駆症状の後に再発が生じた）は 48％，実薬追加群では 37％に生じ，統計的に有意差はなかった。しかし 2 群で PPV には時期的な違いがあり，プラセボ追加群では試験開始後 6 カ月は PPV は 29％であったが，その後の 18 カ月では 63％になった。一方，実薬追加群では最初の 6 カ月は 50％，その後の 18 カ月は 29％であり，この時期的な違いには有意差があった。

③ 両群において最初の精神病性再発についての解析を行うと，最初の一年では差異がないが 2 年目ではプラセボ追加群の再発リスクが高かった。2 年目で精神病性再発がなかった症例は実薬追加群の 58％，プラセボ追加群の 16％であり，有意に実薬追加群が優れていた。精神症状が悪化している期間について検討すると，実薬追加群が 2 年目では悪化している期間が有意に少なかった。

これらの結果からまず明らかであることは，少量の第一世代 LAI の投与下にあっても前駆症状による再発危険性の予測は容易ではないということである。かなりの数の悪化の前に前駆症状は存在しなかった。前駆症状が出現

しないで再発する症例には前駆症状に対する早期介入を経口抗精神病薬で行うという方法をとることはできない。また逆に前駆症状だけが出現し，プラセボを投与しても再発へとは至らない症例もかなり存在した。

この試験から得られたもっとも重要なポイントは，試験開始後時間が経過すると再発リスクが変化する点である。実薬追加群では再発リスクは2年目に減少した。プラセボ追加群では2年目でもリスクは減少していない。2年目で悪化率に違いが出現するのはこれまでもいくつかの研究で認められている共通の減少である。おそらく臨床試験が開始されてから早期に悪化した症例は，低用量のLAIでは維持が困難なため早々に脱落したのであろう。これらの症例では前駆症状が明らかに区別することができるほど安定した状態に達しなかった可能性が高い。これらの症例がいなくなってから前駆症状の予知の価値は向上している（プラセボ追加群ではPPVは最初の6カ月は29％であったが，その後の18カ月の63％に上昇している）。これには患者や臨床家による真の前駆症状を見出す能力が時間と共に向上することが示されている。この63％という数値は前述したBirchwoodらの79％の再発予知率[2]に近づいていると言える。統合失調症患者自身や看護師が定期的に前駆症状を検討して評価した結果このようなPPVの向上が認められたのであろう。そしてこれらの症例で前駆症状出現の際にfluphenazineを経口的に追加投与することでこれが改善する体験は，さらに前駆症状を見出しこれに対応する動きを強化することになる。経口fluphenazine間欠投与によるPPVの減少は2年目に明らかであり，これによって精神病症状の悪化期間が有意に減少し，予防効果を示している。これは前駆症状をより早期に認知して，それがよりタイムリーな薬物的介入を生み出すことを示している可能性がある。

このような結果から，まずわれわれは少量の第一世代LAIによる維持治療を開始して，それで患者が安定し，前駆症状などへの治療教育が有効性を発揮するまでの期間は再発の危険性が高いことを知らなければならない。この時期を乗り切ってようやく少量の第一世代LAIの保護下で出現した前駆症状に対して経口抗精神病薬追加で対処するという戦略が有効に作動するようになる。したがって第一世代LAI少量維持療法はすべての統合失調症症

例に適応できる方法ではない。少量の第一世代 LAI ではたちまち再発に至る症例や前駆症状なしに再発する（あるいは前駆に本人あるいは家族，さらには治療者が気がつかない）症例に対しては，通常量の第一世代 LAI 維持療法を選択すべきである。通常の第一世代 LAI 投与による副作用のある程度の増大は，統合失調症の再発というリスクとの重みを勘案すれば，やむを得ない選択であり，Johnson も述べているように，第一世代 LAI 少量維持療法による再発リスクの増大を過小評価すべきではない[20]。

今後，統合失調症の前駆症状についての検討はさらに続ける必要があるだろう。これは前駆症状の評価，病識や治療意識の評価，患者の対処行動，家族の対処行動，患者や家族への治療教育，治療チームの介入能力などと関連している重要な問題である。前駆症状から再発への高い予知率が実現し，治療チームによる適切な介入体制が期待できる場合には，第一世代 LAI 少量維持療法＋経口抗精神病薬間欠追加投与は，ある範囲の患者にとってはリスクとベネフィットの点から見て，極めて優れた治療戦略になりうる。

■ 引用文献

1) Beresford, R. and A. Ward : Haloperidol decanoate. A preliminary review of its pharmacodynamic and pharmacokinetic properties and therapeutic use in psychosis. Drugs, 33(1); 31-49, 1987.

2) Birchwood, M., J. Smith, F. Macmillan, et al. : Predicting relapse in schizophrenia : the development and implementation of an early signs monitoring system using parents and families as observers, a preliminary investigation. Psychol. Med., 19 ; 649-656, 1989.

3) Brown, W.A. and M.A. Silver : Serum neuroleptic levels and clinical outcome in schizophrenic patients treated with fluphenazine decanoate. J. Clin. Psychopharmacol., 5(3); 143-147, 1985.

4) Carpenter, W.T., Jr., D.W. Heinrichs, and T.E. Hanlon : A comparative trial of pharmacologic strategies in schizophrenia. Am. J. Psychiatry, 144 ; 1466-1470, 1987.

5) Carpenter, W.T., Jr., T.E. Hanlon, D.W. Heinrichs, et al. : Continuous versus targeted medication in schizophrenic outpatients:outcome results. Am. J. Psychiatry, 147 ; 1138-1148, 1990.

6) Carpenter, W.T., Jr. and D.W. Heinrichs : Early intervention, time-limited, targeted pharmacotherapy of schizophrenia. Schizophr. Bull., 9(4); 533-542, 1983.

7) Cookson, J.C. : Side effects during long-term treatment with depot antipsychotic medication. Clin. Neuropharmacol., 14 Suppl 2 ; S24-S30 ; discussion S30-S32, 1991.

8) De Cuyper, H., J. Bollen, H.M. van Praag, et al. : Pharmacokinetics and therapeutic

182　Ⅱ. 持効性注射製剤治療 各論

efficacy of haloperidol decanoate after loading dose administration. Br. J. Psychiatry, 148 ; 560-566, 1986.

9) Eklund, K. and A. Forsman : Minimal effective dose and relapse--double-blind trial: haloperidol decanoate vs. placebo. Clin. Neuropharmacol., 14 Suppl 2 ; S7-S12 ; discussion S12-S15, 1991.

10) Ereshefsky, L., S.R. Saklad, M.W. Jann, et al. : Future of depot neuroleptic therapy : Pharmacokinetic and pharmacodynamic approaches. J. Clin. Psychiatry, 45 ; 50-59, 1984.

11) Gaebel, W., U. Frick, W. Kopcke, et al. : Early neuroleptic intervention in schizophrenia: Are prodromal symptoms valid predictors of relapse? Brit. J. Psychiatry, 163(suppl 21); 8-12, 1993.

12) Gelder, Y.G. : Pharmacology, pharmacokinetics and clinical development of haloperidol decanoate. Int. Clin. Psychopharmacol., 1(Suppl 1); 1-11, 1986.

13) Gitlin, M.J., K.K. Midha, D. Fogelson, et al. : Persistence of fluphenazine in plasma after decanoate withdrawal. J. Clin. Psychopharmacol., 8 ; 53-56, 1988.

14) Goldstein, M.J., E.H. Rodnick, Evans.J.R, et al. : Drug and family therapy in the aftercare of acute schizophrenics. Arch. Gen. Psychiatry, 35 ; 1169-1177, 1978.

15) Herz, H.I., W.M. Glazer, M.A. Mostert, et al. : Intermittent vs maintenance medication in schizophrenia. Two-year results. Arch. Gen. Psychiatry, 48 ; 333-339, 1991.

16) Hogarty, G.E. : Depot neuroleptics: the relevance of psychosocial factors--a United States perspective. J. Clin. Psychiatry, 45(5 Pt 2); 36-42, 1984.

17) Hogarty, G.E., J.P. McEvoy, M. Munetz, et al. : Dose of fluphenazine, familial expressed emotion, and outcome in schizophrenia. Results of a two-year controlled study. Arch. Gen. Psychiatry, 45(9); 797-805, 1988.

18) Jann, M.W., L. Ereshefsky, and S.R. Saklad : Clinical pharmacokinetics of the depot antipsychotics. Clin. Pharmacokinet., 10(4); 315-333, 1985.

19) Jann, M.W., S.R. Saklad, L. Ereshefsky, et al. : Effects of smoking on haloperidol and reduced haloperidol plasma concentrations and haloperidol clearance. Psychopharmacology(Berl), 90(4); 468-470, 1986.

20) Johnson, D.A.W., J.M. Ludlow, and K. Street : Double-blind comparison of half-dose and standard-dose flupenthixol decanoate in the maintenance treatment of stabilised out-patients with schizophrenia. Brit. J. Psychiatry, 151 ; 634-638, 1987.

21) Jolley, A.G., S.R. Hirsch, E. Morrison, et al. : Trial of brief intermittent neuroleptic prophylaxis for selected schizophrenic outpatients:clinical and social outcome at two years. BMJ, 301 ; 837-842, 1990.

22) Kane, J.M., A. Rifkin, and M. Woerner : Low-dose neuroleptic treatment of outpatient schizophrenics. I.Preliminary results for relapse rates. Arch. Gen. Psychiatry, 40 ; 893-896, 1983.

23) Kane, J.M. : Dosage strategies with long-acting injectable neuroleptics, including haloperidol decanoate. J. Clin. Psychopharmacol., 6(1 Suppl); 20S-23S, 1986.

24) Kane, J.M., M. Woerner, and S. Sarantakos : Depot neuroleptics : a comparative review of standard, intermediate, and low-dose regimens. J. Clin. Psychiatry, 47 Suppl ; 30-33, 1986.

25) Kane, J.M., J.M. Davis, N. Schooler, et al. : A multidose study of haloperidol decanoate in the maintenance treatment of schizophrenia. Am. J. Psychiatry, 159(4); 554-560, 2002.

26) 金野滋, 大熊輝雄, 山下格 他：精神分裂病に対するデカン酸フルフェナジン

（SQ10,733）と経口ハロペリドールの二重盲検比較試験. Clin. Eval., 19 ; 15-45, 1991.

27) Levron, J.C. and R. Ropert : Pharmacocinetique clinique du decanoate d'haloperidol. Comparaison avec celles des autres neuroleptiques d'action prolongee. L'Encephale, XIII ; 83-87, 1987.

28) Marder, S.R., T. Van Putten, and J. McKenzie : Costs and benefits of two doses of fluphenazine. Arch. Gen. Psychiatry, 41 ; 1025-1029, 1984.

29) Marder, S.R., J.W. Hubbard, T. Van Patten, et al. : Pharmacokinetics of long-acting injectable neuroleptic drugs:clinical implications. Psychopharmacology, 98 ; 433-439, 1989.

30) Marder, S.R., K.K. Midha, T. Van Putten, et al. : Plasma levels of fluphenazine in patients receiving fluphenazine decanoate. Relationship to clinical response. Brit. J. Psychiatry, 158 ; 658-665, 1991.

31) Marder, S.R., T. Van Putten, M. Aravagiri, et al. : Plasma level monitoring for long-acting injectable neuroleptics. In : S.R. Marder, J.M. Davis, and P.G. Janicak, eds. Clinical Use of Neuroleptic Plasma Levels. American Psychiatric Press, Washington, D.C., p.101-112, 1993.

32) Marder, S.R., W.C. Wirshing, T. Van Putten, et al. : Fluphenazine vs placebo supplementation for prodromal signs of relapse in schizophrenia. Arch. Gen. Psychiatry, 51 ; 280-287, 1994.

33) Marder, S.R., T. Van Putten, J. Mintz, et al. : Low- and conventional-dose maintenance therapy with fluphenazine decanoate. Two-year outcome. Arch. Gen. Psychiatry, 44(6); 518-521, 1987.

34) McEvoy, J.P., G.E. Hogarty, and S. Steingard : Optimal dose of neuroleptic in acute schizophrenia. A controlled study of the neuroleptic threshold and higher haloperidol dose. Arch. Gen. Psychiatry, 48 ; 739-745, 1991.

35) Müller, P., B. Bandelow, W. Gaebel, et al. : Intermittent medication, coping and psychotherapy. Interactions in relapse prevention and course modification. Brit. J. Psychiatry, 161(suppl 18); 140-144, 1992.

36) Nayak, R.K., D.R. Doose, and N.P. Nair : The bioavailability and pharmacokinetics of oral and depot intramuscular haloperidol in schizophrenic patients. J. Clin. Pharmacol., 27(2); 144-150, 1987.

37) Reyntigens, A.J., J.J. Heykants, R.J. Woestenborghs, et al. : Pharmacokinetics of haloperidol decanoate. A two year of follow-up. Int. Clin. Psychopharmacol., 17 ; 238-246, 1982.

38) Scherer, J., K. Tatsch, M. Albus, et al. : D2-dopamine-receptor occupancy during treatment with haloperidol decanoate. Eur. Arch. Psychiat. Clin. Neurosci., 147 ; 104-106, 1997.

39) Schooler, N.R. : Maintenance medication for schizophrenia : Strategies for dose reduction. Schizophr. Bull., 17 ; 311-324, 1991.

40) 立山萬里, 田上聡, 中島誠一郎 他：フルフェナジン・デポ剤の血中濃度（I）—エナンテート筋注とデカノエート筋注の比較. 臨床精神医学, 12 ; 771-781, 1983.

41) Taylor, D., C. Paton, and S. Kapur : The Maudsley Prescribing Guideline in Psychiatry 12th edition. Wiley-Blackwell, New Jersey, 2015.

42) Wiles, D.H., R.C. McCreadie, and A. Whitehead : Pharmacokinetics of haloperidol and fluphenazine decanoates in chronic schizophrenia. Psychopharmacology(Berl), 101 ; 274-281, 1990.

43) Wistedt, B., A. Jorgensen, and D. Wiles : A depot neuroleptic withdrawal study. Plasma concentration of fluphenazine and flupenthixol and relapse frequency.

184　Ⅱ. 持効性注射製剤治療　各論

Psychopharmacology(Berl), 78(4); 301-304, 1982.
44) 山本智之，原田俊樹，武田俊彦 他：持効性薬剤 Haloperidol Decanoateの長期使用経験 — 血中haloperidol濃度とProlactinレベルの推移を中心に．薬理と治療，16；425-435, 1988.

第8章

Risperidone系持効性注射製剤

藤井　康男

I．第二世代 LAI の登場

1987 年の haloperidol decanoate，1993 年の fluphenazine decanoate などのデカン酸タイプの第一世代抗精神病薬の LAI（第一世代 LAI）導入によって，わが国でも LAI が外来維持の基本的治療薬として一定の役割を果たすようになった。これらは油性の基剤にエステル結合した抗精神病薬が溶解しており，バイアルやアンプルで提供されている。このためアンプルやバイアルに入っている薬剤の一部を投与することが可能である。

しかし，1990 年代後半からの risperidone，そして 2001 年からの olanzapine などの第二世代経口抗精神病薬の流れの中で，haloperidol や fluphenazine などの第一世代 LAI は，特に若手の精神科医が手を出しにくい剤型となってしまった。一方，服薬コンプライアンスの問題は解決されず，1998 年にはすでに第二世代抗精神病薬の LAI（第二世代 LAI）の必要性が述べられていた[60]。当時からその開発は進められてきたが，なかなか臨床には導入されなかった。

最初に作られた第二世代 LAI は risperidone long-acting injection（RLAI）であり，大きな期待をもって欧米では 2002 ～ 2003 年に，日本では 2009 年に導入された。RLAI はマイクロスフェアに risperidone を封入した方式による 2 週間間隔の投与を行う LAI で，注射してもすぐには薬物濃度が上昇せず，3 週後からマイクロスフェアが崩壊することによって risperidone が放出されるという独特の薬物動態を有する製剤である。しかし，4 週間間隔の投

186　II. 持効性注射製剤治療 各論

表 8-1　日本に導入された第 2 世代 LAI

薬剤名	商品名	注射部位	用量(mg)	投与間隔(W)	投与開始
リスペリドン持効性懸濁注射液（RLAI）	リスパダールコンスタ	殿部筋	25 37.5 50	2	3週後より作用出現
パリペリドンパルミチン酸エステル持効性懸濁注射液（PP）	ゼプリオン	三角筋臀部筋	25 50 75 100 150	4	導入レジメン
アリピプラゾール持続性注射剤（AOM）	エビリファイ持続水懸筋注	三角筋臀部筋	400* (300)	4	2週間経口ARP併用

*アリピプラゾール持続性注射剤は400mgで開始、副作用出現時300mgに減量、薬物相互作用が問題になる場合は200mg，160mgを投与。　　ARP : aripiprazole

与が可能で、もっと立ち上げがスムーズな第二世代 LAI が求められるようになり、4 週間間隔の LAI で、導入レジメンという立ち上げ方式が採用された paliperidone palmitate (PP) が欧米では 2011 年、日本では 2013 年に導入された。さらに 3 カ月間隔投与が可能な第二世代 LAI として、paliperidone palmitate 3-month formulation (PP3M) が欧米では 2016 年に導入され、わが国でも臨床試験は既に終了している。Aripiprazole の 4 週間間隔の LAI である aripiprazole 持続性注射剤：aripiprazole once-monthly (AOM) も 2015 年に日本に導入された。これらの第二世代 LAI はいずれも水溶性の基剤にマイクロスフェアや微細な結晶が懸濁しており、多くはプレフィルドシリンジ製剤で、第一世代 LAI のように油性の基剤に溶解しているわけではないので、シリンジ内の薬剤の一部を投与することは通常は行われない。わが国で 2018 年時点で使用可能な第二世代 LAI の概要について表 8-1 にまとめた。

　本章では risperidone 系第二世代 LAI である、RLAI, PP についてまとめ、risperidone 経口薬やインヴェガ錠：paliperidone-extended release (PAL-ER) との関係や換算などについて整理した。そして、South London and Maudsley Trust における RLAI と PP の継続性に関する一連の重要な検討結果を示した。そして最後には、日本でも導入されるかもしれない PP3M について簡単にまとめた。

第8章 Risperidone 系持効性注射製剤 187

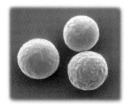

図8-1　RLAI のマイクロスフェア

II. Risperidone Long-Acting Injectable (RLAI)

　最初に臨床導入された第二世代抗精神病薬の LAI であり，2週間の持続期間がある。リスパダール コンスタ筋注用 25mg，リスパダール コンスタ筋注用 37.5mg，リスパダール コンスタ筋注用 50mg の3種類のバイアルが市販されている。本剤は，図 8-1 に示したような乳酸・グリコール酸共重合体の生物学的ポリマーであるマイクロスフェアに risperidone が封入されており，この risperidone を含むマイクロスフェアが注射部位で徐々に加水分解を受けることにより risperidone を放出させ，2週間効果を持続させる仕組みである。
　本剤は専用懸濁用液ともに 2～8℃（遮光）で保存する必要がある。そして，本剤の使用前に薬剤および専用懸濁用液は常温に戻し，薬剤を水溶性の基剤（専用懸濁用液）に懸濁させ，投与直前に激しく振盪し，再懸濁させた上で臀部筋肉内に注射する。懸濁後の薬剤は1回の投与でシリンジ内の全量を投与することになっている。本剤の初回量は 25mg とし，その後，症状により適宜増減するが，1回量は 50mg を超えないことになっている。
　RLAI は筋肉内投与されると図 8-2 に示すようにマイクロスフェアが少しづつ壊れていき，注射3週後からその中にある risperidone が遊離を開始し，体内に遊離・拡散していき，この遊離は注射後7週後でほぼ終了する。RLAI 25mg の単回投与後の risperidone + 9-OH risperidone 平均濃度の推移を図 8-3 に示した[19]。なお，risperidone の有効成分は，生体内では未変化体 risperidone と主代謝物 9-OH risperidone (paliperidone) であるが，これらは同程度の薬理作用を有することから，RLAI の薬物動態につい

188　II. 持効性注射製剤治療　各論

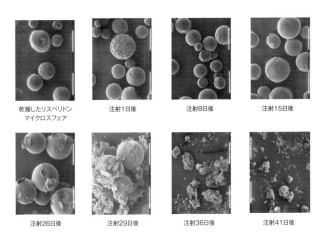

図 8-2　投与後のマイクロスフェアの変化

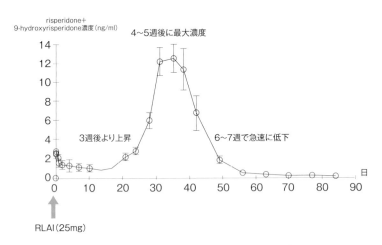

図 8-3　統合失調症患者（N=14）への RLAI 25mg 単回投与後の risperidone+9-OH risperidone（活性成分）平均濃度の推移

   Gefvert, O., Eriksson, B., Persson, P., et al. : Pharmacokinetics and D2 receptor occupancy of long-acting injectable risperidone(Risperdal Consta) in patients with schizophrenia. Int. J. Neuropsychopharmacol., 8 ; 27-36, 2005.

第 8 章　Risperidone 系持効性注射製剤　189

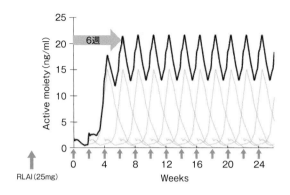

図 8-4　RLAI 25mg/2W を 6 ヵ月継続した場合の有効成分濃度推移
Wilson, W.H. : A visual guide to expected blood levels of long-acting injectable risperidone in clinical practice. J. Psychiat. Pract., 10 ; 393-401, 2004.

ては，risperidone と 9-OH risperidone を合算した「活性成分濃度（active moiety）」として表示することになっている．図 8-3 に示されているように，本剤投与 3 週後から活性成分濃度は上昇し，4～5 週後に最大となり，6～7 週で急速に低下する．本剤の初回投与後 3 週間は run-in period として活性成分濃度はほとんど上昇せず，さらに図 8-4 に示したように，2 週間間隔で本剤を投与開始して定常状態濃度に達するまでには最初の RLAI 注射から 6 週程度が必要となる[73]．したがって，図 8-5 に示すように本剤の投与開始後 3 週間は risperidone などを経口的に投与する必要がある．本剤の 25mg，37.5mg，50mg の製剤は，薬物動態結果および臨床試験成績によってそれぞれが risperidone 経口投与の 2mg，3mg，4mg に相当すると考えられる[5, 9]．RLAI は 75mg 製剤も開発が行われたが，臨床試験において 50mg 製剤と比較して利点が認められなかったことから発売されなかった[34]．

　このように，RLAI は 25mg という少量でしか治療開始できず，その立ち上げにも一定の時間がかかることが特徴である．一方でこのような特性から，本剤は急性期治療に使用される可能性は低く，初期の投与が過量になるリスクも低い．

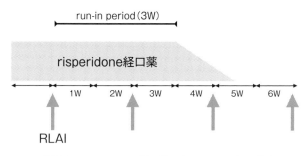

図 8-5　Risperidone 経口薬から RLAI への切り替え

Ⅲ．Paliperidone Palmitate（PP）

1．概要

　本剤は，paliperidone palmitate（パリペリドンパルミチン酸エステル）を微細な粒子にして，水性溶媒の懸濁液として製剤化した第二世代 LAI で，ゼプリオン水懸筋注としてプレフィルドシリンジ製剤として発売されている。本剤は，低温による保存は必要ない。25mg, 50mg, 75mg, 100mg, 150mg の 5 つの製剤があり，それぞれ 0.25ml, 0.5ml, 0.75ml, 1ml, 1.5ml がプレフィルドシリンジ内に入っており，いずれも paliperidone 濃度として 100mg/ml になっている。PP 投与前にはシリンジ内の懸濁液が均質となるよう，シリンジを 10 秒以上十分振盪し，三角筋あるいは臀部筋内に投与する。RLAI と異なり，本剤は注射後すぐに投与部位で図 8-6 に示したように paliperidone に加水分解されて全身循環に移行する。本剤の 25mg, 50mg, 150mg を 1 回投与した場合の血中濃度の推移を図 8-7 に示した。本剤は注射直後から paliperidone 濃度が上昇しはじめ，11〜18 日で最高濃度に達する。PP を初回 150mg，1 週後に 2 回目 100mg を三角筋内投与し，その後 4 週間隔で 75mg を反復投与したときの血中 paliperidone 濃度推移を図 8-8 に示した。

　PP の導入と用量調整の概要を図 8-9 に示した。本剤の投与開始においては，通常，成人には初回投与では 150mg，1 週後に 2 回目 100mg を三角筋内に投与することになっており，これを「導入レジメン」と呼ぶ。その後は 4 週に 1 回，75mg を三角筋または臀部筋内に投与することが基本となっ

第 8 章　Risperidone 系持効性注射製剤　191

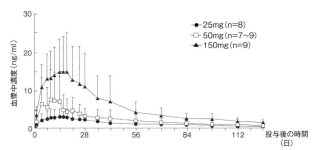

図 8-6　Paliperidone palmitate と筋肉内での paliperidone 遊離過程

図 8-7　統合失調症患者の臀部筋内に PP を単回投与したときの血漿中 paliperidone 濃度推移（平均値 +S.D.）

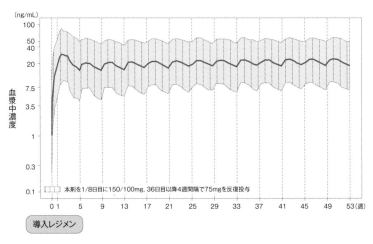

図 8-8　PP を初回 150mg, 1 週後に 2 回目 100mg を三角筋内投与し，その後 4 週間隔で 75mg を反復投与したときの推定血中 paliperidone 濃度（実線は中央値，網かけ部の範囲は 90% 予測区間）

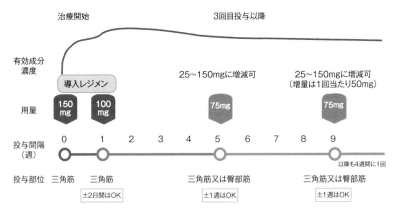

図8-9　Paliperidone palmitate の導入と用量調整

ている。これで経口 risperidone 3mg あるいはインヴェガ 6mg に相当する濃度が継続する。なお本剤は患者の症状および忍容性に応じて，25mg から 150mg の範囲で適宜増減するが，増量は1回あたり 50mg を超えないこととされている。

　日本の PP の添付文書の「用法・用量に関連する使用上の注意」には「過去に paliperidone 又は risperidone での治療経験がない場合には，まず，一定期間経口 paliperidone 又は経口 risperidone 製剤を投与し，治療反応性及び忍容性があることを確認した後，経口 paliperidone 又は経口 risperidone 製剤を併用せずに本剤の投与を開始すること」との記載がある。一方，欧州の添付文書には「paliperidone あるいは risperidone 経口薬からの切り替えにおいては，それまで投与されていた paliperidone あるいは risperidone 経口薬は PP による治療開始時点で中止することが可能である」と記載されている。この2つの記載は似たようなことを述べているが，かなりニュアンスが異なる。日本の添付文書は paliperidone や risperidone の経口薬の併用は，立ち上げ時には行わないことを求めており，一方で欧州の添付文書はこのような併用を中止することができるということで，併用をするべきでないとは記載されていない。

　第二世代 LAI では第一世代 LAI のように test dose を行わないことになっ

ているが，その前提としてモーズレイのガイドラインには，「同成分の経口薬による忍容性と有効性の検証が投与前に確立されていなければならない。PPについては risperidone 経口薬もこの目的に使用できる」との記載がある[63]。

　導入レジメンを行うと，後述するように，経口 risperidone 3mg あるいはインヴェガ 6mg に相当する血中濃度が得られる。もしその症例がさらに多い用量の risperidone 等が必要であるとすると，導入レジメン後数週間は経口的に risperidone 等を併用することが必要と思われるが，この点については いずれの資料にも明記されていない。

2. 導入レジメンの意味

1）第一世代 LAI の導入方法と test dose

　第一世代 LAI を投与開始し有効投与量まで立ち上げるには，少量で開始し，ゆっくり増量していく方法（start low and go slow）が基本であった[12, 35]。第一世代 LAI の投与初期は，まず test dose を行い，少量から徐々に増量することが基本となる[63]。したがって，その投与初期は LAI だけでは有効投与量に達しないので，経口抗精神病薬を併用する。このような投与開始方法の意味については第3章，第7章に詳述してあるが，haloperidolや fluphenazine などの第一世代抗精神病薬は，錐体外路症状のリスクもあり，患者の反応性も読み切れないため，その患者で一定期間かけて試してみないと，LAI への反応性，忍容性は明らかにできないとする考え方があった。このような方法をとるもっとも大きな理由は，LAI は一旦投与すると取り除くことはできないので，副作用出現への対応が困難であるという点にある。副作用への脆弱性や維持治療用量がわからない場合には，LAI と経口抗精神病薬を併用していると経口薬による用量調整が可能であるので，それだけ抗精神病薬処方の柔軟性が増すことになる。

　しかしこのような従来方式の LAI の立ち上げには，デメリットも存在する。急性期入院治療から LAI 単独による外来維持治療をめざす場合に，入院治療期間がより長くなる可能性がある。また LAI と経口薬併用によって処方が複雑になるので投薬や服薬ミスなどの恐れが増すかもしれない。LAIと経口抗精神病薬を併用すると過剰な抗精神病薬用量が投与される可能性が

高いことが知られており[50]，結果として副作用リスクがかえって増大するかもしれない。

以前に，HP-D についてより早く有効用量に達するために，loading dose regimen が提唱されたことがあった[10]。しかしこのような方法について十分な検討は行われなかったし，臨床の現場でも広まらなかった[35]。

第二世代の最初の LAI である RLAI は，マイクロスフェアの特性から，立ち上げには，初期には risperidone などの経口抗精神病薬を併用する従来の方法をとる以外の選択肢はなかった。この場合の立ち上げは，RLAI の独特の薬物動態と併用している risperidone 経口薬の用量の両方を想定して調整しなければならないので，複雑で時間がかかり，これが RLAI の欠点の一つであった。後述するように英国での臨床経験で高頻度の脱落例が出た背景に，この立ち上げの問題があったかもしれない[69]。

2）PP における導入レジメン

PP においては導入レジメンと名づけられた loading dose regimen が詳細に検討され[20-22, 52, 54-56]，図 8-8，図 8-9 に示すように，その導入の基本的な方式として位置付けられ，LAI の立ち上げ方に関する新たな試みとなった。導入レジメンという技法の背景には，できるだけ早く PP 単独維持治療へ移行することが好ましいとのコンセプトがあり，さらに言えば，risperidone や paliperidone などのセロトニン・ドパミン拮抗薬（SDA）タイプの抗精神病薬には図 8-10 に示すような有効で安全性が高い血中濃度幅，あるいは受容体占拠率の幅が存在し，そこに当てはまるような製剤や投与方法が臨床的に有用との想定がある[37]。

次に，PP の 150mg，そして 1 週後に 100mg という導入レジメンがなぜ採用されたかについてまとめる。最初に薬物動態に基づいた検討結果を示す。図 8-11 に，PAR-ER（インヴェガ）6mg（後述するように risperidone 3mg に相当）の継続投与を中止して 150mg の PP を 1 回投与した場合と PAR-ER 6mg を継続投与した場合の血中濃度推移を比較して示した。なお paliperidone 濃度が 7.5 ng/ml になると D_2 受容体の 60％占拠が達成され，これが維持治療効果に関連すると想定されている。PP 150mg を 1 回投与

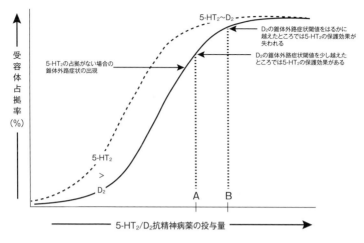

図8-10 セロトニン・ドパミン相互作用によるEPS保護作用

Kapur, S. and Remington, G. : Serotonin-dopamine interaction and its relevance to schizophrenia. Am. J. Psychiatry, 153 ; 466-476, 1996.

した場合では特に投与3週目以降でpaliperidone血中濃度の90％予測区間値の一部が7.5 ng/mlよりも下回る可能性が出てくる[52]。一方、図8-12に示したように導入レジメンとしてPP 150mg、1週後に100mgの投与をすると、PPの2回目の100mgの投与後4週間は、PAL-ER 6mgにほぼ相当する血中濃度（2～4週後はPAL-ER 6mgの際と比べてやや高まる）が維持されることになり、またこの濃度は、その後にPP 75mgを4週毎に投与した場合の定常状態濃度に相当することになる[52]。150mg, 100mgの導入レジメンによって、84％の患者で7.5 ng/ml以上のpariperidone濃度が最初の投与から8日後、36日後に得られるとされている[22,52]。このように導入レジメンはPP導入後2～4週間の濃度低下を防ぐ目的で行われている。この150mg/100mg以外の組み合わせ（例えば100mg/100mg）なども検討されたが、有効濃度を達成、継続できるとの点では150mg/100mgに勝ることはできなかった[52]。

次いで、臨床試験成績について示す。当初の導入レジメンとしては最初に50mg、そして8日目に再び50mgのPPを投与する方法で53週の大規模な臨床試験が行われた[11]。しかしこのような方法でPPによる治療を開始する

196 II. 持効性注射製剤治療 各論

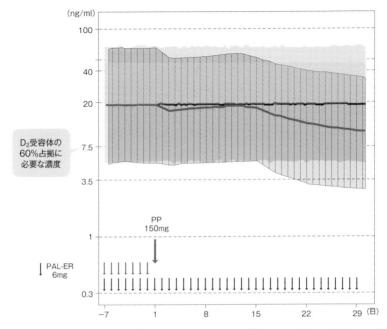

図 8-11 PAL-ER（インヴェガ）6mg から PP 150mg 投与のみを行った場合の血中濃度
（濃い網掛け部分が PP の場合の濃度推移，薄い網掛け部分が PAL-ER の場合の濃度推移。90％予測区間とメディアン値を示してある）

Samtani, M.N., S. Gopal, C. Gassmann-Mayer, et al. : Dosing and switching strategies for paliperidone palmitate : based on population pharmacokinetic modelling and clinical trial data. CNS Drugs, 25(10); 829-845, 2011.

と，臨床試験への残存率や PANSS 総得点の変化などの点において，RLAI との効果の同等性を証明できなかった。この理由として導入レジメンの用量の不足によって有効成分濃度が RLAI 症例よりも PP 症例のほうが低いことによる影響が考えられた。そして導入レジメンとして最初に 150mg，そして 8 日目に 100mg の PP を投与する方法で 13 週にわたるさらに大規模な臨床試験が行われ[46]，この試験の結果，最初の 4 週も含めて PP と RLAI との同等性（RLAI 群には初期には経口 risperidone が併用）が証明された。

3) 導入レジメンのメリットとリスク

最近の統合失調症患者への急性期治療期間は短期化しており，とくに精神

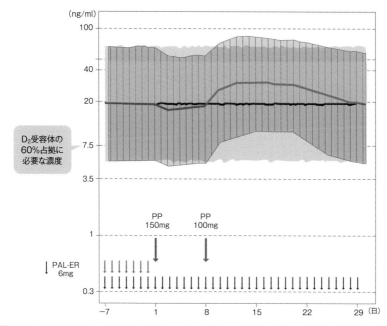

図8-12 PAL-ER 6mg から PP 150mg, PP 100mg の導入レジメンを行った場合の血中濃度（濃い網掛け部分が PP の場合の濃度推移，薄い網掛け部分が PAL-ER の場合の濃度推移。90％予測区間とメディアン値を示してある）

Samtani, M.N., S. Gopal, C. Gassmann-Mayer, et al. : Dosing and switching strategies for paliperidone palmitate : based on population pharmacokinetic modelling and clinical trial data. CNS Drugs, 25(10); 829-845, 2011.

科救急入院料病棟や急性期治療病棟などでは治療開始から1～2カ月で維持治療体制を確立したいというのが多数の精神科医の要望であり，患者や家族もそれを望むであろう。従来の方法では時間がかかった LAI 導入が導入レジメンによってスピーディーに行える点は進歩と言って良い。

しかし導入レジメンというのは，loading dose regimen に他ならず，従来の start low and go slow という LAI の導入原則を変更しようとする試みである。PP の 150mg/100mg の導入レジメンを行う際には，添付文書にあるように，「一定期間経口 paliperidone 又は経口 risperidone 製剤を投与し，治療反応性及び忍容性があることを確認」する必要があるが，今のところ，このための具体的方法は明示されていない。PP の 150mg/100mg の導入レ

ジメンを行うということは，一定量の paliperidone を少なくとも数カ月程度以上は継続し続けることを意味する。PP 75mg/4 週で定常状態になった場合に，それを中止しても 4 週後でも定常状態濃度の 64%が維持され，有効成分濃度が 2 ng/ml 以下になるには 136 日（4 カ月以上）が必要となる[55]。もし患者にとって許容できないような副作用（特にアカシジアが懸念される）が出現し持続した場合に，この対応に苦慮することが予想される。この点についてはさらに臨床的に検証を続けるべきである。

　有効濃度に素速く達するという PP の特性や導入レジメンという技法が，急性期治療において誤用されることがあってはならない。このような投与によって悪性症候群類似状態が出現した症例については第 9 章（p.247）に示した。RLAI では極めて行いにくかった急性期治療における LAI の投与が PP では可能になったことから，そのリスクについても十分認識すべきである。

　経口抗精神病薬よりも投与量と血中濃度の相関は良好ではあるが，図 8-13 に示したように導入レジメン後の有効成分濃度の個体差はかなり大きい[54]。PP による治療を，客観的な指標に基づいてより安全に進めるためには，ベットサイドにおいて血中濃度測定が可能となり，それが治療方針の決定に生かせる体制が望まれる。

4）導入レジメンを行う場合と行わない場合

　PP の治療開始において導入レジメンを行うことが原則であることを述べたが，その前提として「一定期間経口 paliperidone 又は経口 risperidone 製剤を投与し，治療反応性及び忍容性があることを確認」していることが求められる。おそらく数週間〜数カ月の経口 paliperidone または経口 risperidone 製剤による治療で，治療反応性および忍容性を確認することを添付文書は求めているのであろうが，この確認が十分とは言えないが，臨床上の状況から PP を導入したい場合もあるかもしれない。

　このような場合は，導入レジメンを避けて，第 3 章図 3-8 のような漸減漸増法によって PP を導入するほうがリスクが少ないと思われる。次項に示す症例 D のような場合である。そして，少量の経口 risperidone（例えば 1mg あるいは 2mg），PAL-ER 3mg などで維持していた患者を PP に切り替

第8章 Risperidone系持効性注射製剤 199

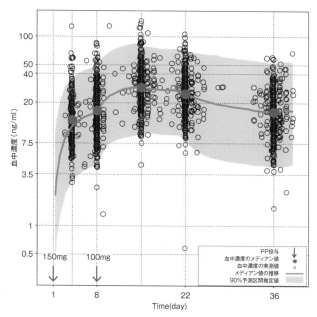

図8-13 PPを150mg（1日目），100mg（8日目）と投与した場合の濃度推移の推定値と実測値

Samtani, M.N., I. Nuamah, S. Gopal, et al. : Expansion of guidance for the day 8 initiation dose of paliperidone palmitate to avoid a missed dose. Neuropsychiatr. Dis. Treat., 9 : 721-730, 2013.

える場合も導入レジメンを行うことは疑問である．このような場合に導入レジメンを行うと，それまで投与されていたよりも多い用量のpaliperidoneが投与されることになる．たとえば次項に示した症例Eのような場合である．LAI以外に他の経口抗精神病薬が併用されていて，PP投与後もその経口抗精神病薬を継続したい場合は導入レジメンをしない選択をすることも可能であろう．例えば，olanzapineが投与されていて，これにPPを上乗せして導入するような場合である．

もちろん，他のLAIからの切り替えにおいては導入レジメンは必要ない．RLAIからの切り替えでは，RLAIの最終投与から2週後に，RLAIの最終投与量の倍量のPPを投与すればよい．

添付文書上では導入レジメンが求められる場合（すなわち他のLAIなどからの切り替えを除いた場合）でもこれを行わないという選択は臨床的にどの

程度されているのだろうか。英国の PP についての大規模な検討で，導入レジメンが必要とされた 174 例中で正確にこれを行ったのは 108 例（62％），導入レジメンを正確に行ったかどうか不明な症例が 40 例，26 例（15％）ではこれが行われなかった[68]。わが国の PP 市販後調査でも，導入レジメンが必要となる 899 例中，実際に導入レジメンが行われたのは 758 例（84％）で，16％の症例では導入レジメンが実施されていなかった[71]。これらの結果から，臨床現場では 15％程度の患者では導入レジメンが選択されていないと推定できる。

5）PP 導入の実際

i）症例 A（risperidone 経口薬から PP へ）

Paliperidone あるいは risperidone で安定した統合失調症の成人患者を PP に切り替える場合について最初に述べる。本例は長期経過が明らかな中年男性統合失調症患者で，単身生活で訪問を受けながら作業所に通所中である。本例には risperidone 経口薬による 3 年以上の治療歴があり，risperidone 経口薬 3mg を服用していれば副作用もなく精神症状は安定していることがわかっている。しかし通院はするのだが服薬を忘れやすく，一人暮らしなので，どれだけ服薬ができているのか，訪問看護師も把握できない。そして病状が不安定になっても，それが服薬不規則のためか，心理社会的要因によるものかわからない。そこで，主治医は本人に PP について説明し同意を得て，外来で導入を計画した。本例での PP 導入は簡便であり，図 8-14 に示したように PP 導入日より risperidone を中止し，導入レジメンを行い PP 単独治療に持ち込める。そして，表 8-5（p.213）に示すように risperidone 経口薬 3mg は PP 75mg/4 週に相当するので，PP 導入 5 週目以降は 4 週毎に75mg の PP を投与すればよい。

ii）症例 B（RLAI から PP へ）

本例も長期の病歴が明らかな初老期女性統合失調症患者で，病識は乏しく経口薬では外来維持が困難な症例である。別居している娘が，2 週間に1 回，本例を病院に連れてきて，RLAI 25mg のみを投与して 3 年以上維持

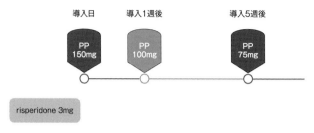

図 8-14　経口 risperidone 3mg で安定している患者を PP へ

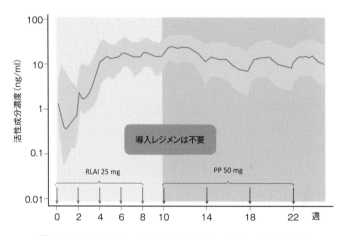

図 8-15　RLAI 25mg/2 週から PP 50mg/4 週への切り替え

Samtani, M.N., S. Gopal, C. Gassmann-Mayer, et al. : Dosing and switching strategies for paliperidone palmitate : based on population pharmacokinetic modelling and clinical trial data. CNS Drugs, 25(10); 829-845, 2011.

治療して安定しており，副作用も認められない．そして娘や本人も通院を4週に1回にしてもらいたいと以前から希望しており，RLAIよりPPへの切り替えを外来で行うことにした．本例のようなRLAIからPPへの切り替えの場合には，導入レジメンは必要なく，RLAI 25mgの最終投与の2週後にPP 50mgを投与し，以後は4週毎にPP 50mgを継続すればよい．RLAI 25mg/2週からPP 50mg/4週への切り替えに伴う活性成分濃度の推移について図 8-15 に示した[52]．

iii）PAL-ER 治療中断例での急性期治療後の PP 導入

　導入レジメンによる素速い有効成分濃度への到達という PP のメリットを生かすためには，急性期治療が一段落したある段階から本剤を使用開始することが求められる。どのような段階から PP 導入を行ってよいのかについて，日本の添付文書には明確な記載がない。欧州での XEPLION の説明文書には「過去に経口 paliperidone あるいは risperidone への反応性があることが明らかである統合失調症の成人患者において，慎重に症例を選択すれば，経口薬治療ですっかり安定まではしていなくても，精神病症状が軽度から中等度で，持効性注射製剤治療が必要とされる場合には，PP（XEPLION）を用いてもよいであろう」と記載されている。これを参考に，急性期治療に引き続いて，PP を導入するにはどのような点に配慮すべきかについて症例 C，D を提示して考察していきたい。

症例 C（治療歴が明確な場合の急性期治療後の PP 導入）

　本例は，PAL-ER 6mg で 2 年間維持治療していたが，服薬中断して 4 カ月後に幻覚妄想が再発して救急病棟の保護室に再入院となった。PAL-ER 6mg を規則的に服用していたときは，陽性症状はコントロールできて，明らかな副作用は出現しないことがわかっており，主治医は今後の維持治療を考えて，今回の入院で PP 導入を計画した。入院後 PAL-ER を再投与して病状は改善，保護室から 3 日後に保護室から一般室に移行し，入院後 1 週間で，幻聴や妄想は半分程度に改善し，食事や睡眠も規則的になり，臨床検査などでも問題がなかった。この段階で，本人や家族に PP とその導入方法について説明し，同意を得た。本例ではこの時点で導入レジメンを行い，PP 75mg による維持治療に持ち込めばよく，そうすればおそらく 1 ～ 2 カ月の入院中に PP 単独維持治療の体制を固められるであろう。

　しかし次に示す症例では，このように簡単にはいかない。

症例 D （治療歴がよくわからない場合の急性期治療後の PP 導入）

　薬物治療を中断して，幻覚妄想が再発して病状活発な統合失調症患者を治

表8-2　PP導入に際してのポイント

1. 治療継続の見通し
2. RIS/PAL-ERの有効性の確認
3. RIS/PAL-ERの副作用の確認/予測
4. RIS/PAL-ERの維持投与量

療することになった。この症例は治療歴が不明であり，抗精神病薬への反応性や副作用などについてよくわかっていない。まず risperidone 3mg/ 日で治療を開始したとする。本例にPPを導入する場合に，明らかにすべきポイントを表8-2 に示した。

　まず今後の治療継続の見通しを考えなければならない。救急で数日間の治療だけを行って後方転送するような場合は，PPも含めて長期間の持続期間を有する薬剤を投与すべきではない。また外来治療だけを行うクリニックなどで患者や家族との十分な関係性ができていない場合も同様である。このような状況ではLAIを投与したという情報が的確に伝わらない可能性があり，もし副作用が出現した場合に混乱を引き起こすかもしれない。さらにその後の治療を受け持つであろう医師の治療選択をあらかじめ制約することにもなってしまう。PP導入に際しては，治療される側と治療施設や主治医と関係性が一定程度まで成立していて，その後の治療継続の予定がおおよそ見通せることが必要である。

　次いで明らかにしなければならないのは risperidone 経口薬あるいは PAL-ER の有効性の確認である。これらの抗精神病薬の効果の判定は数週間以内に判定が可能との考え方もある[1, 41]。しかし現実臨床では投与量の変更も含めてさらに期間を要することもあるだろう。PPはこれらの抗精神病薬への反応性が良好な症例への外来維持に用いるのが基本である。

　3つ目の副作用の確認はなかなか難しい。前述したようにPPは定常状態に達すると，そこで中止してもその有効成分濃度が 2 ng/ml 以下になるのに 4 カ月以上必要となる[55]。したがって，患者に risperidone 経口薬あるいは PAL-ER 投与によって患者の生活に大きな影響を与える副作用が出現しないかどうかという点を慎重に見定め，予測する必要がある。しかしある抗精神病薬について，どの程度の期間経過をみれば，ある副作用がその後も出現しない（ある

いは出現したとしても大きな問題にはならない）と予測できるのであろうか。Risperidone 経口薬あるいは PAL-ER では特にアカシジアなどの錐体外路症状については数週間の治療でほぼ見極めがつくだろうが，高プロラクチン血症などに関連した性機能障害などについてはさらに時間がかかるかもしれない。忍容性の問題を完璧に予測することは現実臨床では容易ではない。

　最後に risperidone 経口薬あるいは PAL-ER の外来維持投与量の予測である。抗精神病薬の有効維持投与量を明らかにするためには，厳密に言えば数年間の経過観察が必要となる。急性期治療で必要な用量と維持治療に必要な用量との関係はしばしば明確ではないし，現実臨床では，大まかに予測をするしかない場合もあるだろう。急性期の有効投与量をそのまま換算して PP による維持治療量にすると多すぎる可能性はある。しかし，幻覚妄想などが残存している症例ではある程度の用量の継続が必要であるかもしれない。

　したがって，治療経過が明らかでない症例については，PP 導入に関して検討しなければならないポイントは少なくないし，検討しきれない場合もあるだろう。経口薬治療でかなりの期間，慎重に経過をみてから PP を導入すべきか，それともある程度の予測のもとに思い切りよく PP 導入を決断するべきかは，risk/benefit を考えた上での臨床的な判断となる。そして導入レジメンが基本であることはもちろんであるが，不明な点が多い場合は第 3 章図 3-8 に示したような漸減漸増法という従来の導入方法をとるという選択肢もありえる。

iv) 症例 E（少量の risperidone からの PP 導入）

　会社を退職した 60 代後半から，被害妄想，妻への嫉妬妄想があり，入院し risperidone 2mg で改善したが，外来治療を継続できず再燃し，71 歳で再入院となった。認知症については諸検査で否定された。妻は服薬の継続を心配しており，本人は病識が不十分であるので，PP による維持治療を選択した。1mg の risperidone 投与で病状は安定しているので，導入レジメンはせず，PP 25mg を開始し，risperidone 経口薬は減量・中止した。その後は本人の LAI 受け入れは問題なく，その後は妻と 2 人で定期的に外来通院し

て安定している。

　本例のような高齢の患者，また初回エピソード症例で少量の risperidone
で維持が可能な症例では，導入レジメンを行うと risperidone 3mg 程度の薬
剤が継続されることになるので，錐体外路症状のリスクが高まる。このよう
な場合には導入レジメンをやらない選択が賢明である。

v）急性期の治療拒否や興奮例に対する PP 投与

　RLAI は効果発現までに少なくとも 3 週間必要であるので，急性期の治療
拒否例に用いられることは考えられなかった。PP はその効果が発現が早いの
で，急性期治療，特に治療拒否例に，場合によったら強制的に使用するよう
な方法が選択される可能性がある。さらには，このような症例に導入レジメ
ンがなされることもないとは言えない。この点について，欧州での XEPLION
の説明文書には，急性症状が活発で興奮している患者や精神病の状態が重篤
な患者への使用として「PP（XEPLION）は急速な症状コントロールが望ま
れるような急性興奮あるいは重篤な精神病状態の対応には用いるべきではな
い」と明確に記載されている。日本の添付文書にも，「持効性製剤は，精神症
状の再発及び再燃の予防を目的とする製剤である。そのため，本剤は，急激
な精神興奮等の治療や複数の抗精神病薬の併用を必要とするような不安定な
患者には用いないこと」と記載されている。このような状況の中で本剤を使
用した後の死亡例について第 9 章（p.247 〜 249）にまとめたが，このような
使用については十分注意すべきである。かつて fluphenazine enantate が発売
された 1970 年代当初に，急性期の極期に用いられて，悪性症候群や重大な錐
体外路症状も含めた大きな問題が生じたことを忘れてはならない[4]。

Ⅳ．Risperidone 経口薬，PAL-ER, RLAI, PP の違いと 相互の関係

1．4 つの製剤の薬物動態などの違い（表 8-3 参照）
1）有効成分
まず risperidone 経口薬（表 8-3 では RIS と表記）であるが，0.5mg, 1mg,

206　Ⅱ. 持効性注射製剤治療 各論

表8-3　4つの製剤の基本的事項

	血中の 9-OH RIS/RIS 比	最高濃度/最低濃度	中止後に活性成分濃度が 2ng/ml未満になる日数
RIS	高い	3.30 (1日1回投与)	5.4
PAL-ER	すべて9-OH RIS	1.47 (OROS)	3.5
RLAI	低い	1.70 (2週)	32.9
PP	すべて9-OH RIS	1.56 (4週)	136

2mg の錠剤, 液剤などが市販されており, 統合失調症治療の基本的薬剤の一つで, 急性期治療で第一選択薬として使われることが多い。Risperidone を経口的に摂取すると, 腸管から吸収後に肝臓における first pass effect によってかなりの部分が 9-OH risperidone に代謝される。この 9-OH risperidone は活性代謝産物で paliperidone とも呼ばれる。すなわち risperidone 経口薬を投与すると図8-16 に示したように, 血中の 9-OH risperidone/risperidone 比率が高くなり[45], 言い換えれば risperidone を経口的に投与した場合, かなりの部分は 9-OH risperidone (paliperidone) として脳内の作用部位に到達する。

　Paliperidone Extended Release (PAL-ER) はインヴェガと呼ばれて市販されており, 3mg, 6mg, 9mg の製剤がある。この薬剤の有効成分は 9-OH risperidone, すなわち paliperidone そのものである。Paliperidone は肝臓で代謝されず, 脳内の作用部位にはすべて paliperidone として到達する。

　RLAI は risperidone の LAI であるが, 経口的に risperidone を投与した場合と異なって肝臓の first pass effect が生じないので, 血中には risperidone 本体がそれだけ多く存在し, 血中の 9-OH risperidone/risperidone の比率は図8-16 に示したように risperidone 経口薬と比べて低くなる。すなわち, RLAI による投与では risperidone として血中に存在して作用部位に到達する割合が多くなる[45]。表8-4 に示したように risperidone と paliperidone (9-OH risperidone) は類似したセロトニン・ドパミン拮抗薬 (SDA) としての受容体

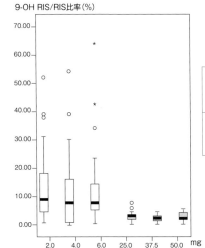
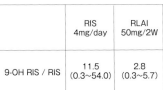

図 8-16　Risperidone 経口投与と RLAI の場合の 9-OH risperidone/risperidone 比率

Nesvag, R., Hendset, M., Refsum, H., et al. : Serum concentrations of risperidone and 9-OH risperidone following intramuscular injection of longacting risperidone compared with oral risperidone medication. Acta. Psychiatr. Scand., 114(1); 21-26, 2006.

表 8-4　Risperidone と 9-OH risperidone の受容体親和性（Ki 値　in vitro）

	D_2	$5\text{-}HT_{1A}$	$5\text{-}HT_{2A}$	α_{1A}	α_{2A}	M_1	H_1
Risperidone	2.4	423	0.34	5	151	>10000	20
Paliperidone (9-OH risperidone)	1.6	617	1.1	2.5	3.9	>10000	19

Gray, J.A. and Roth, B.L. : The pipeline and future of drug development in schizopohrenia. Mol. Psychiatry, 12 ; 904-922, 2007.

親和性特性があり，その活性は risperidone 1mg ≒ paliperidone 1mg としてよい[24]。Risperidone 経口薬と RLAI の first pass effect による代謝の違いによって生じる 9-OH risperidone/risperidone 比率の違いが，risperidone 経口薬と RLAI の効果や副作用の違いに影響を及ぼすのかどうかはわからないが，大きなものではないのだろう。

　PP は paliperidone の LAI であり，脳内の作用部位にはすべて paliperidone として到達する。

2）有効成分濃度の変動幅（最高濃度／最低濃度比）

抗精神病薬の血中濃度の変動幅の臨床的意味は複雑であり，これについては別にまとめた[14]。この変動に関しては，経口抗精神病薬では日内変動，LAIでは投与間隔の変動幅（最高濃度／最低濃度比）が指標になっている。

表8-3に示したように，risperidoneを1日1回服薬した場合，その有効成分濃度（すなわちrisperidone + 9-OH risperidone濃度）の日内変動による最高濃度／最低濃度の比率は3.30となり，かなりの変動幅が生じることになる[59]。もちろん1日2回にすればこの変動幅はこれより少なくなる。PAL-ERの最大の特徴はOsmotic controlled Release Oral delivery System（OROS）によって1日の血中濃度の日内変動を最小化した点であり，1日1回投与による最高濃度／最低濃度の比率は1.47とrisperidone 1日1回投与の半分以下となり，血中濃度の日内変動幅が大きく減少している[59]。RLAIの2週間間隔における最高濃度／最低濃度の比率は1.70，PPの4週間間隔投与における最高濃度／最低濃度の比率は1.56である[59]。

3）4つの製剤を中止した後の作用継続期間

表8-3に4つの製剤を中止した後に，活性成分濃度が2 ng/ml未満になるまでの期間を示してある[55]。PPはRLAIの4倍以上の期間，2 ng/ml以上の濃度を保つことがわかる。また図8-17に4つの製剤を中止した後の有効成分濃度の推移について示した[55]。さらに図8-18には定常状態にあった4つの製剤を中止した4週後の定常状態最低濃度に対する有効成分濃度割合を示した。これによってrisperidone経口薬やPAL-ERでは0％になっているが，PPは中止4週後（すなわち最終注射の8週後）でも，定常状態最低濃度の64％の活性成分濃度が保たれていることがわかる[55]。

2. RISからPPへの換算方法

1）換算の必要性と前提条件

かつて，精神科の臨床医は統合失調症患者への抗精神病薬の必要用量をhaloperidolで見積もっており，例えば「この患者はhaloperidol 3mgで維持できる」とか，「10mgはどうしても必要だ」などと述べていた。この

第8章 Risperidone系持効性注射製剤 209

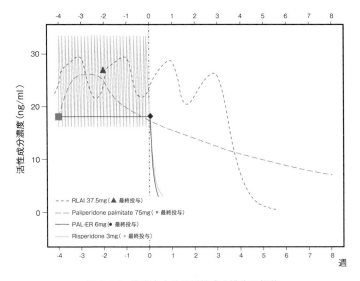

図 8-17 治療中止後の活性成分濃度の推移

Samtani, M.N., J.J. Sheehan, D.J. Fu, et al.: Management of antipsychotic treatment discontinuation and interruptions using model-based simulations. Clin. Pharmacol., 4 ; 25-40, 2012.

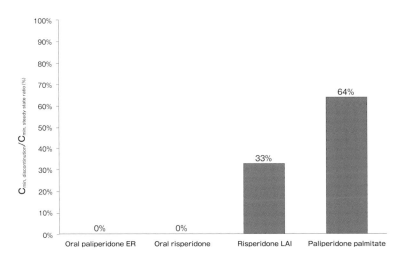

図 8-18 定常状態最低濃度に対する中止 4 週後の有効成分濃度割合

Samtani, M.N., J.J. Sheehan, D.J. Fu, et al.: Management of antipsychotic treatment discontinuation and interruptions using model-based simulations. Clin. Pharmacol., 4 ; 25-40, 2012.

haloperidol の位置づけが，最近では risperidone や olanzapine などにとって代わられた。その中でも risperidone 経口投与の必要用量は，現代の多くの精神科医の共通の尺度になっている。Risperidone 経口投与で急性期治療を行い，その後に PP による維持治療を行うのは精神科医にとってごく自然の流れになっている。ここで risperidone 経口投与から PP への換算方法が重要となる。

PAL-ER から PP への換算方法は，すでに公表されている。Gopal ら[20] は PAL-ER の 3mg, 6mg, 12mg 1 日 1 回投与が，PP の 25 〜 50mg, 75mg, 150mg の 4 週間間隔での投与に相当するとしており，Samtani ら[52] は PAL-ER の 2mg, 6mg, 12mg 1 日 1 回投与が PP の 25mg, 75mg, 150mg の 4 週間間隔での投与に相当すると述べている。そこで，risperidone 経口薬と PAL-ER との換算が判明すれば，risperidone 経口薬から PAL-ER を介して PP へと換算する方法が見出されることになる。

p.207 に示したように，risperidone 1mg ≒ paliperidone 1mg と考えてよいが，risperidone 錠剤と PAL-ER との換算方法は，確立されていない。はたして risperidone 経口薬 1mg は PAL-ER の何 mg になるのであろうか。

2）薬物動態成績等からの換算

Risperidone 経口薬，PAL-ER, RLAI, PP の有効成分は，いずれも risperidone あるいは 9-OH risperidone（paliperidone）であることに注目すべきである。この risperidone と 9-OH risperidone の合計を活性成分濃度とすると，この 4 つの製剤についての活性成分濃度から換算が可能であり，これがもっとも正確な換算方法である。

PAL-ER と risperidone 経口薬の曲線下面積を比べたデータがある[30]。これによると PAL-ER 15mg 投与時における 9-OH risperidone（paliperidone）の 24 時間での曲線下面積（AUC）は，risperidone 経口薬 8mg 投与時の活性成分の AUC の約 36% であり，この点から PAL-ER 15mg/日は risperidone 経口薬の 5.4mg/日に相当すると考えられる。すなわち risperidone 経口薬 1mg が PAL-ER の 2.8mg に相当することになる。

次に bioavailability の比較であるが，risperidone 経口薬の bioavailability

は有効成分で考えると 100 ％であるが[28]，PAL-ER では bioavailability は
30 ％程度とかなり低い[31]。これは PAL-ER が OROS 製剤であり，投与され
た薬剤の中で吸収される割合が多くないことを示している。

　ちなみに用量と受容体占有率の検討では，D_2 受容体占有率の ED50 値は，
PAL-ER では 2.38mg，risperidone 経口薬で 0.8 ～ 1.22mg[38]とされている。

　これらの薬物動態成績等から考えると risperidone 経口薬 1mg は，少なく
とも PAL-ER の 2mg，場合によれば 3mg 近くに相当すると考えるのが適切
である。

3）臨床試験などから想定した換算

　本来，異なった抗精神病薬間の換算は，各種の臨床試験結果を総括して
決定されることが多い。しかし，risperidone 経口薬と PAL-ER を直接比較
した臨床試験結果は，残念なことだが存在しない。唯一あるのは両者を仮
想的に比較した報告であり，これによれば，risperidone 経口薬 4 ～ 6mg と
PAL-ER 6 ～ 12mg が同程度の効果を示すかもしれないとの結果が得られて
いる[58]。すなわち臨床試験からの換算では risperidone 経口薬 1mg が PAL-
ER の 2mg にほぼ相当するとされている。

4）モーズレイのガイドライン 11 版における記載

　11 版になって risperidone 経口薬，PAL-ER，RLAI，PP の 4 つの薬剤の換
算表が掲載されている。英国の精神科医がこの 4 つの製剤の換算方法に注目
したのはよく理解できる。ここでは，基本的に risperidone 経口薬 1mg が
PAL-ER の 2mg と同等との換算を使用しているが，なぜか risperidone 経
口薬 4mg は PAL-ER 9mg と同等になっている。おそらくこの換算表が，
これまで発表された risperidone 経口薬と RLAI との関係や RLAI と PP と
の関係を考慮して作られているためと思われる。またこの換算では PAL-ER
4mg，6mg，9mg，12mg それぞれが PP の 50mg，75mg，100mg，150mg に相当
するとされているが，これは Samtani ら[52]の換算に準拠していることにな
る。

5) 現状で考えられる妥当な換算方法

Risperidone 経口薬と PP の換算を考える際に，両者の作用は活性成分濃度に関連するとすれば，薬物動態的視点で換算を考えるのが，もっとも客観的な方法である。これに仮想的な臨床比較試験結果やモーズレイのガイドラインによる換算なども含めて勘案すると，現状では risperidone 経口薬 1mg が PAL-ER 2mg とすることが妥当である。しかし今後多数例の薬物動態的データが得られ，また risperidone 経口薬と PAL-ER の比較試験などが行われれば，この換算方法は見直される可能性もある。

表 8-5 に現状得られる限りのデータを取り入れた risperidone 経口薬（RIS と記載），PAL-ER，RLAI，PP の換算を図示した。この 4 つの製剤の換算がすべてがそろうのは risperidone 経口薬 3mg/日，PAL-ER 6mg/日，RLAI 37.5mg/2 週，PP 75mg/4 週のラインである。これでみると PP は RIS の 1 ～ 6mg という幅広い領域をカバーしている持効性注射製剤であり，その守備範囲は RLAI よりも広いことがわかる。PP 25mg は risperidone 経口薬 1mg に相当するのだが，この少量維持治療が可能となるであろう持効性注射製剤は，初回エピソード症例や risperidone による副作用に敏感な症例に対して有用な製剤になるかもしれない。また PP 150mg はより多い投与量を必要とする症例にとって重要な製剤である。

V. South London and Maudsley Trust における RLAI, PP の治療成績

ある薬を処方して，効果があり副作用がなければ，その薬剤は継続される可能性が高くなる。すなわち，ある薬物治療が継続されるかどうかで，その薬の有効性と忍容性を大まかに測定することができる。そして統合失調症の維持治療では，その治療を続けられるかどうかが大きなポイントであり，治療の中止は場合によれば再発や再入院に結びつく。その代表的な調査は NIMH-CATIE Schizophrenia Study であり，慢性統合失調症患者への第二世代抗精神病薬の effectiveness の評価についての大きな転回点となったが[42]，LAI についてはそこで検討されなかった。維持治療の継続性を高める

第 8 章　Risperidone 系持効性注射製剤　213

表 8-5　Risperidone 経口薬，PAL-ER, RLAI, PP の換算

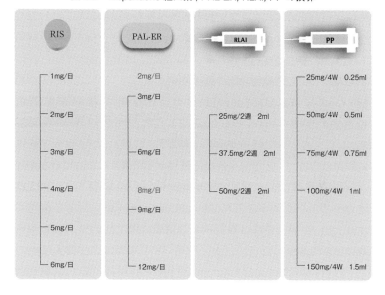

　ことが LAI の使用目的の重要なポイントであるので，LAI については継続性の評価がとくに重要と思われる。

　最初の第二世代 LAI である RLAI，そして 4 週間の持続期間がある PP は，現在の LAI 治療における中心的な薬剤であるが，これら 2 つの第二世代 LAI の継続性と入院への影響について，一定の治療環境において長期間の前向き研究を行った一連の報告がある [2, 6, 47, 62, 64, 65, 67-70, 75]。

　これらの検討が行われたのは South London and Maudsley Trust（厳密に表記すれば South London and Maudsley NHS Foundation Trust）であるが，この地域には Bethlem Royal Hospital, Lambeth Hospital, Maudsley Hospital の精神科病院と 1 つの大学病院，そして 100 の community の拠点と 300 の精神科臨床チームが存在し，精神医療を担っている。この地域の人口は 120 万人で，2 割がアフリカ系やカリブ系である。よく知られているように，欧州の多くでは公立病院が精神科医療の中心で地域責任分担制をとっており，そのキャッチメントエリアは明確で経過が追跡しやすい状況にある。この地域で RLAI, PP を開始し，そこに在住を続けていて，経過が追跡

214 Ⅱ. 持効性注射製剤治療 各論

可能であったすべての症例についての長期的な調査が行われた。ここではこれらの検討からどのような結果が得られたかを整理した。

1. RLAI についての検討

1) 100 例についての 6 カ月間の最初の検討

South London and Maudsley Trust では 2002 年に RLAI が使用可能になった。まず 2002 年 10 月から 2003 年 8 月にかけて RLAI が導入された 100 例について 6 カ月の経過が検討された[70]。当時，RLAI は第二世代 LAI として最初のもので，その臨床的な位置づけは明確にはなっていなかった。

RLAI はかならず 25mg/2 週で投与開始することが添付文書上決まっており，表 8-5 に示したようにこれは risperidone 経口薬の 2mg に相当する用量である。RLAI 導入時には経口抗精神病薬の併用は 71% あったが 6 カ月でこれが 8% に減少した。100 例中 79 例（79%）では RLAI は入院中に導入された。RLAI 導入前の前投薬は，第二世代経口抗精神病薬が 58 例（58%），第一世代 LAI が 28 例（28%），clozapine が 4 例（4%），第一世代経口抗精神病薬が 3 例（3%），処方なしが 7 例（7%）であった。また RLAI 導入理由は，それまでの薬物治療への患者の受け入れ不良（副作用やコンプライアンス不良）が 79 例（79%），反応性不良が 10 例（10%），明記されていないものが 11 例（11%）であった。100 例中 51 例（51%）で半年間内に RLAI が中止され，継続例は 49 例（49%）であった。中止のもっとも多い理由は有効性なしの 24 例（中止例の 47%）であり，次に患者の拒否で 18 例（この中で 9 例は経口抗精神病薬服用に合意，5 例ではすべての治療を拒否，注射に現れなかったのが 3 例，第一世代 LAI 希望が 1 例），そして副作用関連での中止が 9 例であった。RLAI 中止後に投薬された薬剤は，第一世代 LAI が 15 例（中止例の 29%），clozapine が 11 例（22%），risperidone 経口薬が 10 例（20%）などであった。入院で RLAI を導入し 6 カ月継続した 38 例中 23 例（61%）は退院した。

またほぼ同じ症例（症例数は 81 例）について別の解析では[47]，第一世代 LAI から RLAI へ切り替えた症例のほうが，経口抗精神病薬から RLAI を導入した症例よりも有意に中止リスクが低かった。

2）250例についての6カ月間の検討

次に報告されたのは，さらに症例を増やした250例についての6カ月の検討である[69]。2002年8月から2004年1月にかけて277例にRLAIが導入されたが，他の地域に移った21例と追跡不能の6例を除いた250例について検討が行われた。250例中6カ月までRLAIが継続されていたのは118例（47.2%）であり，継続例は，55歳以上の症例，25mgを超すRLAIの投与が行われた症例で有意に多かった。中止理由は，患者希望が65例（48.2%），処方医によって無効と判断されたが43例（32.6%），副作用が24例（18.2%）であった。患者が中止を希望した場合はrisperidone経口薬が投与されることが多く，主治医が無効と判断した場合は，第一世代LAIやclozapineが投与されることが多かった。RLAI開始時179例（71.6%）では抗精神病薬が併用されていたが，6カ月時点で118例の継続例の中で経口抗精神病薬が併用されていたのは12例（10%）に減少していた。

CGIで導入時と最終評価で1点以上の改善があった症例は，アドヒアランス不良で導入した症例に有意に多く，一方で過去にclozapineの処方歴があった症例では改善例は有意に少なかった。RLAIの中止は6カ月まで，一定の割合で生じていたが，最初の数週はRLAIからrisperidone経口薬への患者希望による移行，中間時点では副作用による中止，そしてその後では有効性欠如による中止が多かった。

この250例について，RLAI前の3年間とRLAI後の1年間について健康に関するリソース使用についての検討も行われた[75]。これによると250例中81例（32.4%）でRLAIによる1年間の治療が継続されていた。しかし入院コストやヘルスケアコストはRLAI治療でむしろ有意に増加していた。

3）3年間の長期的検討とミラーイメージ法による比較検討

さらに症例数を増し，追跡期間を3年に延長した検討が報告された[62]。2002年8月から2003年11月にRLAIが導入されたのは277例であったが，3年間の追跡中に46例が他の地域に移り，11例が追跡不能となり，9例が死亡した。これらを除いた211例について3年間の前向きの検討が行われた。RLAI導入の理由は，それまでの抗精神病薬へのコンプライアンス不良

が57.8％，忍容性不良が22.3％，不明が12.8％，反応性不良が7.1％であり，入院でRLAIが開始された症例が68.2％，外来での開始が31.8％であった。

　211例のRLAI継続率であるが，RLAIが3年間継続されたのは34例（16％）だけであり，177例（84％）では中止された。中止までの期間の中央値は154日であった。

　RLAIの前に投与されていた薬物は第一世代LAIが66例（31.3％），経口抗精神病薬が130例（61.6％），投与なしが15例（7.1％）であった。RLAI中止理由は有効性不良が64例（36.2％），治療拒否などを含む患者の選択が66例（37.3％），副作用が37例（20.9％），その他が10例（5.6％）となっていた。RLAI中止後に投与された抗精神病薬は27.7％がrisperidone経口薬，22％が第一世代LAI，17.5％がrisperidone以外でclozapineを除く第二世代経口抗精神病薬，clozapineが15.3％であった。

　RLAI中止リスクは若年，長い罹病期間，入院での導入，RLAI投与量が25mg/2週である場合に有意に高かった。25mgを超える投与量の症例では，25mg以下の症例と比べて中止リスクは46％減少していた。入院でRLAIを導入した症例は，外来で導入した症例と比べて中止リスクは150％増加していた。入院/外来での導入，RLAI投与量（25mg以下/それを超す用量）を組み合わせた4つのパターンで想定されるRLAI継続可能性が検討された。その結果，入院での導入でRLAIが25mg以下である場合は，RLAIへの切り替え後6カ月で，RLAI継続例が2割程度しかないことが明らかになった。RLAI開始前に投与されていた抗精神病薬がLAIかどうか，clozapineの使用歴，RLAIを導入した理由などは，中止リスクに有意な影響を与えなかった。

　次に，この211例について，RLAI導入前後それぞれ3年間の入院や治療コストをミラーイメージ法によって比較した検討が公表されている[65]。RLAI導入前3年間での入院日数の中央値は87日，導入後3年間ではこれが192日となり，入院日数の有意な増加が生じていた。ヘルスケアのコストは全体の211例と中止群ではRLAI導入後の3年間で倍増しており，RLAI継続群でも増加していた。これらの結果からRLAIによる治療によっても入院やヘルスケアコストは減少せず，むしろ増加することが明らかになった。

さらにこの 211 例の入院についての検討では[64]，全体では RLAI 導入後 3 年間で入院期間が中央値で 74 日増加したが，外来で RLAI を導入した症例では入院期間の増加は認められなかった。RLAI 導入後に入院日数の有意な増加があったのは女性例（36％増加），25mg を超える投与量の患者（70％増加），過去に clozapine の投与歴がある患者（118％増加）であった。全体としてみると入院回数は増加しなかったが，clozapine の投与歴がある患者では RLAI 導入後 3 年間で入院回数が 32％増加した。これらの結果から，RLAI は入院に関しては，外来患者で過去に clozapine の投与歴がない患者に関して，より好ましい影響をもたらすことが示された。

4）RLAI についての検討結果のまとめ

RLAI の継続例は導入後 6 カ月で 47.2％，1 年間で 32.4％，2 年間で 25％未満，3 年間で 16％であった。

RLAI に関する 6 カ月，3 年の検討で，一貫して RLAI の継続性の高さに関連していたのは，年齢（55 歳以上の症例で継続性が高い）と RLAI の投与量（37.5mg あるいは 50mg で継続性が高い）の 2 点であった。外来での導入，罹病期間が短い症例で継続性が高いとの結果は 6 カ月では認められなかったが，3 年間の検討ではこれが認められた。他の LAI から RLAI に切り替えた場合で継続性が高いとの結果は，初期の 100 例の検討では認められたが，その後の検討では認められなくなった。

入院に関してのミラーイメージ研究では，RLAI は入院やヘルスケアコストを減少させることはできず，むしろ増加させていた。そして入院期間や回数に関しての検討では，外来患者で過去に clozapine の投与歴がない患者に RLAI を導入するとより好ましい影響があることも示された。

2．Paliperidone palmitate（PP）についての検討

1）200 例についての 1 年間の検討とミラーイメージ法による比較検討

South London and Maudsley Trust では 2011 年 4 月に PP が使用可能になった。2011 年 4 月から 2012 年 1 月までに South London and Maudsley Trust で PP を導入したすべての患者についての検討が行われた[2]。PP 導入

例は 210 例であり，10 例が追跡不能（6 例は他の一般医のもとに退院，1 例は英国を離れ，3 例は死亡）であったため解析対象は 200 例となった。PP を 1 年間継続できた症例は 200 例中 131 例（65％）で，中止は 69 例（35％）であった。PP 導入前の薬物治療は，116 例では risperidone 経口薬あるいは RLAI からの切り替えであった。前投薬がなかった例は 7 例であったが，この中で PP 1 年間継続例は 3 例であった。

　PP 導入理由は反応性不良が 17 例，忍容性不良が 28 例，アドヒアランス不良が 112 例，患者の要望が 40 例，その他が 3 例であったが，いずれでも 1 年間の PP 継続率に大きな差異は認められなかった。PP 投与量については，PP 投与 1 年後あるいは PP 中止時の平均で 99.1mg/月であり，1 年継続例の 131 例中 92 例が 100mg あるいは 150mg の投与量であった。

　PP 中止理由は 36 例（52％）が効果不十分であり，経口薬を患者が希望した場合が 12 例，副作用が 10 例，全ての薬物を拒否した場合が 11 例であった。PP 中止後に投与された抗精神病薬は，第一世代 LAI が 16 例（23％），risperidone 経口薬が 8 例（12％），clozapine が 8 例（12％）などであった。

　PP の継続に関連する因子をコックス回帰分析で検討すると，外来患者での導入，risperidone（経口薬あるいは RLAI）からの切り替え，製品概要に正確に則った投薬の 3 点が PP の継続向上に有意に影響することが明らかになった。LAI からの切り替えは PP 継続を有意に向上させることはなかった。Risperidone からの切り替えで製品概要に正確に則った投薬をした場合，1 年継続率は 80％ に達した。

　この 200 例の PP 導入例について，ミラーイメージ法によって比較した検討が公表されている[67]。この検討では，PP 導入前の 3 年間と導入後の 1 年間の入院について比較検討がなされた。入院中に PP を導入した場合はその入院からの退院後の 1 年間と入院中の PP 導入時点から遡った 3 年間が比較され，外来で PP 導入した場合は導入前 3 年間と導入後 1 年間が比較された。平均入院回数は PP 導入前は 0.69/1 症例/年，PP 導入後では 0.49 回/1 症例となり，PP 導入後に有意に入院回数が減少していた。平均入院日数については PP 導入前は 38.78 日/1 症例/年，PP 導入後では 23.09 日/1 症例/年となり，これも有意な減少が認められた。入院日数の中央値では PP

導入前は 21.50 日 / 年であったが，これが導入後は 0 日になった。

2）300 例についての 2 年間の検討とミラーイメージ法による比較検討

　次に South London and Maudsley Trust で PP を導入した 300 例について 2 年間の検討が行われた[68]。2 年間で PP が中止されたのは 169 例（56％）で，107 例で PP が 2 年間継続したことが確認された。すなわち経過を確認できた 276 例中 107 例（38.7％）で 2 年間継続されたことになる。

　PP 開始前に投薬されていた抗精神病薬は，143 例が risperidone（93 例は RLAI），42 例が olanzapine（41 例は経口），35 例が第一世代 LAI，24 例は aripiprazole 経口薬，10 例は quetiapine 経口薬，8 例がその他の第二世代経口薬，6 例が第一世代経口薬であり，2 剤の併用例が 6 例であった。38 例では PP 導入前に抗精神病薬投与されていなかった（これらの例はノンコンプライアンスが想定された）が，2 年間継続例は 38 例中 9 例だけであった。

　PP 継続に有意に関連した因子は，外来での PP 導入，risperidone からの切り替え，LAI からの切り替えなどであった。

　PP 導入の理由は，導入前に投与されていた薬剤へのアドヒアランス不良が 178 例（59％），反応性不良が 48 例（16％），患者の要望が 33 例（11％），忍容性不良が 38 例（13％），その他・不明が 22 例（7％）であり，導入前に投与されていた薬剤へのアドヒアランス不良，忍容性不良での PP 導入例では有意に継続性が良くなかった。

　PP 中止の理由は，患者の拒否が 66 例（39.1％），副作用が 47 例（27.8％），反応性不良が 45 例（26.6％），その他が 10 例（5.9％），不明が 1 例（0.6％）であった。副作用による中止の中で多かったのがプロラクチン増加に関連した副作用が 29 例，運動系の副作用が 7 例，注射部位の痛みが 7 例，注射部位反応が 4 例，体重増加が 4 例などであった。

　PP 中止した 169 例中 122 例では別の抗精神病薬が投与された。その内容は第一世代 LAI が 33 例（19.5％），risperidone 経口薬が 21 例（12.4％），olanzapine 経口薬が 18 例（10.7％），aripiprazole 経口薬が 13 例（7.7％），clozapine が 12 例（7.1％），RLAI が 10 例（5.9％）などであった。また 21 例については 2 カ月以上の中断期間を経て，PP が再開されていた。

220 Ⅱ. 持効性注射製剤治療 各論

　PP 投与量については初期の平均維持投与量は 99mg であり，継続群と中止群に有意な差異は認められなかった。導入レジメンについては 174 例でこれが必要とされたが，108 例では正確にこれが行われた。投与初日に 150mgそして 8 日目に 100mg という導入レジメンを正確に行った割合は PP 継続例，非継続例で有意な差異は認められなかった。導入レジメンを正確に行ったかどうか不明な症例が 40 例あり，26 例ではこれが行われなかったと思われる。

　PP の継続に関連する因子をコックス回帰分析による多変量解析によってさらに検討すると，外来での導入，risperidone からの切り替え，risperidone 以外の抗精神病薬からの切り替え，前投薬への忍容性良好の 3 つの因子が有意に PP 継続に関係していた。外来での導入では PP 中止が49％減少した。抗精神病薬が投与されていない場合と比較すると，PP 中止割合は risperidone からの切り替えでは 66％，risperidone 以外からの切り替えでは 36％減少した。前投薬への忍容性不良で PP が導入された場合ではPP 中止割合が 60％増加していた。PP 導入前に忍容性不良とされていた例に投与されていた抗精神病薬は RLAI（8 例），第一世代 LAI（16 例）などであった。そしてこの場合の PP 中止理由は患者の希望と副作用で 60％を占めていた。

　これらをまとめると，外来での導入，前投薬が risperidone の 2 点が PP継続が良好であることを予測できる因子であり，前投薬への忍容性不良と前投薬がない（ノンコンプライアンスが考えられる）場合が PP 継続性の不良を予測される因子であった。

　PP の導入前後 2 年間において入院についてのミラーイメージ法による比較が行われた[66]。対象は前述した PP 導入 300 例の中で設定した基準を満たした 225 例で，PP 導入前 2 年間と導入後 2 年間の入院について比較検討がなされた。入院中に PP を導入した場合はその入院から退院後の 2 年間と入院中の PP 導入時点から遡った 2 年間が比較され，外来で PP 導入した場合は導入前 2 年間と導入後 2 年間が比較された。平均入院回数は PP 導入前 2年間では 1.80 であったが，導入後 2 年間では 0.81 に有意に低下した。またPP 導入後半数以上の患者は 2 年間まったく入院をしなかった。平均入院日

数は PP 導入前 2 年間では 79.6 日であったが，これが導入後 2 年間では 46.2 日に有意に減少した。

3）PP についての検討結果のまとめ

PP についての 1 年間の検討では 65％ が PP を継続しており，外来での導入，risperidone（経口薬あるいは RLAI）からの切り替え，製品概要に正確に則った投薬の 3 点が PP の継続向上に有意に影響し，risperidone からの切り替えで製品概要に正確に則った投薬をした場合，1 年後の治療継続率は 80％ に達した。PP 投与 1 年後あるいは PP 中止時の平均で 99.1mg/月であり，1 年継続例の 131 例中 92 例が 100mg あるいは 150mg であった。

2 年間の検討では 38.7％ が PP を継続しており，外来での導入，risperidone からの切り替えの 2 点が PP 継続が良好であることを予測できる因子であり，前投薬への忍容性不良と前投薬がない（ノンコンプライアンスが考えられる）の 2 つが PP 継続性の不良を予測させる因子となった。

ミラーイメージ法による PP 導入の前後比較では，1 年間，2 年間の検討いずれもが，PP 導入後に入院回数，入院期間の有意な減少が認められた。

3. RLAI と PP の検討結果からの考察

1）継続性

RLAI の継続率は 6 カ月 47.2％，1 年 32.4％，2 年 25％ 未満，3 年で 16％ であったが，PP 継続率は 1 年 65％ と RLAI の 2 倍であり，2 年も 38.7％ と RLAI より高かった。入院回数や期間も RLAI で有意にこれらが増加し，PP では有意に減少している。

表 8-6 に RLAI の 6 カ月，3 年，PP の 1 年，2 年の各検討における継続性向上に関連する要因について示した。この 4 つの検討で 3 つに共通した要因は外来での導入であった。また 55 歳以上の患者で RLAI の継続性が良好であった点，RLAI の 3 年の検討で短い罹病期間が継続性向上に関係していた。そして PP 1 年，2 年の検討いずれも risperidone からの切り替え（経口薬あるいは RLAI），そして 2 年の検討で前投薬への忍容性が良好である点が PP 継続性向上に影響している。

222　Ⅱ. 持効性注射製剤治療　各論

表 8-6　RLAI, PP 継続に関連する要因

	継続率	継続に関連する要因
RLAI　6 カ月 (N=250)	47%	55 歳以上　25mg を超える用量
RLAI　3 年間 (N=211)	16%	外来での導入　短い罹病期間　55 歳以上　25mg を超える用量
PP　1 年間 (N=200)	65%	外来での導入　risperidone からの切り替え　製品概要に則った導入（導入レジメン）
PP　2 年間 (N=276)	39%	外来での導入　risperidone からの切り替え　前投薬忍容性良好

　これらから risperidone からの切り替えで, その忍容性が良好な, 比較的安定した患者（とくに外来患者）へ risperidone 系第二世代 LAI を導入するとその継続性が高くなる可能性が高い。

2）投与量

　継続性を検討する上で, もう一つの重要な点は RLAI や PP の投与量である。RLAI の 6 カ月, 3 年間の検討いずれでも 25mg/2 週を超す投与量と継続性に関連があった。PP の 1 年, 2 年の検討では PP の平均維持投与量は 100mg/月程度であり, 1 年間の検討では継続例の 131 例中 92 例が 100mg あるいは 150mg の投与量であった。平均用量は RLAI では 34.7mg/2 週, すなわち月に 70mg 程度の投与であったが, PP では 100mg 近くの投与が行われている。PP の継続性が RLAI よりも明らかに良好であった結果を考慮すると, ある程度以上の投与量が risperidone 系第二世代 LAI の継続性を高めることに関係しているかもしれない。

3）導入と投与間隔

　RLAI は 25mg で開始しなければならず, 作用が認められるまでに 3 週間かかり, 2 週間間隔の投与が必要であるが, PP は最初に 150mg, 8 日目に 100mg という導入レジメンによって投与開始ができて, 作用の立ち上げが早く, 4 週間間隔の投与で維持ができる。さらに RLAI では 25mg, 37.5mg, 50mg の 3 つの用量が発売されていてこれが risperidone 経口薬の 2, 3, 4mg

に相当するが，PP では 150mg という risperidone 経口薬 6mg に相当する用量が存在している[16]。RLAI の立ち上げや用量の問題が RLAI の場合の最初の 6 カ月の高い中止率に関係した可能性がある。特に入院例で RLAI が低い用量であった場合は，6 カ月の継続が 2 割程度にすぎなかった。一方で PP の 150mg という用量の存在や導入レジメン（1 年間の検討では継続性に関連したと思われるが，2 年間の検討ではそうではない）はこの地域での PP の継続性を高めるのに役立った可能性はある。LAI の投与間隔がその継続性にどのように影響するのかはよくわからないが，今回得られた結果から，投与間隔が長い LAI のほうが継続性が高まる可能性があり，この点についてさらなる検討が望まれる。

4）治療抵抗性

South London and Maudsley Trust は地元の患者を治療しているだけでなく，治療が難しい患者が英国中からやってきているという側面がある。RLAI の検討では clozapine 投与歴がある場合が 15.6％，PP では 32％であった。一方で，RLAI 中止後に clozapine が選択された割合が 15.3％であったが，PP では 7.1％であった。このような結果からより難しい患者に RLAI が投与され，PP ではより難しい患者が少なかったかどうかはわからない。RLAI は最初の第二世代 LAI として 2004 年に導入されたが，この時点でもっとも難しい患者を新しく導入された薬剤で治療するというありがちなやり方が行われていて，PP の場合ではそのような流れから離れていった可能性はあるが，この点は今回の一連の報告からは明確ではなかった。

5）LAI からの切り替え

忘れてはいけないのは，RLAI の導入時点では，それまで LAI として存在していたのは第一世代 LAI だけであったが，PP が 2011 年にこの地域で導入された時点では RLAI が存在しており，そこからの PP への切り替え例が多いという点である。RLAI から PP への切り替えで，RLAI の忍容性が良好な場合は PP の継続性が高いと想定され，そのような患者の存在が PP の継続性を全体で高めた可能性は否定できない。なお LAI から RLAI，PP への切

り替えについては，RLAIの初期の6カ月の検討やPPの2年間の検討で継続性が高いとの結果が得られたが，多変量解析ではこれは確認されなかった。

6）まとめ

RLAIとPPの継続性について，一定の治療環境において長期間の前向き研究を行った英国での一連の報告をまとめた。RLAI継続率は6カ月で47.2%，1年間で32.4%，2年間で25%未満，3年間で16%と高くなかった。一方でPP継続率は1年間で65%とRLAIの2倍であり，2年間でも38.7%あった。良好な継続性にはrisperidoneからの切り替え，前投薬の忍容性が良いこと，比較的安定した患者（特に外来患者）への導入などが関係していた。さらに，一定以上の投与量，RLAIとPPの立ち上げ方法の違い，PPでの150mg製剤の存在，2週間と4週間という投与間隔の違いなどが継続性に影響する可能性が示唆された。

Ⅵ．Paliperidone palmitate 3 カ月製剤

1．3カ月製剤への流れ

統合失調症患者の病識研究などで有名なDavidは，「もし精神病圏患者の再発減少，寛解期間延長，社会機能改善，自殺や他害の減少，医療費の減少ができるとしたら，ノーベル賞の価値があり，そのためには新たな発見は必要ない。アドヒアランス向上だけでこれらが可能になる」と述べている[8]。言い換えれば，精神病圏患者への服薬アドヒアランスの向上という課題の達成がいかに困難であるかが，この言葉にこめられている。

このためにはいろいろな方法が提案，実行されているが，その一つに持効性注射製剤（long-acting injectable：以下LAIと略）による維持治療がある[36]。LAIが投与されれば服薬アドヒアランスは注射数週間が確保されることは間違いない。しかしこのような方法が，それだけで再発や再入院の減少に結びつくかどうかは，経口薬と比較した無作為割り付け試験では証明されていない[40]。しかし，経口薬治療からLAIへ切り替えた場合には，再発や再入院が減少することは多くの検討結果によって明らかになっており[39]，心

理社会治療との組み合わせやチーム治療の中での使用の重要性も指摘されている[25, 33]。

　現在市販されている LAI の投与間隔は 2 ～ 4 週間であるが，この投与間隔をさらに延長させれば，服薬アドヒアランスが向上し，再発を減少させられないかとの発想があった[61]。そして持続期間が 1 カ月製剤や経口薬治療と比較して，3 カ月製剤では治療コストが減少するとしたモデルも発表されている[18]。第一世代抗精神病薬の LAI（第一世代 LAI）は油性の基剤にエステル結合した抗精神病薬を溶解させたものであったが[12]，近年，製剤技術の進歩によって，水性の基剤に微細な結晶を懸濁させる方法で第二世代抗精神病薬の LAI（第二世代 LAI）は作られており，この結晶の大きさなどを制御することで，持続期間がさらに長い LAI を作成することが可能となった。

　米国や欧州では paliperidone palmitate の 3 カ月製剤：paliperidone palmitate 3-month formulation（以下 PP3M と略）がすでに臨床導入されており，日本でもその臨床試験が終了しており，申請を控えている段階にある。ここでは PP3M について，現段階で明らかになった情報や各種試験結果をまとめ，このような長い持続期間を有する LAI 製剤の意義と注意点についても考察してみたい。

2. PP3M とは？

　Paliperidone palmitate の 1 カ月製剤：paliperidone 1-month injection（以下 PP1M と略）は Nanocrystal technology（実際の結晶はミクロンレベルであるが）によって作られているが，PP3M は結晶の大きさをより大きくすることによって，その持続期間を延長させている[49]。PP3M はプレフィルドシリンジとして提供され，PP1M と同様に冷蔵保存の必要はない。投与前にはプレフィルドシリンジを少なくとも 15 秒間よく振り，5 分以内に筋肉内注射することが求められている。PP3M は三角筋あるいは大臀筋に投与することができるが，この 2 つの投与部位を変更してもその有効性や安全性に大きな影響は認められず，body mass index は PP3M 投与量に大きな影響を与えないことなどもわかっている[23]。

　Risperidone 経口薬（RIS），PAL-ER（PAL-ER），PP1M の換算についてはす

でに公表してあるが[16]，今回，PP3M をこれに加えた新たな換算を作成して，表 8-7 に示した。PP3M は PP1M の 25mg に相当する用量はなく，PP1M と PP3M との用量比は 3.5 倍となっているが，その根拠については Samtani らの報告を参考としていただきたい[53]。表 8-7 に示したように，注射する製剤の薬液量は PP3M では PP1M よりも増加しており，濃度比も PP3M では PP1M の 2 倍になっている。すなわち 3 カ月分の投与をする PP3M は，PP1M と比べてより濃い薬液の，より多いボリュームを注射することになる。ここに示してある PP1M，PP3M の用量はそれぞれ paliperidone の用量に換算したものであり，paliperidone palmitate の量では PP1M の 78mg, 117mg, 156mg, 234mg が，PP3M では 273mg, 410mg, 546mg, 810mg に相当することになる。本章では，paliperidone palmitate 用量ではなく，paliperidone 換算用量によって PP1M, PP3M の投与量を表記している。

　図 8-19 に PP1M の投与開始から PP3M の導入と継続までの流れを示した。PP3M の投与開始に際しては，まず PP1M によって少なくとも 4 カ月間，有効性と忍容性の検証をすることが必要とされている。

　そもそも LAI の投与開始に際しては，第一世代 LAI では少量の test dose の投与を行うことが一般的であったが[63]，PP1M や aripiprazole 持続性注射製剤などの第二世代 LAI の 1 カ月製剤では初回投与時から最大用量を投与することになっている[16, 17]。例えば，PP1M では導入レジメン（150mg，8 日目に 100mg の投与）が行われるが，その前提として risperidone 経口薬あるいは PAL-ER による有効性と忍容性が確立されていなければならない[63]。これらが確立されている症例に対しては，図 8-19 に示したように，PP1M による導入レジメン後に PP1M の 50 〜 150mg の用量の投与を少なくとも 4 週間毎に 3 回行う。この場合の PP1M の投与は前後 1 週間のずれは許容されている。このような PP1M による検証が問題なく行われたら，PP1M の最終投与から 4 週後に PP1M の投与量の 3.5 倍の PP3M の投与を行うことになる。その後は PP3M を 3 カ月毎に投与することになるが，この場合の投与間隔は前後 2 週間のずれが許容されている[23, 43]。

　LAI では定常状態になってからその用量を調節しても，それが血漿中濃度に反映されるまでは極めて長い期間を要するが[63]，PP3M の場合はこの期

第 8 章　Risperidone 系持効性注射製剤　227

表 8-7　Risperidone 経口薬，paliperidone 徐放錠，RLAI, PP1M, PP3M の用量換算

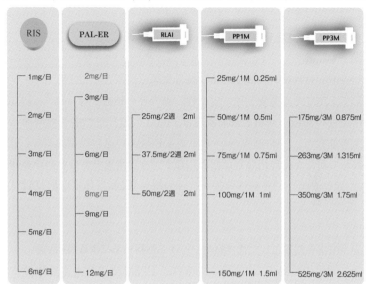

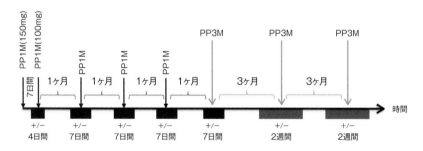

図 8-19　PP 1 カ月製剤（PP1M）から PP 3 カ月製剤（PP3M）への推奨導入方法

Gopal, S., A. Vermeulen, P. Nandy, et al. : Practical guidance for dosing and switching from paliperidone palmitate 1 monthly to 3 monthly formulation in schizophrenia. Curr. Med. Res. Opin., 31(11); 2043-2054, 2015.

間がさらに延長されることになる。したがって，LAI 投与前の risperidone 経口薬あるいは PAL-ER による有効性と忍容性，そして最適維持治療用量の決定が極めて重要である。その上で表 8-6 に示したような換算を用いな

228 Ⅱ. 持効性注射製剤治療 各論

がら，PP1M による十分な検証の後に，PP3M を導入することになる。

3. PP3M についての臨床試験

1）第一相試験

Ravenstijn らは統合失調症および統合失調感情障害の 328 例（18 ～ 65 歳）
に対して，PP3M の薬物動態，安全性，忍容性の検討を行った[49]。PP3M の
血漿中濃度の曲線下面積と最高濃度は PP3M の投与量に応じて増加してい
た。大臀筋投与，三角筋投与いずれでも PP3M の忍容性は良好で，PP1M
と比較して新たな副作用などは認められず，有害事象で多いものは鼻咽頭炎
（11%），頭痛（9%），精神病性障害・統合失調症（6.2%），体重増加（5.2%），背
部痛（5.2%）であった。

2）プラセボを対象とした無作為割り付け二重盲検法による長期試験

統合失調症の再発までの期間について，PP3M とプラセボを比較した無
作為割り付け多施設共同研究が行われている[3]。この試験は 4 段階に分かれ
ており，まず 3 週間のスクリーニング期間の後に，17 週間のオープン移行
期間が設定されている。この期間の最初には，他の LAI から切り替えられ
た患者を除いて，PP1M の導入レジメン（150mg，100mg）が行われ，その 4
週後から 50，75，100，150mg のいずれかの投与量（変更可能）によって 2 回
の PP1M が投与され，その 4 週後に同量の PP1M の投与が行われた。そし
て，この PP1M の投与量の 3.5 倍の PP3M が 4 週後に 1 回だけ投与され，
この用量でも安定していた患者に同量の PP3M の固定用量（175，263，350，
525mg）あるいはプラセボが二重盲検法によって投与され，再発などにつ
いて長期経過が検討された。本試験に参加した患者は 506 例（18 ～ 70 歳；
DSM-Ⅳ-TR によって診断された統合失調症患者）であり，二重盲検法によ
る比較検討を行ったのは PP3M が 305 例，プラセボが 145 例であった。再
発の定義は次の項目のいずれかに該当する場合とされた[7]。

・統合失調症症状による入院（非同意，同意にかかわらず）
・無作為割り付けしたときの PANSS 総得点が 40 点以上では 25% 以上の

増加，40 点未満の場合は 10 点以上の増加
・PANSS の次の項目の得点のいずれかの明らかな増加（P1［妄想］，P2
　［概念の統合障害］，P3［幻覚による行動］，P6［猜疑心／迫害］，P7［敵
　意］，G8［非協調性］）
・臨床的に明らかに問題になる自傷，自殺や負傷や明らかな損傷に結びつ
　くような暴力行為
・自殺や他殺念慮と暴力的行動

　この二重盲検法による検討期間中の最初の再発までの期間は，PP3M 群が
プラセボ群よりも有意に長く（HR=3.45; 95% CI, 1.73-6.88; P< .001），再発ま
での期間の中央値はプラセボ群では 274 日であったが，PP3M 群では算定
できず，プラセボ群に比べて PP3M 群は再発までの期間を 4 倍だけ遅延さ
せることが明らかになった。二重盲検期間中に少なくとも 1 回以上の有害
事象が生じた例は，305 例中 185 例（PP3M 群の 62%，プラセボ群の 58%）
であり，有害事象で PP3M 群がプラセボ群よりも多かったのは頭痛（9% vs
4%），体重増加（9% vs 3%），鼻咽頭炎（6% vs 1%），そしてアカシジア（4%
vs 1%）であった。

3）無作為割り付け二重盲検法による PP1M と PP3M の比較試験

　PP3M と PP1M を二重盲検法によって比較し，PP1M に対しての PP3M の
非劣勢について検討した研究も行われている[57]。対象例は 18 ～ 70 歳の統合
失調症患者であり，すべての患者にまず PP1M が 17 週間投与された。第 1
日目と 8 日目には PP1M の導入レジメンが行われ 150mg，100mg が三角筋
に投与された。そして 5 週目，9 週目に PP1M の 50, 75, 100, 150mg のいず
れかを三角筋あるいは大臀筋に投与し，13 週目には 9 週目の投与と同量の
PP1M が投与された。この段階で臨床的に安定している患者（PANSS 総得
点 70 未満，PANSS の以下の得点が 4 点以下［P1, P2, P3, P6, P7, G8, G14］，
臨床全般重症度スコア（CGI-S）が 14 ～ 17 週よりも 1 以上改善）には，9 週目
の PP1M の投与量を 3.5 倍した固定用量の PP3M（175, 263, 350, 525mg 三角
筋／大臀筋投与）あるいは PP1M（50, 75, 100, 150mg 三角筋／大臀筋投与）が

48 週間，二重盲検法によって投与された。1,016 例で二重盲検法による検討が開始され（PP3M: n=504; PP1M: n=512），842 例が最終時点まで継続された。再発の定義は前項で示したものと同様であったが[7]，再発率は PP3M 群が 37.8%，PP1M 群が 45.9% で，PP3M の PP1M に対する再発についての非劣勢が証明された。精神症状の変化についても両群で有意差は認められず，有害事象についても，注射部位反応を含めて両群で明らかな差異はなく，体重増加がもっとも多い有害事象であった（両群とも 21% に認められた）。

4. PP3M 治療中に生じる様々な状況への対応方法[23, 43]

1）PP3M で注射間隔が 3 カ月以上になった場合の対応方法

　PP3M の維持治療中に，次の注射までの期間は前後 2 週間のずれは許容されることは，前述した。前の注射から 3.5 〜 4 カ月の期間が経過した場合は，paliperidone 血中濃度が 18% 減少することが想定されるが，PP3M の次の投与をできるだけ早く行うことで，3 カ月間隔の投与を維持することが推奨されている。

　もし PP3M の前回投与時点から 4 〜 9 カ月が経過した場合は，PP3M の投与をすぐには行わない。その代わりに PP1M の三角筋への投与を 2 回（1 日目，8 日目）行う。この場合の PP1M の投与量を表 8-8 に示した。そして PP1M の 8 日目の投与の 4 週後に，表 8-8 に示した投与量の PP3M を三角筋か大臀筋に投与し，その後は PP3M の 3 カ月間隔での投与に復帰する。

　PP3M の前回投与時点から 9 カ月以上が経過した場合には，図 8-19 に示したようなプロセスを再び行う。すなわち PP1M による導入レジメン（150 mg，8 日目に 100mg の三角筋への投与）を行い，少なくとも 4 カ月間を PP1M で維持した後に PP3M を再開する。

2）PP3M から PAL-ER への切り替え方法

　もし PP3M から，PAL-ER に切り替える場合は，表 8-9 に示したような方法によって，PP3M の最終投与量に応じて PAL-ER を投与する。PP3M の最終投与の 3 カ月後から表 8-9 に示したような用量の PAL-ER の投与を行うことによって，ほぼ同等の paliperidone 濃度が継続されることが想定さ

第8章　Risperidone 系持効性注射製剤　231

表 8-8　PP3M 最終投与から 4 カ月以上 9 カ月未満の間隔が空いた場合の対応方法

PP3M最終投与量	PP1Mの1週間間隔の三角筋への投与					PP3Mの三角筋/大臀筋への投与量
	1日目		8日目			8日目の投与から1カ月後
175 mg	50 mg	→	50 mg	→		175 mg
263 mg	75 mg	→	75 mg	→		263 mg
350 mg	100 mg	→	100 mg	→		350 mg
525 mg	100 mg	→	100 mg	→		525 mg

Gopal, S., A. Vermeulen, P. Nandy, et al. : Practical guidance for dosing and switching from paliperidone palmitate 1 monthly to 3 monthly formulation in schizophrenia. Curr. Med. Res. Opin., 31(11); 2043-2054, 2015.

表 8-9　PP3M 投与から paliperidone 徐放錠への切り替え方法

PP3M最終投与量	PP3M最終投与からの経過期間		
	3カ月から18週まで	19週から24週まで	25週から
	paliperidone徐放錠の投与量		
175 mg	3 mg	3 mg	3 mg
263 mg	3 mg	3 mg	6 mg
350 mg	3 mg	6 mg	9 mg
525 mg	6 mg	9 mg	12 mg

Gopal, S., A. Vermeulen, P. Nandy, et al. : Practical guidance for dosing and switching from paliperidone palmitate 1 monthly to 3 monthly formulation in schizophrenia. Curr. Med. Res. Opin., 31(11); 2043-2054, 2015.

れている[23]。

5. 極めて長い持続期間を有した LAI に想定されるメリットと注意点

1）想定されるメリット

PP3M のような極めて長い持続期間を有した LAI にはどのようなメリットが想定されるのだろうか。これらについて表 8-10 にまとめた。

このような製剤の登場によって，LAI への患者の受け入れが促進される可能性はある。毎月よりも 3 カ月に 1 回のほうが注射の負担が減少するので，それだけ患者にとって受け入れやすいだろう。LAI の適応を考える際に，このような治療方法を患者が受け入れてくれるかどうかという点が重要

232　Ⅱ. 持効性注射製剤治療 各論

表8-10　投与間隔が極めて長い LAI に想定されるメリット

- LAIへの患者の受け入れの促進
- LAI治療継続性の向上
- 中断後の猶予期間の延長
- 離島など通院が困難な患者へのLAI継続

だから[13]，この点について 3 カ月製剤には大きなメリットがあるのかもしれない。そして，3 カ月に 1 回の注射だけで薬物治療が可能になれば，このような簡単さそのものが，LAI への受け入れだけでなく，治療継続性自体を向上させるかもしれない。もちろん，これらの点については証明されてはいないので，今後検討することが必要である。

　次に考えられるのは，LAI 中断後の猶予期間の延長である。PP3M の半減期は三角筋投与の場合には 84 ～ 95 日，大臀筋投与の場合には 118 ～ 139 日である。Paliperidone 血漿濃度 7.5 ng/ml あれば D_2 受容体の 60% 占拠が可能になり，おそらくこの濃度で再発防止効果があると推定されている。PP3M の 350 あるいは 525mg を 3 カ月間間隔で投与継続していた場合，これを中断しても 10 ～ 14 カ月間は 7.5 ng/ml という濃度を維持できることが想定されているので[23]，PP3M の一定量以上の用量を継続している場合には，もし患者が治療を中断したとしても，再発までの猶予期間はかなり長いことになる。この点に関して，Weiden らは PP3M についての 3 つの臨床試験結果についてポストホック解析を行い，薬物中断（プラセボへの切り替え）後に再発が生じるまでのメディアン値を比較検討した。その結果，この期間が PAL-ER では 58 日，PP1M では 172 日，PP3M では 395 日となり，PP3M では再発までの猶予期間が極めて長いことを証明した[72]。この猶予期間中に患者へなんらかの対応を行って治療を再開できれば，本格的な再発や再入院を防止できるかもしれない。このようなメリットが実際に臨床にどのように生かせるのかについても，今後検証が必要であろう。

　PP3M による維持治療を行っている患者は 3 カ月に 1 回の通院だけをするわけではない。このような確実な薬物治療の基盤のもとに，様々な心理社会的治療を併用することによって初めて，再発防止効果をより高め，患者の社

第8章　Risperidone 系持効性注射製剤　233

会参加を高めることができる[26, 27]。しかし，病院や診療所への毎月の通院が容易ではない地域に住んでいるために，LAI による維持治療を諦めざるを得ない患者もいるだろう。例えば離島など通院が困難な地域に在住している症例にとっては，PP3M の導入は LAI による治療継続に向けて，大きな恩恵になるかもしれない。

　PP1M を導入して，その有効性と安全性を確認できた症例では，これを継続するか，PP3M に移行するかという 2 つの選択肢が生まれることになる。治療の選択肢は多いほうがよいので，治療者や患者が LAI を選択するにあたって，その薬剤の 3 カ月製剤があるかどうかを考慮するようになるのは自然のことかもしれない。

2）注意点

　PP3M では半減期が長く，中止しても極めて長期間，有効濃度が維持されることは前述した。これこそが本剤の特徴であり，投与間隔の延長や，再発までの猶予期間の延長というメリットに結びつく。しかし，このような本剤の特性は，そのまま本剤による治療の注意点となる。図 8-20 に LAI の持続期間と最適維持治療用量検証／同意の確実性との関係を示した。

　PP3M のような持続期間が極めて長い製剤の使用においては，最適維持治療用量の検証をより確実に行う必要が出てくる。なぜなら，もし PP3M による治療中に重篤な副作用が出現した場合の対応は，より難しくなることが予想されるからである。例えば悪性症候群が出現した場合の対処である。われわれの RLAI による治療中に出現した悪性症候群の経験からは，risperidone などの有効成分濃度がなお高い状況でも，適切な治療を行えば悪性症候群の症状は改善していた[74]。したがって，仮に PP3M による治療中に悪性症候群が出現したとしても，きちんとした対応を行えば paliperidone 濃度が維持されている期間だけ悪性症候群が継続するとは思えないが，第 2 章にも述べたようにその重症度や治療経過により注意が必要になる可能性は高い。

　したがって，この PP3M による治療を開始する前の，有効性・忍容性の検証には慎重を期す必要がある。PP1M による有効性，安全性の検証が

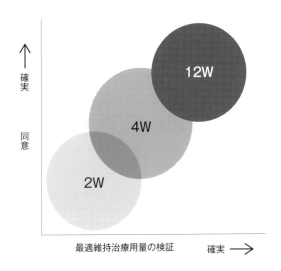

図 8-20　LAI 持続期間と最適維持治療用量検証 / 同意の確実性との関係

図 8-19 に示されているような 4 カ月の検証で十分であるかどうかはよくわからない。4 カ月の投与期間で PP1M による定常状態濃度は得られるであろうが，さらに長い検証が望ましいような症例があるかもしれない。この 4 カ月の検証で，PP1M の至適投与量が判明するのかどうかもわからない。さらに，そもそも PP1M の開始の前提になる，paliperidone あるいは risperidone 経口薬による有効性，忍容性の検証をどのようにして行うのかという点がなお明確ではない。もし paliperidone などの血中濃度測定が臨床的に可能になれば，このプロセスをより客観的に行える可能性が高い。この経口薬による検証が不十分な中で，PP1M，PP3M と移行させて，PP3M の段階で重篤な副作用が出現することがないように，これらのプロセスにおいて臨床上なすべきことをきちんと明示するべきである。そして，PP3M を継続中の副作用などのモニタリングの頻度や方法も，検討すべき重要な課題である。

　PP3M による治療導入を慎重に行って，ある時期は PP3M による治療を問題なく行っていても，その患者の状況が将来的に変化する可能性についても考慮が必要になる。例えば今後，妊娠，出産の可能性がある患者の

場合である。PP3M の妊娠，出産，授乳への影響のデータはない[32]。また paliperidone は腎臓から排出されるので，中等度から高度の腎障害がある場合には投与を控えるべきで，PP3M でもそのような制約がついている。腎障害がある患者においては，本剤の投与開始ではその程度が軽度であっても，その重症度が将来的により重くなるリスクも含めて，慎重な評価や予測が求められるであろう。PP3M についての高齢者のデータは十分でなく，高齢者では錐体外路症状のリスクが高く，腎機能がしばしば低下していることに注意が必要である。PP3M による維持治療はきわめて長期間継続する可能性があるので，加齢による影響も定期的に評価すべきであろう。

　次に治療への同意の確実性についてである。LAI と医療倫理における議論の中で，もっとも懸念される点は，LAI 治療では治療選択の決定を取り消す際の時間軸が延長するという点である[51]。すなわち，経口薬ではこれを中断しようとすれば多くは数日間でこれが可能になるが，LAI ではこれに数週間から数カ月が必要となるので，治療への同意を変更・撤回するという患者の権利に一定の制約を加えることになる。PP3M ではこの期間がさらに延長されるので，作用の持続期間がより長い LAI においては，このような治療への患者の説明と同意の確認を，より慎重かつ確実に進める必要がある。わが国では clozapine において，文書による説明と同意を添付文書上義務づけているが，PP3M の導入においても患者への説明文書を用意した上で，文書による同意をとるプロセスが必要かもしれない。

　一方で，治療アドヒアランスに問題があって，再発や問題行為を繰り返している患者に PP3M のような最新の治療手段を行って，これらを防止するという医療行為は，医療倫理的に正しい方向性と考えられる[51]。ここで，clozapine の同意でも議論になったように，同意判断能力が十分ではない，あるいはこれがない患者への LAI 治療をどのように考えるべきかということが問題になる。代諾というプロセスは可能なのか，その場合の同意判断能力評価や治療の適切性の評価をどのようにして行うのかについても検討すべきである[15]。心神喪失者医療観察法においては，倫理会議が毎月開催され，LAI 導入も含めて倫理的な課題が審議される体制が作られている。これが十分機能しているかどうかは別にして，一般的な精神医療の中でも，このよ

236 Ⅱ. 持効性注射製剤治療 各論

うな倫理的な課題を主治医だけに押しつけるのではなく，公正な審査システ
ムによって検討する場を設けるべきである。強制通院制度が現実のものと
なっている欧米でも，LAI と強制通院制度との組み合わせについては様々
な検討が行われており[29, 44, 48]，長期間作用が持続する LAI との組み合わせに
ついても，これから多くの議論がなされるであろう。

　最後に，注射部位反応についても述べておきたい。PP3M は，PP1M より
も濃厚な製剤を，より多いボリュームで注射するので，注射部位反応には注
意が必要であろう。両者を比較した臨床試験では，注射部位反応については
明らかな差異は認められないが[57]，この点についてもより多数例における長
期間の検証が望ましい。

■ 引用文献

1) Agid, O., P. Seeman, and S. Kapur : The"delayed onset" of antipsychotic action - an idea whose time has come and gone. J. Psychiatr. Neurosci., 31 ; 93-100, 2006.

2) Attard, A., O. Olofinjana, V. Cornelius, et al. : Paliperidone palmitate long-acting injection - prospective year-long follow-up of use in clinical practice. Acta. Psychiatr. Scand., 130(1); 46-51, 2014.

3) Berwaerts, J., Y. Liu, S. Gopal, et al. : Efficacy and Safety of the 3-Month Formulation of Paliperidone Palmitate vs Placebo for Relapse Prevention of Schizophrenia : A Randomized Clinical Trial. JAMA Psychiatry, 72(8); 830-839, 2015.

4) Bourgeois, M., J. Tignol, and P. Henry : Syndromes malins et morts subites au cours des traitements par neuroleptiques simples et retard. Ann. Med. Psychol.(Paris), 2 (5); 729-746, 1971.

5) Chue, P., M. Eerdekens, I. Augustyns, et al. : Comparative efficacy and safety of long-acting risperidone and risperidone oral tablets. Eur. Neuropsychopharmacol., 15 ; 111-117, 2005.

6) Cordiner, M., P. Shajahan, S. McAvoy, et al. : Effectiveness of long-acting antipsychotics in clinical practice : 1. A retrospective, 18-month follow up and comparison between paliperidone palmitate, risperidone long-acting injection and zuclopenthixol decanoate. Ther. Adv. Psychopharmacol., 6(1); 22-32, 2016.

7) Csernansky, J.G., R. Mahmoud, R. Brenner, et al. : A comparison of risperidone and haloperidol for the prevention of relapse in patients with schizophrenia. N. Engl. J. Med., 346(1); 16-22, 2002.

8) David, A.S. : Treatment adherence in psychoses. Br. J. Psychiatry, 197(6); 431-432, 2010.

9) Eerdekens, M., I.V. Hove, B. Remmerie, et al. : Pharmacokinetics and tolerability of long-acting risperidone in schizophrenia. Schizophr. Res., 70 ; 91-100, 2004.

10) Ereshefsky, L., S.R. Saklad, T. Tran-Johnson, et al. : Kinetics and clinical evaluation of haloperidol decanoate loading dose regimen. Psychopharmacol. Bull., 26(1); 108-

114, 1990.

11) Fleischhacker, W.W., S. Gopal, R. Lane, et al. : A randomized trial of paliperidone palmitate and risperidone long-acting injectable in schizophrenia. Int. J. Neuropsychopharmacol., 15 ; 107-118, 2012.

12) 藤井康男：治療の基本と応用．藤井康男，功刀弘 編：デポ剤による精神科治療技法のすべて，星和書店，東京，p.41-71, 1995.

13) 藤井康男：患者自身のデポ剤治療受け入れと精神科医の役割．臨床精神薬理，12 ; 1059-1073, 2009.

14) 藤井康男：抗精神病薬作用の変動は統合失調症治療に影響するか？　臨床精神薬理，14 ; 1785-1801, 2011.

15) 藤井康男：抗精神病薬治療と医療倫理．臨床精神薬理，14 ; 3-16, 2011.

16) 藤井康男：統合失調症薬物治療におけるpaliperidone palmitateの位置づけ．臨床精神薬理，17 ; 323-336, 2014.

17) 藤井康男：Aripiprazoleの治療継続性向上をめざして ― 持続性注射剤の導入における留意点．臨床精神薬理，20 ; 45-57, 2017.

18) Furiak, N.M., J.C. Gahn, R.W. Klein, et al. : Estimated economic benefits from low-frequency administration of atypical antipsychotics in treatment of schizophrenia : a decision model. Ann. Gen. Psychiatry, 11(1); 29, 2012.

19) Gefvert, O., B. Eriksson, P. Persson, et al. : Pharmacokinetics and D2 receptor occupancy of long-acting injectable risperidone(Risperdal Consta) in patients with schizophrenia. Int. J. Neuropsychopharmacol., 8 ; 27-36, 2005.

20) Gopal, S., C. Gassmann-Mayer, J. Palumbo, et al. : Practical guidance for dosing and switching paliperidone palmitate treatment in patients with schizophrenia. Curr. Med. Res. Opin., 26(2); 377-387, 2010.

21) Gopal, S., J. Berwaerts, I. Nuamah, et al. : Number needed to treat and number needed to harm with paliperidone palmitate relative to long-acting haloperidol, bromperidol, and fluphenazine decanoate for treatment of patients with schizophrenia. Neuropsychiatr. Dis. Treat., 7 ; 93-101, 2011.

22) Gopal, S., G. Pandina, R. Lane, et al. : A Post-hoc comparison of paliperidone palmitate to oral risperidone during initiation of long-acting risperidone injection in patients with acute schizophrenia. Innov. Clin. Neurosci., 8(8); 26-33, 2011.

23) Gopal, S., A. Vermeulen, P. Nandy, et al. : Practical guidance for dosing and switching from paliperidone palmitate 1 monthly to 3 monthly formulation in schizophrenia. Curr. Med. Res. Opin., 31(11); 2043-2054, 2015.

24) Gray, J.A. and B.L. Roth : The pipeline and future of drug development in schizophrenia. Mol. Psychiatry, 12 ; 904-922, 2007.

25) Hogarty, G.E., N.R. Schooler, R. Ulrich, et al. : Fluphenazine and social therapy in the aftercare of schizophrenic patients. Relapse analyses of a two-year controlled study of fluphenazine decanoate and fluphenazine hydrochloride. Arch. Gen. Psychiatry, 36(12); 1283-1294, 1979.

26) Hogarty, G.E., C.M. Anderson, D.J. Reiss, et al. : Family psychoeducation, social skills training, and maintenance chemotherapy in the aftercare treatment of schizophrenia. I. One-year effects of a controlled study on relapse and expressed emotion. Arch. Gen. Psychiatry, 43(7); 633-642, 1986.

27) Hogarty, G.E., S.C. Goldberg, N.R. Schooler, et al. : Drug and sociotherapy in the aftercare of schizophrenic patients. II. Two-year relapse rates. Arch. Gen. Psychiatry, 31(5); 603-608, 1974.

28) Huang, M.L., A. Van Peer, R. Woestenborghs, et al. : Pharmacokinetics of the novel

antipsychotic agent risperidone and the prolactin response in healthy subjects. Clin. Pharmacol. Ther., 54(3); 257-268, 1993.

29) Ingram, G., D. Muirhead, and C. Harvey : Effectiveness of community treatment orders for treatment of schizophrenia with oral or depot antipsychotic medication: changes in problem behaviours and social functioning. Aust. N. Z. J. Psychiatry, 43 (11); 1077-1083, 2009.

30) ヤンセンファーマ株式会社：インヴェガ錠 3mg, 同 6mg, 同 9mg に関する資料. 2010. Available from : http://www.info.pmda.go.jp/shinyaku/P201000064/index.html.

31) Janssen-Cilag, L. : Summary of Product Characteristics. INVEGA 1.5mg, 3mg, 6mg, 12mg prolonged-release tablets. 2011. Available from : http://www.medicines.org.uk/emc/medicine/19828/SPC/INVEGA+1.5+mg%2c+3+mg%2c+6+mg%2c+9+mg%2c+12+mg+prolonged-release+tablets/#PHARMACOLOGICAL_PROPS.

32) Invega, Invega Trinza(paliperidone palmitate) prescribing information. I. Janssen Pharmaceuticals, editor. Titusville, New Jersey, 2015.

33) Johnson, D.A. : Historical perspective on antipsychotic long-acting injections. Br. J. Psychiatry, Suppl 52 ; S7-S12, 2009.

34) Kane, J.M., M. Eerdekens, J.-P. Lindenmayer, et al. : Long-acting injectable risperidone : Efficacy and safety of the first long-acting atypical antipsychotic. Am. J. Psychiatry, 160 ; 1125-1132, 2003.

35) Kane, J.M., E. Aguglia, A.C. Altamura, et al. : Guidelines for depot antipsychotic treatment in schizophrenia. European Neuropsychopharmacology Consensus Conference in Siena, Italy. Eur. Neuropsychopharmacol., 8(1); 55-66, 1998.

36) Kane, J.M. and C. Garcia-Ribera : Clinical guideline recommendations for antipsychotic long-acting injections. Br. J. Psychiatry, Suppl 52 ; S63-S67, 2009.

37) Kapur, S. and G. Remington : Serotonin-dopamine interaction and its relevance to schizophrenia. Am. J. Psychiatry, 153 ; 466-476, 1996.

38) Kapur, S., R.B. Zipursky, and G. Remington : Clinical and theoretical implications of 5-HT2 and D2 receptor occupancy of clozapine, risperidone, and olanzapine in schizophrenia. Am. J. Psychiatry, 156 ; 286-293, 1999.

39) Kishimoto, T., M. Nitta, M. Borenstein, et al. : Long-acting injectable versus oral antipsychotics in schizophrenia : a systematic review and meta-analysis of mirror-image studies. J. Clin. Psychiatry, 74(10); 957-965, 2013.

40) Kishimoto, T., A. Robenzadeh, C. Leucht, et al. : Long-acting injectable vs oral antipsychotics for relapse prevention in schizophrenia : A meta-analysis of randomized trials. Schizophr. Bull., 40(1); 192-213, 2014.

41) Leucht, S., R. Busch, W. Kissling, et al. : Early prediction of antipsychotic nonresponse among patients with schizophrenia. J. Clin. Psychiatry, 68(3); 352-360, 2007.

42) Lieberman, J.A., T.S. Stroup, J.P. McEvoy, et al. : Effectiveness of antipsychotic drugs in patients with chronic schizophrenia. N. Engl. J. Med., 353(12); 1209-1223, 2005.

43) Magnusson, M.O., M.N. Samtani, E.L. Plan, et al. : Dosing and switching strategies for paliperidone palmitate 3-month formulation in patients with schizophrenia based on population pharmacokinetic modeling and simulation, and clinical trial data. CNS Drugs, 31(4); 273-288, 2017.

44) Muirhead, D., C. Harvey, and G. Ingram : Effectiveness of community treatment orders for treatment of schizophrenia with oral or depot antipsychotic medication : clinical outcomes. Aust. N. Z. J. Psychiatry, 40(6-7); 596-605, 2006.

45) Nesvag, R., M. Hendset, H. Refsum, et al. : Serum concentrations of risperidone and 9-OH risperidone following intramuscular injection of long-acting risperidone compared

第 8 章　Risperidone 系持効性注射製剤　239

with oral risperidone medication. Acta. Psychiatr. Scand., 114(1); 21-26, 2006.

46) Pandina, G., R. Lane, S. Gopal, et al. : A double-blind study of paliperidone palmitate and risperidone long-acting injectable in adults with schizophrenia. Prog. Neuropsychopharmacol. Biol. Psychiatry, 35(1); 218-226, 2011.

47) Patel, M.X., C. Young, C. Samele, et al. : Prognostic indicators for early discontinuation of risperidone long-acting injection. Int. Clin. Psychopharmacol., 19 (4); 233-239, 2004.

48) Patel, M.X., J. Matonhodze, M.K. Baig, et al. : Naturalistic outcomes of community treatment orders : antipsychotic long-acting injections versus oral medication. J. Psychopharmacol., 27(7); 629-637, 2013.

49) Ravenstijn, P., B. Remmerie, A. Savitz, et al. : Pharmacokinetics, safety, and tolerability of paliperidone palmitate 3-month formulation in patients with schizophrenia : A phase-1, single-dose, randomized, open-label study. J. Clin. Pharmacol., 56(3); 330-339, 2016.

50) Remington, G.J., P. Prendergast, and K.Z. Bezchlibnyk-Butler : Dosaging patterns in schizophrenia with depot, oral and combined neuroleptic therapy. Can. J. Psychiatry, 38(3); 159-161, 1993.

51) Roberts, L.W. and C.M. Geppert : Ethical use of long-acting medications in the treatment of severe and persistent mental illnesses. Compr. Psychiatry, 45(3); 161-167, 2004.

52) Samtani, M.N., S. Gopal, C. Gassmann-Mayer, et al. : Dosing and switching strategies for paliperidone palmitate : based on population pharmacokinetic modelling and clinical trial data. CNS Drugs, 25(10); 829-845, 2011.

53) Samtani, M.N., P. Nandy, P. Ravenstijn, et al. : Prospective dose selection and acceleration of paliperidone palmitate 3-month formulation development using a pharmacometric bridging strategy. Br. J. Clin. Pharmacol., 82(5); 1364-1370, 2016.

54) Samtani, M.N., I. Nuamah, S. Gopal, et al. : Expansion of guidance for the day 8 initiation dose of paliperidone palmitate to avoid a missed dose. Neuropsychiatr. Dis. Treat., 9 ; 721-730, 2013.

55) Samtani, M.N., J.J. Sheehan, D.J. Fu, et al. : Management of antipsychotic treatment discontinuation and interruptions using model-based simulations. Clin. Pharmacol., 4 ; 25-40, 2012.

56) Samtani, M.N., A. Vermeulen, and K. Stuyckens : Population pharmacokinetics of intramuscular paliperidone palmitate in patients with schizophrenia: a novel once-monthly, long-acting formulation of an atypical antipsychotic. Clin. Pharmacokinet., 48(9); 585-600, 2009.

57) Savitz, A.J., H. Xu, S. Gopal, et al. : Efficacy and safety of paliperidone palmitate 3-month formulation for patients with schizophrenia : A randomized, multicenter, double-blind, noninferiority study. Int. J. Neuropsychopharmacol., 19(7); pii : pyw018, 2016.

58) Schooler, N.R., G. Gharabawi, C. Bossie, et al. : A "virtual" comparison of paliperidone ER and oral risperidone in patients with schizophrenia. Neuropsychopharmacology, 31(suppl 1); S241-S242, 2006.

59) Sheehan, J.J., K.R. Reilly, D.J. Fu, et al. : Comparison of the peak-to-trough fluctuation in plasma concentration of long-acting injectable antipsychotics and their oral equivalents. Innov. Clin. Neurosci., 9(7-8); 17-23, 2012.

60) Shen, W.W. : The need for depot atypical antipsychotics in the U.S. Psychiatr. Serv., 49(6); 727, 1998.

61) Siegel, S.J. : Extended release drug delivery strategies in psychiatry : theory to

practice. Psychiatry(Edgmont), 2(6); 22-31, 2005.

62) Taylor, D.M., C. Fischetti, A. Sparshatt, et al. : Risperidone long-acting injection : a prospective 3-year analysis of its use in clinical practice. J. Clin. Psychiatry, 70(2); 196-200, 2009.

63) Taylor, D., C. Paton, and S. Kapur : The Maudsley Prescribing Guideline in Psychiatry, 12th edition. Wiley-Blackwell, New Jersey, 2015.

64) Taylor, D. and V. Cornelius : Risperidone long-acting injection : factors associated with changes in bed stay and hospitalisation in a 3-year naturalistic follow-up. J. Psychopharmacol., 24(7); 995-999, 2010.

65) Taylor, D., C. Fischetti, A. Sparshatt, et al. : Risperidone long-acting injection : a 6-year mirror-image study of healthcare resource use. Acta. Psychiatr. Scand., 120 (2); 97-101, 2009.

66) Taylor, D.M., A. Sparshatt, M. O'Hagan, et al. : Effect of paliperidone palmitate on hospitalisation in a naturalistic cohort - a four-year mirror image study. Eur. Psychiatry, 37 ; 43-48, 2016.

67) Taylor, D. and O. Olofinjana : Long-acting paliperidone palmitate - interim results of an observational study of its effect on hospitalization. Int. Clin. Psychopharmacol., 29 (4); 229-234, 2014.

68) Taylor, D.M., A. Sparshatt, M. O'Hagan, et al. : Paliperidone palmitate : factors predicting continuation with treatment at 2 years. Eur. Neuropsychopharmacol., 26 (12); 2011-2017, 2016.

69) Taylor, D.M., C. Young, and M.X. Patel : Prospective 6-month follow-up of patients prescribed risperidone long-acting injection : factors predicting favourable outcome. Int. J. Neuropsychopharmacol., 9(6); 685-694, 2006.

70) Taylor, D.M., C.L. Young, S. Mace, et al. : Early clinical experience with risperidone long-acting injection : a prospective, 6-month follow-up of 100 patients. J. Clin. Psychiatry, 65(8); 1076-1083, 2004.

71) 若松昭秀, 今井景子, 藤間時子 他：Paliperidone palmitateの統合失調症患者における12カ月間の製造販売後調査結果. 臨床精神薬理, 20 ; 1335-1349, 2017.

72) Weiden, P.J., E. Kim, J. Bermak, et al. : Does half-life matter after antipsychotic discontinuation? A relapse comparison in schizophrenia with 3 different formulations of paliperidone. J. Clin. Psychiatry, 78(7); e813-e820, 2017.

73) Wilson, W.H. : A visual guide to expected blood levels of long-acting injectable risperidone in clinical practice. J. Psychiat. Prac., 10 ; 393-401, 2004.

74) Yamashita, T., Y. Fujii, and F. Misawa : Neuroleptic malignant syndrome associated with risperidone long-acting injection : a case report. J. Clin. Psychopharmacol., 33 (1); 127-129, 2013.

75) Young, C.L. and D.M. Taylor : Health resource utilization associated with switching to risperidone long-acting injection. Acta. Psychiatr. Scand., 114(1); 14-20, 2006.

第9章

ゼプリオン発売後の死亡例から
なにを学ぶべきか

藤井　康男

Ⅰ．はじめに

　2012年8月にコンボ（特定非営利活動法人　地域精神保健福祉機構）主催のリカバリー全国フォーラムの中で，「リカバリーの視点から薬を使いこなす」との分科会が行われた。これは特に精神科薬物治療の安全性を問うシンポジウムであり，私も頼まれて話をすることになった。

　そこで，旧知の川崎市家族会連合会　あやめ会の小松正泰さんの「家族から見た統合失調症罹患患者の異常な死亡率」との発表があり[40]，5年間に会員子息24名（全て統合失調症）が死亡し，その中で11名が突然死で，その死亡率は全人口と比べて5.6倍とのことであった。この話を聞いて，私はギクリとしたが，まさかそんなことは……と，そのままにしておいてしまった。後から思えば，これが今回のゼプリオン（paliperidone palmitate）問題の序章であった。なお本章はpaliperidone palmitateではなく，あえてゼプリオンという商品名を用いた。

　ゼプリオンが日本で発売されたのは2013年11月である。それまでは第二世代LAIは2週間間隔の投与のリスパダールコンスタ（risperidone long-acting injection）しかなかったが，ゼプリオンには4週間タイプの最初の第二世代LAIとして大きな期待があった。リスパダールコンスタからゼプリオンへの切り替えは，多くの精神科医が考えており，そのような形でゼプリオンが導入された頻度は高かったであろう。

ゼプリオンは導入レジメンというこれまでなじみがない導入方法を採用しており，この点の注意点も含めてこの薬剤についての講演を私は行い，論文も執筆していた[15]。ゼプリオンがわが国の臨床に順調に定着しつつあるかと思われた2014年3月に，市販直後調査の2月までの中間報告として死亡例（7例）の報告がもたらされた。4月4日には死亡例は17例となり，4月9日に読売新聞の記事にはヤンセンファーマ社が「他の抗精神病薬との併用についても，安全性が確立していないとして極力避けるように」と求めているとの記載があり，さらに同日の「医療ルネッサンス」の記事には「薬物性心筋症」で突然死した統合失調症患者の経過が取り上げられ，川崎市家族会の高い死亡率データも紹介されていた。4月17日には死亡例は21例となり，ブルーレター（安全性速報），添付文書の改訂（この内容については後に考察を加える），そして同日の厚生労働省のプレスリリース後に，各新聞社やテレビニュースなどのメディア，さらには国会でも取り上げられる事態になった。この段階では，関係している諸機関や製薬メーカー，そして医療従事者も冷静な対応ができる状況ではなかった。

当時，多くの日本の精神科医は「今までに知られていないとんでもない副作用が起きているのかもしれない」「ゼプリオンは注射したら何カ月も身体から排除することができないから危ない」「やっぱり導入レジメンが問題なんだ」「患者や家族に説明を求められたら，なんて答えたらいいんだろうか」「そんな注射を使って自分の患者が死んだら訴えられる」「ゼプリオンを新たに使用することなんか，とてもできない」「ゼプリオンでうまくいっていた患者も，別の薬にかえてしまおう」などと考えていた。実際に，何人もの精神科医や精神科病院の院長から「うちではゼプリオンの使用を中止している，先生の病院ではどうしているのか」との質問を受けた。私はこの問いに対して，確信を持てないながらも，「これはゼプリオンを中止しただけでは済まないような，とても大きな問題が潜んでいるのかもしれない」と答えた。それは，ゼプリオンの発売以前に行われた小松さんの発表や，ようやく集まりつつあった統合失調症患者の高い死亡リスクや突然死に関する文献が頭にあったからである。

本章では，このゼプリオン発売後に注目された死亡例についての市販直後

調査および製造販売後調査結果などについてできるだけ詳細にまとめた上で，これらからなにを学ぶべきなのかを議論していきたい。

Ⅱ．ゼプリオン発売後の市販直後調査と追加調査

1．市販直後調査とは

PMDA のホームページによれば，市販直後調査とは新医薬品の販売開始に治験段階では判明していなかった重篤な副作用等が発現することがあるため，販売開始から 6 カ月間について，特に注意深い使用を促し，重篤な副作用が発生した場合の情報収集体制を強化するために作られた制度である。調査期間は 6 カ月間であり，新しい薬が発売された場合，最初の 2 カ月間はおおむね 2 週間に 1 回，その後は月に 1 回，医薬情報担当者(すなわち営業担当者) が医療機関への訪問などによって，主治医からの情報等を書き留め，会社側に報告し，それをさらに PMDA へ報告することになる。このように，市販直後調査はプロトコールを定めての調査や研究ではない。そして，主治医からの報告と営業担当者の情報収集活動にこの調査の感度が影響するため様々なバイアスが入り，また限界がある。

まず，市販後にある薬を投与中に生じた問題 (とくに死亡例) をすべて把握はできないという点がある。あくまで自発報告であることから，重篤な問題が生じたとしても，そのすべての問題が報告されるとは限らない。新たに発売された薬剤を服用していた患者が，なんらかの原因で死亡したとしても，それがその薬剤の副作用によるものではないと主治医によって判断されれば，報告されない可能性があった。この点は「副作用」と「有害事象」の問題として後述した。

2．ゼプリオン市販直後調査
1）市販直後調査における死亡例の概要

2013 年 11 月 13 日から 2014 年 5 月 18 日までのゼプリオン販売開始 6 カ月間についての市販直後調査結果については詳細な報告が公表されている[30]。前述したように市販直後調査では，通常はその薬剤の使用例数は明ら

かにできないが，ゼプリオンの場合はその使用が，基本的には月に1回であることから使用患者を推定することが可能で，この段階で約11,000例とかなり多い例数とされた。しかしこの使用患者数はあくまで推定であり，ゼプリオンを使用した患者全体の背景や薬物治療などは明らかにできない。市販直後調査で述べられている患者背景は重大な副作用が生じた症例についてだけであり，これらの問題が生じなかった症例との比較ができないという点を知っておかなければならない。ゼプリオンの市販直後調査で公表された死亡例は32例であり，男女比は21対10（不明1），平均年齢は51.2歳であった。

　ゼプリオンは1回の投与量として25mg, 50mg, 75mg, 100mg, 150mgの5つの製剤があり，その投与方法は導入レジメンが基本とされている。このような製剤上の特性から，使用例数や使用期間の推定が可能になったが（経口薬では市販直後調査での使用例数の推定は不可能であり，ゼプリオンの結果との死亡リスクの比較は困難），あくまで推定値である。

　ある薬剤投与中の死亡リスクについて，例えば3カ月の投与での死亡率と2年間の投与での死亡率をそのまま比較することはできない。薬物治療の継続期間が異なる研究間での死亡リスクを比較するには，人年（person-years）の概念を用い，例えば1,000人年当たりの死亡として比較することが一般的である。例えば15/1,000人年の死亡リスクがあるということは，統合失調症患者1,000例に対して1年間ある薬物治療を続けた場合，15例の死亡例があったことを示している。もちろん，いくつかの死亡リスクについての検討結果を比較する場合には，それぞれの対照群の背景要因（特に年齢や合併症などのリスク要因）を調整して死亡リスクの比較をするべきであるが，製造販売後調査ではゼプリオン投与群全体の背景因子等は不明であるので，このような操作は不可能である。

　ここでゼプリオンの使用期間が問題になる。今回のゼプリオン市販直後調査は6カ月の調査であるが，対象患者全員が6カ月のゼプリオン投与を受けたわけではない。この場合，平均使用期間を短く設定するほど，人年に換算された死亡リスクは高くなる。ゼプリオン投与患者が全員，他のデポ剤からの切り替え（導入レジメンなし）をしたと仮定すると，その平均使用期間は5カ月と推定され，これをゼプリオン5Mと表記した。もしゼプリオン投与患

者に全員，導入レジメンをしたと仮定して計算すると，平均使用期間は4カ月と推定され，これをゼプリオン4Mとする。ゼプリオン市販直後調査報告ではこのゼプリオン4Mの数値が採用されている。これに加えて，もっとも厳しい想定として，平均使用期間が3カ月であった場合（ゼプリオン3M）も想定することとした。そうするとゼプリオン3M，4M，5Mそれぞれの死亡リスクは11.68/1,000人年，8.76/1,000人年，7.10/1,000人年となる。ゼプリオンの市販直後調査においてはゼプリオン4Mが採用された。

　突然死の定義であるが，ICD-10では突然死を即死，あるいは発症後24時間未満の死亡で他に説明がないものと定義している。これは，このような死亡が，心臓突然死ともっとも関連しているからであり，これを狭義の突然死とした。しかし実際の症例では，たとえば単身生活をしていた患者が突然死亡した場合でも，発見されるまでに24時間以上経過していると，この狭義の突然死に含まれなくなってしまう。そのため，ゼプリオン市販直後調査についての分析においてはそれまで死亡する可能性があるような疾患に罹患していない患者が突然死亡した場合も，広義の突然死としてカウントするという方法を採用した。このような方法は後述した大規模研究でも用いられている[64]。ゼプリオン市販直後調査では，この広義の突然死の中に，狭義の突然死が何例含まれているのかを示すことになった。

　ゼプリオン市販直後調査（6カ月）の死亡例は32例であったが，その半数である16例は広義の突然死（12例は狭義の突然死，4例は突然死の可能性），4例は悪性症候群関連の死亡，7例は自殺であり，悪性腫瘍，肺炎など重篤な基礎疾患を有する患者に本剤を投与してその後に死亡した例も存在していた。これらの死亡例についてどの症例が「副作用」による死亡で，どの症例が「有害事象」による死亡かという区別は容易ではなかった。リスパダールコンスタでは死亡例が少ないのに，ゼプリオンではなぜこんなに多いのかという意見が当時出されたが，ゼプリオン以前の市販直後調査では「副作用」による死亡のみが報告されていたという点も含めての正確な事態の認識は，2016年の富田論文までなされていなかった[74]。

　私は2014年の精神神経学会でゼプリオン問題についての緊急教育講演を行い，これについてのいくつかの論文を公表した[14, 16, 17]。本稿を書いた時点で

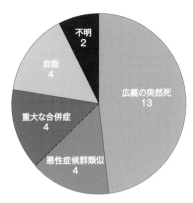

図 9-1　市販直後調査（6 カ月）におけるゼプリオン投与中の死亡例*（N=27）
＊32 例中公開された 27 例

は，ゼプリオンの製造販売後調査結果も公表されており，ゼプリオン問題はもう過去の問題として多くの精神科医の頭の中から消えようとしているようにも思える．しかし，これによって提起された問題の中には，なお解決されていない重要な点が残っている．本章では，この点も含めてまとめてみたい．

2）公開された 27 例の死亡例

　市販直後調査（6 カ月）でゼプリオン投与中に生じた死亡例である 32 例中 27 例については，市販直後調査の報告書において症例の詳細が公開されている[30]．公開されなかった 5 例は，主治医から許諾が得られなかったためである．図 9-1 にはこの 27 例について死亡原因を示した（この死因については得られた情報から私が分類したものである．剖検は行われていないので死因はあくまで推定である）．27 例の死因の分布は 32 例とほぼ同様である．

　本章では悪性症候群類似状態後の死亡，重大な身体合併症併発患者における死亡，突然死について症例毎に考察を行うことにした．自殺症例については取り上げていない．各例についての身体合併症については，記載があるものは記したが，記載がなくても合併症がないことが確認されてはいないことに注意が必要である．また，併用薬については公開された症例の情報の詳細の下段に記載されているが，この情報は，どの時点に，どの程度の用量が併

用されているか不明であるので，今回は基本的には取り上げていない。

i）悪性症候群類似状態後の死亡例
症例20　30代女性　入院例

　本例には risperidone 液剤 2mg を3日間投与した後に，ゼプリオンの 150mg そして 100mg の導入レジメンが行われた。導入レジメンによる 100mg のゼプリオン投与1週後から，身体の硬直や流涎などの錐体外路症状が出現し，錐体外路症状，CPK 上昇（1,000 以上），発熱，嚥下困難，意識障害などで悪性症候群と診断され，補液やダントロレンなどで加療し硬直については改善を認めたが，肺炎などが悪化し，呼吸困難，肺気腫が発現し，転院した。そしてゼプリオン初回投与 72 日後に死亡している。

　本例は導入レジメン後の悪性症候群による死亡例と推定され，ゼプリオンで当初からもっとも懸念された事態が生じたと考えられる。本例は risperidone 2mg が3日だけ投与され，その後にゼプリオンが注射されたという点が重要である。ゼプリオンを最初に投与する前に，どの程度の期間，risperidone や paliperidone による経口投与で効果や副作用について検討すべきかは議論があるが[15]，3日は明らかに短すぎる。この3日で判断できるのは，risperidone にアナフィラキシー反応などの急性アレルギー反応などがあるかどうかという点に限られ[46]，重篤な錐体外路症状などの副作用リスクを見極めることはできない。本例の治療者側には，この点についての誤解があったのではないだろうか。このような誤解を生まないような注意喚起が発売当初は決定的に不足していたことが重要な点である。

症例5　30代男性　入院例

合併症：高尿酸血症，肥満，B，C 型肝炎

　精神科クリニックで治療していたが，服薬が不規則で精神症状が悪化し，自宅で暴れたため打撲傷が全身にあり，拒食・拒薬の状況で入院した症例である。入院前に何回か risperidone 液剤が処方されたがどの程度服薬できたかは不明で，これによる反応性や副作用もわかっていない。精神科病院の初診時にゼプリオン 150mg が注射され，そのまま入院になっている。この

ゼプリオン投与開始日の CRP は 8.76，BUN 26.8 と上昇しており，CPK は 903 とやや上昇していた。この検査値を確認してからゼプリオンが投与されたのか，投与後にこの検査値が明らかになったのかは不明である。投与翌日に 37℃台の微熱があり，一旦は解熱。投与 4 日後に CPK が 5,548 と上昇，CRP が 9.00 に上昇し，玉のような発汗が額にあった。筋強剛は認められなかったとの記載がある。同日の昼食は食べずに牛乳だけを飲用し，5 分後に胸を押さえながらトイレに入ったが，応答なく確認したところ心肺停止の状況であり，蘇生を行ったが死亡した。死因は「急性心筋梗塞による死亡」とされたが剖検は行われていない。

　本例は急性期で興奮しており，拒薬・拒食を認めた症例へのゼプリオン投与である。このような状況の症例に対して，LAI を投与することの危険性については，すでに繰り返して指摘されている[13]。少なくとも入院時の臨床検査値が判明してから，急性期の治療選択を行うことが望ましく，そうすれば本例にゼプリオンが投与されることはなかったであろう。

症例 2　50 代男性　外来例

合併症：高尿酸血症，脂肪肝

　未治療の統合失調症患者で，入院して olanzapine 20mg/日で治療開始し，退院時に Risperidone Long-Acting Injection（以下 RLAI と略）の投与を開始し，これを徐々に増量し，一方で olanzapine は減量されていった。ゼプリオン投与 5 カ月半前に biperiden 2mg/日が併用され，さらに半月前には biperiden 4mg/日となった。したがって，RLAI 投与中に抗パーキンソン薬が開始となり，増量されていることになる。本例には RLAI 50mg/2 週投与からゼプリオンへの切り替えが行われたが，この切り替え時点で olanzapine 5mg が併用されており，主治医はこれを考慮してゼプリオンの投与量を 100mg ではなく 150mg としたとのことである。この投与前の CPK は 54 であった。このゼプリオン 150mg の初回投与 6 日後に立てないとの訴えから，近隣の他院に救急搬送され，CPK が 12,423 と著明に増加し，CRP 3.6 も上昇，手指の振戦が認められた。8 日後には CPK はさらに増加して 17,388 となった。投与 11 日後には元の病院の内科に転院し，CPK が 2,556

と横紋筋融解は改善したが40℃の発熱が出現した。投与19日後にCRP 12.5とさらに上昇，投与30日後に頻脈，SpO$_2$低下を認め，酸素吸入開始した。投与32日後にD-ダイマー高値，NT Pro BNP増加などが認められ，投与41日に死亡が確認された。死因は「肺塞栓の疑い」とされているが剖検は行われなかった。

　本例については，錐体外路症状については記載されていないのでわからないが，RLAI投与中に抗パーキンソン薬が増量されている流れから，なんらかの錐体外路症状がゼプリオン導入以前から出現していた可能性がある。この錐体外路症状の確認とそれに関連したゼプリオンの初回投与量の選定が本例にはポイントであろう。もし錐体外路症状が軽微であれ出現していたとしたら，ゼプリオンへの切り替えの際にこれを勘案して，初回投与量を減らすべきであったのかもしれない。LAI間の切り替えにおけるゼプリオンの適切な初回投与用量の選択という課題を本例は提起しているように思える。

症例27　70代男性　外来例

　合併症：アルコール依存症，糖尿病

　寝たきりの統合失調症在宅男性患者で，ゼプリオン75mg/4週などを投与していたが，口元を舌でなめ回すなどの異常行動をしたため，妻が救急要請したが到着時には心肺停止の状態となり，剖検した結果，骨格筋融解の所見があり，死因は「悪性症候群」とされた。本例の生前の経過では，悪性症候群を疑わせる所見は明らかではない。

　本例は悪性症候群とされているが，この経過からはその根拠ははっきりしない。横紋筋融解はあったのであろうが，むしろ突然死に入れるべき症例なのかもしれない。

ⅱ）重篤な合併症患者における死亡
症例13　40代男性　入院例

　1年前より誤嚥性肺炎を繰り返していて身体的な状態が不良で入院していた。元々risperidoneで治療がなされていたが，転院後に経口薬を服薬できないためにゼプリオンの150mg，100mgの導入レジメンを行い，その後ゼ

プリオン50mgを4週毎に2回投与した。錐体外路症状は発現していない。2回目の50mgの投与14日後に本例は死亡したが，死因は「不明」であった。

症例14　50代女性　入院例
合併症：イレウス，肺炎，肝機能異常

イレウスに肺炎を併発した症例で転院後にゼプリオン150mg・100mgの導入レジメンを行い，その後，ゼプリオン150mgを3回投与して，3回目の投与の16日後に多臓器不全で死亡した。錐体外路症状は発現していなかった。死亡1週間前の検査でGOT 1,890，GPT 1,330であった。

症例15　70代男性　入院例
合併症：肺炎

右脚ブロック，呼吸器系感染症があったが，食欲低下し，肺炎が疑われて内服薬中止した。抗生物質投与や補液を行い，精神症状が悪化したためhaloperidol 10mg/日を点滴にて投与。服薬困難のためゼプリオンの150mg・100mgの導入レジメンを行い，その後褥瘡などが出現して発熱が続いたが，さらにゼプリオンを75mg投与し，ゼプリオン開始36日後に死亡した。死因は「肺炎」とされた。

症例18　70代男性　入院例
合併症：膵頭部腫瘍（膵臓癌）

RLAIが4週毎に投与されていたが，その後にpaliperidone 12mgなどが投与された。膵臓癌で腰痛があったが，経過観察，保存的治療のみが行われていた。RLAIよりゼプリオン100mg/4週に切り替え，2回の投与を行った。最初の投与の60日後に全身の遠隔転移を伴う膵臓癌により死亡した。

これらの4例は，いずれも重大な身体的合併症の症例であり，症例13, 14, 15では経口薬の服薬が困難であるために，ゼプリオンが用いられたと推定される。身体合併症で抗精神病薬の経口投与が困難な場合に，どのように

して抗精神病薬を投与するのかは，とくに総合病院で合併症治療をしている場合に大きな問題となる。これらの症例が，合併症自体のために亡くなったか，本剤がこれに関与したのかは不明で，ゼプリオンの関与の度合いは大きくない場合もあるのかもしれない。これらの症例は，これまでの市販直後調査では死亡は「副作用」によるものではないとしてとりあげられなかった症例であろう。しかし，身体的な病状の変化が想定される重症合併症例では，ゼプリオンなどの作用期間が長い持効性注射製剤は，投与量調整についての柔軟性が乏しく，やはりその適応は慎重に考えるであろう。

iii) 突然死による死亡

<u>症例1　50歳代女性　外来例（狭義の突然死）</u>
合併症：高尿酸血症，脂肪肝

3年前からRLAIを導入し，最近はその50mg/2～4週などで維持治療をしていた。これからゼプリオン100mgへの切り替えを行い，初回投与3日後の明け方に倒れているのを家族が発見して救急要請したが，死亡していた。

<u>症例3　60代男性　外来例（広義の突然死）</u>
合併症：不明

2年あまり前からRLAI 25mg/3週などで継続していた。入院を繰り返したが，退院後ゼプリオン25mgを初回投与した。14日後に訪問看護師が訪問したところ，心肺停止で発見され，検死で病死とされた。

<u>症例4　50代男性　外来例（広義の突然死）</u>
合併症：高血圧，C型肝炎，肝機能異常，飲酒多い

単身生活で，数年前からRLAI 25～37.5mgなどで維持していたが，ゼプリオン75mgへ切り替えて，2回目投与の8日後に自宅で亡くなっているのを家族が発見した。

<u>症例6　50代男性　外来例（狭義の突然死）</u>
合併症：高血糖，喘息（最近は安定）

1年半あまり前から haloperidol decanoate（以下 HP-D）50mg などの投与を行った。幻聴などがあって精神症状は不安定であった。ゼプリオン 50mg を投与開始と共に promethazine 中止。本剤投与後息苦しさを訴えていたとの情報あり。本剤初回投与して 13 日後，自宅の風呂場で死亡した。

症例8　30代男性　外来例（狭義の突然死）

合併症：精神遅滞併発

多量服薬やリストカットなどで 60 回以上の入院歴あり。自宅には暖房もなく，家族から暴力を受けていた可能性がある。心電図上 QTc の異常なし。RLAI 25mg と olanzapine などを投与されていたが，母親に暴力をふるい再入院し，入院中に HP-D 250mg とゼプリオン 150mg を投与，7 日後にゼプリオン 100mg を投与した。その 7 日後に自宅で家族が声をかけ返答があったが，2 時間後には呼吸をしていないのを家族が発見し，搬送して死亡確認。家族からの申し出があり，死亡診断書には「大量服薬による呼吸不全」と記載されていた。

症例10　60代女性　外来例（狭義の突然死）

合併症：低血圧，不整脈

3 年あまり前から RLAI 50mg/2 週などで維持し，入院もなかった。3 年前の心電図で心室性期外収縮（多形性）があり，QTc 424 で経過観察とされた。ゼプリオン 150mg を外来で投与開始し，2 回目投与の 6 日後に浴室で心肺停止で発見されて，「心筋梗塞による死亡」とされた。

症例11　50代女性　入院例（狭義の突然死）

合併症：糖尿病

入退院を繰り返していた難治性・治療抵抗性患者であり，5 年前から入院を続け，拒薬のため FD 50 ～ 75mg の投与のみであった。他患者とのトラブルで不穏となり隔離開始し，ゼプリオンの 150mg・100mg の導入レジメンを行った。その後隔離解除となり，錐体外路症状はなかった。導入レジメンのゼプリオン 100mg 投与 12 日後に病棟のトイレで心肺停止で発見され，

死亡が確認された。その際に口腔内に吐物と血液があって，舌損傷があった。死因は「脳卒中の疑い」とされた。

症例12　50代男性　外来例（狭義の突然死）

合併症：肥満，高血圧，糖尿病，睡眠時無呼吸症候群

Risperidone 6 ～ 12mg，paliperidone 12mg などで治療していた。外来でゼプリオン 150mg・100mg の導入レジメンを行い，risperidone を6mg に減量した。最初のゼプリオン投与34日後に「歩くとゼイゼイする」と述べたため他院の内科受診するも，そのような訴えはせず心電図検査など行わず帰宅。導入レジメンの4週後にゼプリオン 150mg を投与し，risperidone の経口投与を5mg に減量したが，その8日後に心肺停止で家族に発見され，救急搬送されたが死亡した。

症例17　40代男性　外来例（狭義の突然死）

合併症：3年7カ月前にホルター心電図で潜在性の洞機能不全を指摘

RLAI 50mg/2週からゼプリオン 100mg/4週へ切り替えて，4回目投与の8日後夕食後に嘔吐，誤嚥し，そのまま睡眠中に死亡（救急搬送を行って心肺蘇生を行ったが蘇生せず）。死因は急性気道閉塞とされた。

症例19　50代女性　外来例（狭義の突然死）

合併症：高血圧

HP-D 50mg などで維持治療をしていたが，ゼプリオン 75mg へ切り替えて，初回投与6日後早朝に心停止の状態を家族が発見，救急搬送後に死亡した。

症例23　80代男性　外来例（広義の突然死）

合併症：高血圧，狭心症，糖尿病，高脂血症，肺気腫，心電図異常（ST上昇），前立腺肥大，歩行障害，認知症，双極I型障害，右大腿骨転子部骨折

介護老人保健施設を退所後，単身生活（家族が入院）。Risperidone 2mg を服用していたが，患者から希望あって1mg に減量。一旦，精神科は治療中

断したが，家族から「口うるさくなった」とのことで通院した際に，ゼプリオン 75mg 初回投与。その 7 日後に風呂場で死亡しているのを発見。死因は不明であった。

症例 24　70 代男性　入院例（狭義の突然死）

合併症：気胸

さまざまな精神科病院で加療されていた患者で，7 年程前からは risperidone 5mg などで維持。3 カ月前には入院して paliperidone を投与し，退院時には 12mg となった。その後外来でゼプリオンの 150mg，100mg の導入レジメンを行ったが，家族の暴力による気胸で再入院となりゼプリオン 150mg 投与開始 21 日後の昼食後にベット脇で倒れて心停止していた。蘇生したが回復せず，「心臓か肺動脈血栓塞栓症の可能性がある」とされた。

症例 29　20 代女性　外来例（広義の突然死）

合併症：高コレステロール血症

外来でゼプリオン 50mg を開始し，44 日後に 2 回目投与したが，その 5 日後に飲酒して，薬剤服用後に嘔吐物をのどにつまらせて死亡。死亡 4 日後に患者が死亡しているのを発見され，死因は「窒息に伴う急性呼吸不全」とされた。

公開されている 27 例中 13 例の広義の突然死例の中で，9 例が狭義の突然死であり，4 例は突然死の疑いとされた。突然死の疑いとされた 4 例中 3 例（症例 3, 4, 23）は単身生活であり，症例 29 もおそらく単身と推定される。前述したように狭義の突然死に入るかどうかは，死亡した患者を 24 時間以内に発見できるような同居者がいるかどうかによって決まってくるので，これらの 13 例は「広義の突然死」という群にまとめて考察した。13 例の突然死例の中で剖検が行われて死因が確定された症例はない。

これら突然死例で記載された死因の中には，嘔吐とこれに伴う気道閉塞が認められた症例が 3 例（症例 11, 17, 29）ある。気道閉塞は後述する統合失調症の突然死報告でも比較的多い死因であるが，この嘔吐がなぜ生じたのかは

わからない。症例 8 は「大量服薬による呼吸不全」が死因とされた。その他にも心筋梗塞による死亡（症例 10），脳卒中の疑い（症例 11），心臓か肺動脈血栓塞栓症の可能性（症例 24）などと記載されているが，いずれもこれらが正しい死因かどうかは剖検されていないことから確定できない。このようにしてみると，13 例すべてが原因不明の突然死としてよいと考える。

　死亡例 27 例の中で突然死 13 例（男性 8 例，女性 5 例），非突然死 14 例（男性 9 例，女性 5 例）の年齢分布を比較すると両群で明らかに死亡年齢の分布が異なり，突然死例は死亡時年齢が 50 歳代が 13 例中 6 例でここに明確なピークがあるが，非突然死例は各年代に 1 ～ 2 例ずつ分布している。また突然死例は 13 例中 11 例（85％）とその多くが通院例であるが，非突然死例の中の通院例は 14 例中 6 例（43％）である。

　一方，ゼプリオンの使用開始にあたって導入レジメンを用いた割合は，突然死例では 13 例中 4 例（症例 8, 11, 12, 24）の 31％で，非突然死例では 14 例中 4 例（症例 13, 14, 15, 20）の 29％とほぼ同様の割合である。またリスパダールコンスタからゼプリオンへの切り替えを行った症例は，突然死例では 5 例（症例 1, 3, 4, 10, 17）の 38％で，非突然死例では 14 例中 5 例（症例 2, 7, 18, 25, 17）の 38％とこれもほぼ同様の割合である。

　なおゼプリオン市販直後調査における 32 例の死亡例全体について，突然死群（12 例）と非突然死群（突然死と自殺例以外の症例）の抗精神病薬総投与量（最終投与時）の比較を図 9-2 に示した。市販直後調査で狭義の突然死とされた 12 例の抗精神病薬の総投与量（chlorpromazine 換算値）は平均値 1276.4mg，中央値 1283.3mg で，突然死・自殺を除いた 13 例ではこれらがそれぞれ 835.6mg，741.7mg であり，突然死群で抗精神病薬総投与量が高値であった。突然死群には抗精神病薬総投与量が 1,000mg 以上の症例が 7 例あったが，300mg 未満の症例も 4 例あることにも注意をすべきである。

3. 安全性速報（ブルーレター）の記載と添付文書の改訂

　2014 年 4 月のゼプリオンの安全性速報（ブルーレター）の記載と，同時期に改訂された添付文書の改訂内容についてまとめる。

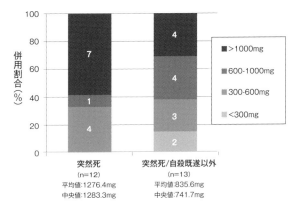

図9-2 ゼプリオン市販直後調査における突然死群と非突然死群の抗精神病薬総投与量（最終投与時）の比較

ヤンセンファーマ株式会社：ゼプリオン®水懸筋注 25mg・50mg・75mg・100mg・150mg（一般名：パリペリドンパルミチン酸エステル）市販直後調査結果のお知らせ，2014.

1) 急激な精神運動興奮等の治療や複数の抗精神病薬の併用を必要とする不安定な患者への投与

ブルーレターにはまず「急激な精神興奮等の治療や複数の抗精神病薬の併用を必要とするような不安定な患者には使用しないでください」との記載があり，その下に「持効性製剤は，精神症状の再発及び再燃の予防を目的とする製剤であり，一度投与すると直ちに薬物を体外に排除する方法がないため，本剤を投与する場合は，あらかじめ患者の身体状態を確認した上で投与の必要性を十分に検討し，副作用発現時の処置，過量投与等についても十分留意してください」と記載されている。

そして，添付文書の「重要な基本的注意」には「持効性製剤は，精神症状の再発及び再燃の予防を目的とする製剤である。そのため，本剤は，急激な精神興奮等の治療や複数の抗精神病薬の併用を必要とするような不安定な患者には用いないこと。また，一度投与すると直ちに薬物を体外に排除する方法がないため，本剤を投与する場合は，予めその必要性について十分に検討し，副作用の予防，副作用発現時の処置，過量投与等について十分留意すること」との記載が追加された。これらの記載には症例20，5などの悪性症候群類似状態に関連した死亡例が関係しているのであろう。

欧州のゼプリオンの説明文書の（使用上の特別の注意）には，「急性症状が活発で興奮している患者や精神病の状態が重篤な患者への使用」として「ゼプリオンは急速な症状コントロールが望まれるような急性興奮あるいは重篤な精神病状態の対応には用いるべきではない」と明確に記載されている。メーカー側には急性期治療でLAIを使用する場合のリスクや注意点についての対応が十分とは言えなかった。遅まきながら添付文書の改訂で，この点についての追加記載が行われたことは重要である。後述するように，ブルーレター以後に悪性症候群に関連した死亡例はなくなっており，これがブルーレターのもっとも大きな意義であったと考えられる。急性期での薬物治療においては，常に悪性症候群のリスクを念頭に置きながら，経口抗精神病薬への反応や臨床検査値などを考慮して慎重に判断すべきであり，特に身体状況が不良な急性期の拒絶症例にはLAIを投与すべきではない。

2）RLAIからPPへの切り替えに関する記載

　ブルーレターには「本剤及びリスペリドンの主活性代謝物はパリペリドンです。リスペリドン持効性懸濁注射液（販売名：リスパダール　コンスタ筋注用 25mg, 37.5mg, 50mg）から本剤への切替えにあたっては，過量投与にならないよう，用法・用量に注意してください」と記載され，その下に，「以下の本剤の投与方法で，リスパダール　コンスタ筋注用投与時の定常状態と同程度の血漿中有効成分濃度が得られることが推定されています」としてRLAIからPPへの換算方法が示されている。

　添付文書には「他の持効性注射剤から本剤に切り替える場合は，薬剤の薬物動態を考慮して投与時期，投与量に十分注意し，患者の症状を十分に観察すること。本剤及びリスペリドンの主活性代謝物はパリペリドンであり，リスペリドン持効性懸濁注射液から本剤への切替えにあたっては，過量投与にならないよう，用法・用量に注意すること」との記載が2014年4月に追加されている。

　ブルーレターや添付文書にこのような文章があえて追加されたのは，リスパダールコンスタからゼプリオンへの切り替え後に死亡（とくに突然死）が生じた症例が何例も認められたためだと推定される。リスパダールコンスタ

は最初の第二世代 LAI として臨床導入されたが，2 週間間隔の投与が必要であることなどから，4 週間間隔の投与が可能なゼプリオンが出現した後，切り替えた症例が多数あった。ブルーレターの時点で，ゼプリオンが導入されていた症例のかなりの割合がこのような切り替えによって使用開始されたと推定される。例示されている RLAI から PP への切り替え方法は PP 導入方法の基本であり，このような切り替え自体に問題があるとは考えられないが，このような切り替え後に死亡例があったことからあえて確認したということであろう。添付文書への追加記載をみると，悪性症候群類似状態で死亡した症例 2 のような場合も想定して注意喚起を行っているのかもしれない。

　公表されている 27 例の死亡例についてみると，突然死例，非突然死例それぞれの 38％が RLAI から PP への切り替え後に生じたものであり，特に突然死例がこのような切り替えで多く生じたということはない。その後に公表された RLAI と PP の製造販売後調査における死亡リスク比較では，RLAI と PP に死亡リスクの差異はないことが明らかになっている[75]。リスパダールコンスタからゼプリオンへの切り替え後の突然死例の多くでは，「切り替えに関連した副作用」による死亡ではなく，統合失調症患者に多い突然死がたまたま観察されたと考えるしかない。

3）PP 投与前の経口抗精神病薬による検証

　ブルーレターには「パリペリドン又はリスペリドンでの治療経験がない場合は，まず，一定期間経口パリペリドン又は経口リスペリドンを投与して症状が安定していることを確認した後，これら経口剤を併用せずに本剤の投与を開始してください」と記載され，その下には「2 週間効果が持続するリスパダール　コンスタ筋注用は，初回投与 3 週間後以降より血中濃度が上昇するため，その間，経口抗精神病薬を併用しますが，本剤は，初回投与後速やかに血中濃度が上昇するので，通常，他の抗精神病薬を併用しないでください」とも記載されている。添付文書には「過去にパリペリドン又はリスペリドンでの治療経験がない場合には，まず，一定期間経口パリペリドン又は経口リスペリドン製剤を投与し，治療反応性及び忍容性があることを確認した後，経口パリペリドン又は経口リスペリドン製剤を併用せずに本剤の投与

を開始すること」との記載が 2014 年 4 月に追加された。

　まず「一定期間経口パリペリドン又は経口リスペリドンを投与して症状が安定していることを確認」することを求めた点は重要である。経口抗精神病薬からゼプリオンの導入において，導入レジメンを行い，最初から 150mg というゼプリオンの最大用量を投与し，1 週後に 100mg をさらに投与することになっているのだから，当然，risperidone や paliperidone 経口薬による忍容性の検証が必要になる[66]。しかし，発売当初はこの点が当初の添付文書に記載がなく，医療現場に注意喚起が十分には行われていなかった点を，本剤の認可に関連した各部門や製薬メーカーは十分心に留めておくべきである。死亡例においても，症例 20，5 は，risperidone や paliperidone による十分な期間の経口投与による忍容性の検証が行われていない中で悪性症候群類似状態が生じた。しかし，現在の添付文書でも，この一定期間とはどの程度の期間なのかは明示されておらず，どのようにして検証をすべきなのかについての検討やガイドラインの作成などは未だ行われていない。この点は今後，明確化しなければならない重要なポイントである。

4）経口パリペリドン又は経口リスペリドン製剤を併用せずに本剤の投与を開始するとの記載

　次に「経口パリペリドン又は経口リスペリドン製剤を併用せずに本剤の投与を開始する」とした点について考えてみる。海外の添付文書には「経口パリペリドン又は経口リスペリドン製剤を中止することができる」との記載はあるが，「併用せずに」とさらに強い表現でこれらの薬剤の併用を止めたことが，ブルーレターや 2014 年 4 月の添付文書への追加記載の特徴である。ゼプリオンで導入レジメンを行うと，risperidone 経口投与 3mg，インヴェガ 6mg に相当する有効成分濃度に早期に到達できることになる。ここに risperidone やインヴェガを併用することは危険かもしれないという危惧の念が，ブルーレターや添付文書の改訂に感じられる。PP 市販直後調査で抗精神病薬の総投与量が突然死例に高い傾向があった点が，このような記載に結びついたのかもしれない。しかしここでは risperidone やインヴェガの併用だけが禁止されているのであり，これらの薬剤の有効成分濃度が高くな

ることが危険であると当局が考えているように読み取れる。はたして，これを裏付けるエビデンスがあるのだろうか。

このような記載の結果生じてくるいくつかの問題を指摘しておきたい。PP の添付文書は経口抗精神病薬からの切り替えにおいて導入レジメンを行うことを前提としている。しかし，英国の PP についての大規模な検討においても，導入レジメンが必要とされた 174 例中で正確にこれを行ったのは 108 例（62％）であり，導入レジメンを正確に行ったかどうか不明な症例が 40 例，26 例（15％）ではこれが行われなかった[68]。わが国の PP 製造販売後調査でも，導入レジメンが必要となる 899 例中，実際に導入レジメンが行われたのは 758 例（84％）で，16％の症例では導入レジメンが実施されていなかった[75]。臨床的には risperidone や paliperidone への有効性や忍容性がなお明らかでない場合や，錐体外路症状のリスクが高い場合（たとえば高齢者）などでは，少量の PP（例えば 25mg）を投与し，経口的に risperidone あるいは paliperidone を併用し，徐々に経口投与を減らして，PP 単独投与に持ち込む方法を選択することもありえる。だがわが国の PP の添付文書ではこのような目的のために，risperidone 経口薬やインヴェガを併用することはできないことになってしまう。

そもそも第一世代 LAI の導入では，start low and go slow が原則とされた[13, 33]。経口抗精神病薬から LAI への換算方法は確立されているとまでは言えず，持効性抗精神病薬は体内からすぐ排除できないので，第一世代 LAI においては必ず少量の test dose を投与し，足りない分は経口抗精神病薬を補助的に併用し，徐々に LAI を増量していく方法（漸減漸増法）が導入の基本であった[15, 66]。このような方法をとると，経口抗精神病薬と LAI の両方で処方量の調整が可能となり，特に前者では対応が早く行えるからである。忍容性の検証方法が確立していない中で，第一世代 LAI で一般的であった方法を否定することはどうなのであろうか。

さらに，ゼプリオンで維持治療中に病状が不安定になった場合などに，経口的に risperidone やインヴェガを併用する方法について，当局がどのように解釈しているのかである。「経口パリペリドン又は経口リスペリドン製剤を併用せずに」との文言が，ゼプリオンの導入の際だけなのであろうか。こ

第9章　ゼプリオン発売後の死亡例からなにを学ぶべきか　261

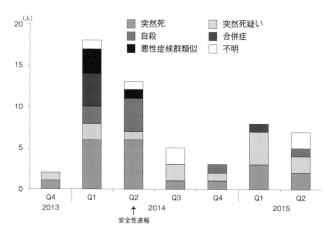

図9-3　推定死因別に見た死亡イベントの発生時期

富田克:「ゼプリオン問題」を抗精神病薬の安全性情報提供の観点から再検証する. 臨床精神薬理, 19 ; 1355-1371, 2016.（一部省略）

のような併用は臨床的に必要であり，重要とも考えられる。

4. ゼプリオン市販直後調査追加報告

通常は，市販直後調査は6カ月で終了するが，ゼプリオンに関しては死亡例は2015年6月30日までの累計が71例となっている[31]。富田は，これらの死亡例の中で経過の詳細が公表されており，医薬品医療機器総合機構が公表している情報との照合が可能である56例について精密な解析を行っている。以下にこの論文を参考にして，特に重要な点をまとめてみたい。

図9-3はゼプリオン投与中の死亡例に関して，推定された死因別イベント発生数を四半期毎に示した。これは富田論文に掲載された図について忍容性確認の部分を省略したものである。これをみるとブルーレター（安全性速報）が発表された2014年第2四半期を境に悪性症候群による死亡例がそれぞれ4例から0例に，重度合併症による死亡例も4例から1例に減少している。すなわちブルーレターによって，急激な精神運動興奮等を伴う急性期におけるゼプリオンの使用への警告や同成分の経口薬による忍容性の検証の重要性が指摘されたことによって，悪性症候群類似状態に関連した死亡の多く

は防止できた。一方で，自殺は2014年の第2四半期にやや多いが，それ以外の時期にも散見されている。統合失調症患者の自殺リスクは高く，その防止は簡単ではないが，このような事象は継続して生じていることがわかる。突然死も自殺と同様に継続して生じている。すなわち，ゼプリオン投与中の死亡例は，ブルーレターなどによって対応できたものと継続的に発生しているものの2つに分かれるのである。

　突然死をみると2013～15年の7つの四半期を通して発生しているが，特に2014年，2015年の第1，第2四半期に増加が見られ，月別の集計では1月，3月がいずれも6例ずつと最多になっていた。突然死の原因については後述するが，もっとも多い原因である虚血性心疾患の発生と死亡率には季節性があり，冬季に有意に増加することが知られている[52]。ゼプリオン市販直後調査における突然死もこのような季節性の影響を受けているかもしれない。

Ⅲ．ゼプリオンの製造販売後調査結果と死亡率比較

1．ゼプリオンの製造販売後調査における死亡率

　ゼプリオンの発売後の死亡例について市販直後調査については前述したが，そこでの死亡率の算出などはあくまで推定値であり，実際に使用された患者数や使用状況などは不明であり，死亡例がすべて報告されていたかどうかも明らかではなかった。これらをきちんと把握するためにはゼプリオンの製造販売後調査の結果を待たなければならなかった。この結果は2017年10月に公表された[75]。

　本調査では，2014年1月から2015年7月までに症例が登録され，1年間の安全性解析対象症例は1,309例であった。ブルーレターが公表されたのは2014年4月であるので，登録期間の最初の4カ月はこの公表前になるが，本調査を行った大多数の症例では市販直後調査結果を知った上でゼプリオン投与が行われたと推定できる。

　死亡例は10例で，この中の1例は調査期間の1年を超えてからの死亡であった。死亡例の内訳は男性6例，女性4例で，平均年齢は59.8（42～70）

歳，最終投与時のゼプリオンの平均投与量は 120mg，抗精神病薬全体の投与量は chlorpromazine 換算で 1,154mg であった。1,309 例全体でのゼプリオンの初回投与量は 128mg，最終投与量は 105mg であり，抗精神病薬全体の投与量は初回投与時で 966mg，最終投与時で 804mg であった。死亡例では 2 例が LAI からの切り替え，8 例が経口抗精神病薬からの切り替えであった。1,309 例全体では 31% が LAI からの切り替えによってゼプリオンが導入されている。

死亡例の死因については，自殺 3 例，心不全 2 例，心筋虚血 1 例，急性心筋梗塞・窒息 1 例，窒息 1 例，息詰まり 1 例，脳出血 1 例となった。悪性症候群関連の死亡例がないこと，少なく見積もっても死亡例 10 例中 4 例は心臓関連の要因で死亡していることは重要である。ゼプリオンの投与期間から算出した死亡率は 10.53 /1,000 人年となっていた。

2. ゼプリオンの死亡リスクと他の調査結果との比較

1）ゼプリオンの市販直後調査と製造販売後調査との比較

市販直後調査で推定された全ての原因による死亡率はゼプリオン 3M，4M，5M それぞれで 11.68/1,000 人年，8.76/1,000 人年，7.10/1,000 人年であったことは前述した。製造販売後調査ではこれが 10.53/1,000 人年であり，1 年の調査期間後に死亡した 1 例を除くと 9.75/1,000 人年となる。この数値は市販直後調査で公表されたゼプリオン 4M 数値の 8.76/1,000 人年よりはわずかに高いことになる。製造販売後調査はすべての死亡の把握が可能であるが，市販直後調査ではその薬剤が使用された患者数や使用期間を把握することは困難であり，死亡例もすべてを把握できるものではない。製造販売後調査の結果から，ゼプリオン市販直後調査での死亡率の推定は妥当なものであったことがわかる。

死因については市販直後調査では悪性症候群類似状態や重篤な合併症患者への使用に伴う死亡が報告されていたが，製造販売後調査ではこれらがなくなり，心臓死と自殺などが死因となっていた。

264 II. 持効性注射製剤治療 各論

表9-1 ゼプリオン，インヴェガ，リスパダールコンスタの製造販売後調査における死亡率比較

	症例数	死亡数	1,000人年あたりの死亡数	標準化死亡比(95%CI)
ゼプリオン	1,309	9	9.75	2.22 (0.77-3.67)
インヴェガ	1,405	12	12.33	2.07 (0.90-3.24)
リスパダールコンスタ	1,119	12	14.97	3.22 (1.40-5.05)

2) ゼプリオン，インヴェガ，リスパダールコンスタの製造販売後調査の死亡率比較

Risperidone 系抗精神病薬であるインヴェガやリスパダールコンスタにおいても製造販売後調査が行われている。これらとゼプリオンの製造販売後調査結果との比較を表9-1に示した。この比較においてはゼプリオンの死亡は1年の調査期間後に死亡した1例を除いた9例となっている。これら3つの risperidone 系薬剤の製造販売後調査について対象患者の背景はほぼ同様であった。1,000人年あたりの死亡は，3つの薬剤でそれぞれ 9.75, 12.33, 14.97 となっている。すなわち，3つの risperidone 系抗精神病薬の中で，ゼプリオンの死亡率は高くはなく，3剤の中ではもっとも少ない数値となっている。なおエビリファイ持続性注射剤の製造販売後調査での 1,000人年あたりの死亡は 9.5 であった[80]。

製造販売後調査では対象となる症例の背景因子が明らかになっているので，年齢構成を調整した標準化死亡比（standardized mortality ratio：SMR）によって日本の一般人口との死亡率の比較をすることが可能になる。各国の調査から検討した統合失調症患者の標準化死亡比は 2.58 となっており[62]，一般人口よりも死亡リスクが数倍高いことが知られている。山梨県立北病院における統合失調症患者の3年間の調査では標準化死亡比は全死亡で 3.00 となっていた[53]。ゼプリオン，インヴェガ，リスパダールコンスタの製造販売後調査における標準化死亡比はそれぞれ 2.22, 2.07, 3.22 であり，統合失調症患者の死亡率は一般人口と比較して高いが，その中でゼプリオンによって

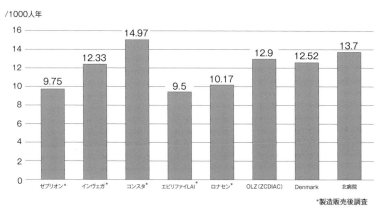

図9-4 統合失調症患者で薬物治療中の患者における死亡率（1,000人年）

治療している患者の死亡リスクが特に高いとは言えない。

3) Risperidone系薬剤以外の抗精神病薬における死亡率やその他の検討結果との比較

図9-4に治療を行っている統合失調症患者の全ての原因による1,000人年あたりの死亡率を示した。ゼプリオン，インヴェガ，リスパダールコンスタは前述した数値であるが，本邦で行われた製造販売後調査で死亡について記載されているロナセン[9]そして最近発表されたエビリファイ持続性注射剤の調査[81]を示した。さらにolanzapineについてはZiprasidone Observational Study of Cardiac Outcomes (ZODIAC)[64]の結果を示した。ZODIACは進行性致死性疾患などに罹患していた患者を除外した18歳以上の統合失調症患者（N=18,154）にziprasidoneあるいはolanzapineを無作為割り付けによって1年間投与したものであるが，この中でolanzapine群の1,000人年あたりの死亡率を示した。

これらに加えて，Denmarkで行われたnationwide register-based cohort study[55]の結果も示した。この研究では18～64歳の統合失調症患者に対して，olanzapine (n=15,774), quetiapine (n=18,717), risperidone (n=14,134)のいずれかを投与継続した場合の1,000人年あたりの死亡率を明らかにしてい

る。そして，山梨県立北病院で治療を行った統合失調症患者 1,658 例について 3 年間の検討での 1,000 人年あたりの死亡率も示した[53]。

図 9-4 から治療を行っている統合失調症患者の 1,000 人年あたりの死亡率は，ほぼ 10 ～ 15 に分布することがわかる。ゼプリオンの 9.75/1,000 人年という死亡率はけっして高くはなく，むしろ低い可能性もある。

3．LAI と経口抗精神病薬治療における死亡リスクの差異

この点については，第 2 章に詳述してあるので参考にしていただきたい。結論だけ述べると，RCT のメタ解析では LAI と経口抗精神病薬治療における死亡リスクには有意な差異は認められない[38, 48]。大規模なコホート研究においては，第二世代 LAI の死亡リスクが第二世代経口抗精神病薬，第一世代 LAI，第一世代経口抗精神病薬よりも有意に低いとの発表が最近なされている[72]。

4．市販直後調査，製造販売後調査における死亡報告のあり方

市販直後調査，製造販売後調査での死亡報告のあり方についての富田の精緻な報告[74]を参考にして，以下の考察を進めてみたい。

まず，市販直後調査における死亡例の報告のあり方についてである。ゼプリオン以前に導入されたインヴェガ，リスパダールコンスタ，ロナセン，エビリファイなどの市販直後調査では「副作用による死亡」のみが公表され，その数はそれぞれ 2 例，1 例，3 例，5 例である。一方，これらの報告では「有害事象による死亡」については公表されていない。つまり，ゼプリオン以前の市販直後調査では死亡という事案が生じていたとしても，それが担当医によって投与された薬物と因果関係があり副作用によるものと判断されなければ公表されなかった可能性がある。

ここで副作用による死亡と有害事象に伴う死亡の判別が問題になる。有害事象とは，治療と時間的に関連のある，好ましくない，意図しないあらゆる徴候，症状，または疾病のことであり，行われた治療との因果関係の有無は問わない。一方，副作用は医薬品の使用に伴って生じた治療目的に沿わない作用全般とされている。したがって，副作用よりも有害事象として捉えられ

第9章　ゼプリオン発売後の死亡例からなにを学ぶべきか　267

る範囲ははるかに広い。しかし，富田の指摘のように[74]，実際の報告においては，この判別の基準は必ずしも明確ではない。

　ゼプリオン問題が生じた背景の一つとして，ゼプリオンによる治療中に生じた重篤な有害事象の中で，担当医が因果関係を否定したものであっても企業独自の見解を加え，死亡という転帰で集計して詳細を発表したという点がある。すなわち，これまでは市販直後調査では，「副作用による死亡」が示されていたのであるが，ゼプリオンの市販直後調査では「有害事象による死亡」を示したことになった。このような報告の範囲の拡大が，これまで公表された抗精神病薬の市販直後調査よりも多い死亡例数の報告に結びつき，ゼプリオンのリスクについての過剰な反応を引き起こすことになった。確かに，このような情報提供のあり方は富田の言うように「藪から棒」的なもので製薬企業と受け手の疎通不足があったのかもしれない。しかし，このような情報提供をした製薬企業側の姿勢はむしろ評価されるべきではないだろうか。例えば，ゼプリオンのブルーレターで問題になった突然死症例について，副作用なのか有害事象なのかを判別することは容易なことではない。自殺症例についても同様である。これらを「因果関係がない」として除外すると重要な情報について検討する機会が失われてしまう。

　もしゼプリオンの市販直後調査で「副作用による死亡」だけを示していたとしたら，添付文書の改訂が行われたかどうかはわからず，悪性症候群などによる死亡がさらに繰り返されていたかもしれない。今後は，市販直後調査においても，死亡例の報告は副作用によるもの（すなわち主治医が因果関係を認めたもの）に限るのではなく，より範囲を拡大すべきであろう。そして，その死亡例のもつ意味については，これまで報告されていた他の抗精神病薬の製造販売後調査等における死亡リスクと冷静に比較した上での評価や検討が当局によってなされるべきである。

　そして，抗精神病薬などの製造販売後調査では，今回のゼプリオンの製造販売後調査におけるように1,000人年あたりの死亡率についての検討を必ず行い，その死亡についても自然死（特に突然死），非自然死（とくに自殺）などについて，それらのリスクを各薬剤で比較できるようにすべきである。富田が述べているように製造販売後調査で死亡の有無についての記載がない報

告が存在することは好ましいものではない。死亡リスクの評価は，長期的にはより安全で良質な医療体制の構築に不可欠なのである。

5. 統合失調症患者における突然死と過剰な死亡リスク

　ゼプリオンの製造販売後調査における死亡率の検討によって，ゼプリオンによる治療中の患者の死亡リスクが特に高くないことが明らかになった。それでは，これでこの問題を終結させてよいのだろうか。最初に引用した川崎の家族会の小松さんの指摘[10]を思い起こすべきである。ゼプリオン問題は，わが国の精神科医療の中で，忘れられていた，あるいは無視されていた統合失調症患者の突然死，さらには統合失調症患者の過剰な死亡リスク（いわゆる mortality gap）の問題をわれわれの目の前に突きつけることになった。以下にこのテーマについて簡単にまとめておきたい。

1）統合失調症患者などにおける死亡例や突然死例の報告

i）抗精神病薬導入初期の報告された死亡例や突然死

　1950 年代に chlorpromazine が臨床導入され，1950 ～ 60 年代は phenothiazine 系薬物の時代であったが，これらの薬物が臨床で幅広く，そして大量に使われるようになってまもなく，死亡例や突然死例が報告され，phenothiazine deaths と呼ばれた[56]。これら 50 年以上も昔の報告をみると，抗精神病薬の影響も想定される気道閉塞や窒息[11, 22, 79]，身体疾患の潜在化[76, 82]，抗精神病薬に関連すると思われる心臓の伝導系障害[36]，そして冠動脈疾患，心筋梗塞[26, 27]など現在でも繰り返されている問題が当時から報告されていたことがわかる。そして剖検しても原因が判明しない死亡が統合失調症患者で多い可能性があるという点についても議論がなされていた[23, 27, 32, 60]。

ii）抗精神病薬服用中の患者における心臓突然死リスクについての大規模調査結果

　抗精神病薬投与と心臓突然死との関係に再び大きな注目が集まったのは，Ray らの 2009 年の大規模調査[57]によってである。この調査は 1990 ～ 2005 年の米国 Tennessee 州における Medicaid での抗精神病薬使用患者（30 ～ 75

歳）の心臓突然死例を後方視的に検討したものである。調査されたのは定型抗精神病薬使用 44,218 例，非定型抗精神病薬使用 46,089 例であり，抗精神病薬を使用していない 186,600 例がコントロール群として設定された。コントロール群と比較して，定型抗精神病薬使用群では心臓突然死リスクが 2.00 倍，非定型抗精神病薬群では 2.27 倍高まるとの結果であった。さらに，この報告では抗精神病薬の用量依存性に心臓突然死リスクが高まるとの結果が得られたことから，抗精神病薬による QTc 延長と突然死との関係が大きな問題として取り上げられることになった。Ray らの報告では，多くの抗精神病薬は心筋細胞の再分極過程を抑制し，これが torsades de pointes（TdP），心室細動，突然死に結びつくことが想定されている。そしてこの論文が掲載された The New England Journal of Medicine 誌の editorial には，抗精神病薬治療開始直後に心電図を行うことや QT 時間が延長している場合には抗精神病薬を減量あるいは中止すべきこと，そして心電図の経時的な追跡を行うべきであることなどが述べられている[63]。

　しかし，この調査結果などについては APA の委員会からの批判的な報告が公表されている[44]。この報告は，すべての患者に QTc を継続的に測定する方針の採用については時期尚早であり，QTc は biomarker として不完全であること，QTc 延長による TdP の予見の特異性は低く，薬物によっては両者の乖離があることなどを指摘し，精神病患者へのガイドラインを遵守し，心臓の安全性チェックについては病歴や治療歴の聴取や十分な身体的診察，通常の臨床検査によるべきであり，その上で，QTc 間隔が 500msec 以上の場合や，あるいはベースラインから 60msec 増加した場合は TdP のリスクが増加するかもしれず，当該薬物の減量・中止が望ましいとしている。

iii）英国における精神科病院入院患者における突然死調査

　原因不明突然死について，England と Wales の精神科病院に 1999 〜 2005 年に入院した精神科患者についての大規模な調査が行われた[80]。原因不明突然死は 283 例で，10,000 件の入院当たり 2.33 の頻度で生じ，年間では平均 41 件で，21 世紀になって明らかな増加傾向は認められなかった。突然死のリスク因子は benzodiazepine（オッズ比 OR: 1.83），抗精神病薬の 2 剤以上

の併用（OR: 2.35），promazine（OR: 4.02），diazepam（OR: 1.71），clozapine（OR: 2.10），心血管系疾患（OR: 2.00）；呼吸器系疾患（OR: 1.98），認知症の診断（OR: 2.08）などであり，投与されていた抗精神病薬（定型，非定型）の用量と原因不明突然死との間には，統計的に有意な関係は認められなかった。またデポ剤や thioridazine などの QT 延長に関係するとされた抗精神病薬に関しても，原因不明突然死との間に有意な関係は認められなかった。

iv）Zucker Hillside Hospital における突然死調査

Manu ら[45]は，Zucker Hillside Hospital で 19 〜 74 歳の患者に生じた突然死 100 例について調査した。この 100 例中 48 例では死因が判明し，52 例は原因不明の突然死とされた。死因が判明した 48 例の中で主なものは，心血管系疾患が 22 例（急性冠動脈症候群 12 例，心不全 2 例，大動脈解離 2 例，心筋炎 2 例，心臓震盪 1 例），ガス交換障害 17 例（上気道閉塞 5 例，肺塞栓 4 例，気管支喘息 2 例，肺炎 1 例，呼吸障害 1 例），頭蓋内イベント 5 例（塞栓発作 3 例，脳出血 2 例）などであった。原因不明の突然死例と死因が判明した突然死例を比較すると，前者で脂質異常症，糖尿病，脂質異常症＋糖尿病である割合が有意に高いことが明らかになった。また原因不明の突然死例の死亡年齢は 49.7±13.0 であり，21 世紀になってからの原因不明の突然死の増加が指摘されている。

v）山梨県立北病院における突然死例の検討

山梨県立北病院において 2013 年 4 月 1 日から 2014 年 3 月 31 日の 1 年間でなんらかの診療を行った統合失調症圏患者は 1,367 名（男性 731 例，女性 636 例）で，この中で死亡が確認できたのは 22 例であった。死因は自然死が 19 例であり，非自然死は 3 例でいずれも自殺例であった。自然死の中で死因が特定できたのは 5 例で，14 例は原因不明の突然の死亡でこれを広義の突然死群とした。14 例中 ICD-10 による狭義の突然死は 9 例であった。全ての原因での死亡率は 17.9/1,000 人年，自殺は 2.44/1,000 人年，広義の突然死による死亡は 11.4/1,000 人年，狭義の突然死による死亡は 7.33/1,000 人年となっていた。広義の突然死 14 例とこれと年齢，性別をマッチさせた対照群

第9章　ゼプリオン発売後の死亡例からなにを学ぶべきか　271

140例について解析すると，突然死群は抗精神病薬総投与量，抗精神病薬・ベンゾジアゼピン系薬剤数が有意に多く，喫煙率も有意に高かった。そして突然死，対照群を従属変数としてロジスティック回帰分析を行った結果，抗精神病薬総投与量とベンゾジアゼピン系薬剤数が多いことが広義の突然死リスクを高める要因である可能性があることが明らかとなった[29]。

　この五十嵐らの検討は1年間についてであったが，野村らはこれをさらに3年間に延長して検討を行った[53]。まず山梨県立北病院で加療した統合失調症圏患者の死亡率を標準化死亡比を用いて山梨県の一般人口と比較すると，統合失調症圏患者は一般人口と比べて全死因で約3倍，心脳血管疾患で約6倍死亡リスクが高いことが確認された。3年間で観察された死亡例は51例であり，その中で広義の突然死例は18例，突然死以外の自然死が22例，自殺が9例などであった。そして，山梨県立北病院での統合失調症圏患者の死亡率は全死亡では13.7/1,000人年，広義の突然死では4.8/1,000人年であった。薬物治療との関係について五十嵐が行ったと同様の検討を行うと，やはり抗精神病薬総投与量とベンゾジアゼピン系薬剤数が多いことが広義の突然死のリスクを高める要因であることが再確認された。なお五十嵐らや野村らのいずれの検討においてもLAI使用は死亡リスクに有意な関連を認めなかった。

2）剖検による統合失調症突然死例の死因の検討結果

　突然死の原因を探る際に，剖検による死因の検討は欠かせないが，統合失調症患者の突然死について多数例の剖検結果をまとめた報告は極めて少ない。

　最初に紹介するのは抗精神病薬導入当初の米国における報告[27]である。これは1954年から1959年に米国の29の在郷軍人病院において，40歳以上で死亡した白人男性統合失調症患者1,275例の剖検報告であるが，その中で死亡状況が明らかであったのは1,063例であり，この1,063例中の突然死は330例で，死亡状況が判明した症例の31％を占めていた。突然死の330例には事故死が5例，自殺が4例含まれているので，これらを除いた321例中238例（74％）が心血管系疾患による死亡で，心筋梗塞220例（突然死の69％），大

動脈弁狭窄5例，肺性心5例，動脈硬化性心疾患4例，リューマチ性心疾患4例であった。突然死例の死因の2番目は呼吸器系疾患（10%）であり，気道閉塞による窒息15例，肺塞栓11例，肺炎5例，喘息1例であった。そして剖検しても死因が不明な突然死例は34例（11%）認められた。

　次にRomaniaのBrasov市（人口277,000人）にある120床の公立精神科病院における調査がある[28]。この病院には1989年から2011年末までに7,189例の統合失調症患者が入院したが，この入院中に突然死した患者は57例で，入院患者の0.79%であった。この57例中51例（89.5%）について剖検がなされており，年齢は55.9±9.4歳，男性は29例（56.9%），突然死までの統合失調症罹病期間は27.7±10.3年であった。この51例中32例（67%）が心血管系疾患で，心筋梗塞27例（突然死の53%），心筋炎3例，拡張型心筋症1例，心囊血腫1例となっていた。次いで呼吸器系疾患11例（22%）で，内訳は肺炎6例，気道閉塞4例，肺塞栓1例であった。剖検しても死因が不明である症例は6例（12%）であった。

　これらの報告をまとめると，統合失調症患者の突然死例の死因の6〜7割は心血管系疾患であり，特に5〜6割は心筋梗塞であること，1〜2割は呼吸器系疾患であること，そして剖検しても原因不明の症例が1割程度認められることなどが明らかである。原因不明の突然死はSweetingら[65]が考察しているように心臓の伝導系障害による死亡の可能性がある。さらに，心臓の基礎疾患（潜在性のこともある）に，精神科の薬物治療の影響が加わって突然死が生じる可能性については，いくつかの報告があり[12, 24, 28]，今後の検討が必要な点である。

3）統合失調症患者における mortality gap
　統合失調症患者の平均寿命は一般人口と比べて10〜25年短く[2, 5, 21, 42, 47, 49, 54]，この差異が近年さらに広がってきているとの報告もある[5, 20, 51, 62]。このmortality gapは自殺だけでなく，心血管系疾患などの身体疾患による死亡リスクが強く影響しており[4, 7, 21, 37]，突然死の少なくとも半数以上は，心筋梗塞などの心臓突然死によると推定されるので，mortality gapをもたらす重要な原因の一つが，心臓突然死による死亡の差異である可

第9章　ゼプリオン発売後の死亡例からなにを学ぶべきか　273

能性が高い。

　ゼプリオンの製造販売後調査で観察された突然死例の原因は剖検がなされ
ていないので不明であるが，過去の剖検例から類推するとそのかなりの割合
は心筋梗塞などによる心臓突然死である可能性が高く，これにはメタボリッ
ク症候群の関与が推定される。もちろん QTc 延長などの不整脈の問題も忘
れてはならない[34, 58, 59, 67, 73, 77, 78]。

　ゼプリオン問題と時を同じくして，世界的に精神科における突然死や死亡
リスクが大きくクローズアップされ，重要なデータが次々発表されてきてい
る[5, 6, 8, 39, 69-71]。統合失調症患者は，遺伝的に突然死やメタボリック症候群の
リスクが高く[1, 19, 25, 43, 61]，問題が多いライフスタイル[3, 10, 35, 37]や抗精神病薬の
影響，不十分な健診[41]や身体的治療[18, 50]などによって死亡リスクが相乗的に
高まると想定されている。しかし，統合失調症患者でも虚血性心疾患と診断
されていた患者に限定すれば，統合失調症患者と一般人口の同疾患による死
亡率の差は少なくなるという Sweden の研究結果[7]は，保健や医療を統合し
てこの問題に取り組むことの重要性を示している。

■ 引用文献

1) Andreassen, O.A., S. Djurovic, W.K. Thompson, et al. : Improved detection of common variants associated with schizophrenia by leveraging pleiotropy with cardiovascular-disease risk factors. Am. J. Hum. Genet., 92(2); 197-209, 2013.

2) Auquier, P., C. Lancon, F. Rouillon, et al. : Mortality in schizophrenia. Pharmacoepidemiol. Drug Saf., 15(12); 873-879, 2006.

3) Brown, S., J. Birtwistle, L. Roe, et al. : The unhealthy lifestyle of people with schizophrenia. Psychol. Med., 29(3); 697-701, 1999.

4) Brown, S. : Excess mortality of schizophrenia. A meta-analysis. Br. J. Psychiatry, 171 ; 502-508, 1997.

5) Brown, S., M. Kim, C. Mitchell, et al. : Twenty-five year mortality of a community cohort with schizophrenia. Br. J. Psychiatry, 196(2); 116-121, 2010.

6) Brown, S. and C. Mitchell : Predictors of death from natural causes in schizophrenia: 10-year follow-up of a community cohort. Soc. Psychiatry Psychiatr. Epidemiol., 47 (6); 843-847, 2012.

7) Crump, C., M.A. Winkleby, K. Sundquist, et al. : Comorbidities and mortality in persons with schizophrenia : a Swedish national cohort study. Am. J. Psychiatry, 170(3); 324-333, 2013.

8) Cullen, B.A., E.E. McGinty, Y. Zhang, et al. : Guideline-concordant antipsychotic use

and mortality in schizophrenia. Schizophr. Bull., 39(5); 1159-1168, 2013.

9) 大日本住友製薬株式会社：ロナセン錠2mg，4mg，8mg，散2％使用成績調査最終集計結果，公表資料，2013.

10) Dickerson, F., C. Stallings, A. Origoni, et al. : Mortality in schizophrenia : clinical and serological predictors. Schizophr. Bull., 40(4); 796-803, 2014.

11) Feldman, P.E. : An unusual death associated with tranquilizer therapy. Am. J. Psychiatry, 113(11); 1032-1033, 1957.

12) Frassati, D., A. Tabib, B. Lachaux, et al. : Hidden cardiac lesions and psychotropic drugs as a possible cause of sudden death in psychiatric patients : a report of 14 cases and review of the literature. Can. J. Psychiatry, 49(2); 100-105, 2004.

13) 藤井康男：治療の基本と応用．藤井康男，功刀弘 編：デポ剤による精神科治療技法のすべて，星和書店，東京，p.41-71, 1995.

14) 藤井康男：ゼプリオン投与中の死亡例から，我々はなにを学ぶべきか？ 臨床精神薬理，17；1395-1418, 2014.

15) 藤井康男：統合失調症薬物治療におけるpaliperidone palmitateの位置づけ．臨床精神薬理，17；323-336, 2014.

16) 藤井康男：抗精神病薬治療と統合失調症患者における突然死．臨床精神薬理，18；3-16, 2015.

17) 藤井康男：ゼプリオン投与中の死亡例から，我々はなにを学ぶべきか？ 精神経誌，117；132-145, 2015.

18) Goldman, L.S. : Medical illness in patients with schizophrenia. J. Clin. Psychiatry, 60 Suppl 21 ; 10-15, 1999.

19) Hansen, T., A. Ingason, S. Djurovic, et al. : At-risk variant in TCF7L2 for type II diabetes increases risk of schizophrenia. Biol. Psychiatry, 70(1); 59-63, 2011.

20) Hayes, J.F., L. Marston, K. Walters, et al. : Mortality gap for people with bipolar disorder and schizophrenia : UK-based cohort study 2000-2014. Br. J. Psychiatry, 211(3); 175-181, 2017.

21) Hennekens, C.H., A.R. Hennekens, D. Hollar, et al. : Schizophrenia and increased risks of cardiovascular disease. Am. Heart J., 150(6); 1115-1121, 2005.

22) Hollister, L.E. : Unexpected asphyxial death and tranquilizing drugs. Am. J. Psychiatry, 114(4); 366-367, 1957.

23) Hollister, L.E. and J.C. Kosek : Sudden death during treatment with phenothiazine derivatives. JAMA, 192 ; 1035-1038, 1965.

24) Honkola, J., E. Hookana, S. Malinen, et al. : Psychotropic medications and the risk of sudden cardiac death during an acute coronary event. Eur. Heart J., 33(6); 745-751, 2012.

25) Huertas-Vazquez, A., C. Teodorescu, K. Reinier, et al. : A common missense variant in the neuregulin 1 gene is associated with both schizophrenia and sudden cardiac death. Heart Rhythm, 10(7); 994-998, 2013.

26) Hussar, A.E. and N.Y. Montrose : Effects of tranquilizers on medical morbidity and mortality in a mental hospital. JAMA, 179 ; 682-686, 1962.

27) Hussar, A.E. : Leading causes of death in institutionalized chronic schizophrenic patients : a study of 1,275 autopsy protocols. J. Nerv. Ment. Dis., 142(1); 45-57, 1966.

28) Ifteni, P., C.U. Correll, V. Burtea, et al. : Sudden unexpected death in schizophrenia : Autopsy findings in psychiatric inpatients. Schizophr. Res., 155 ; 72-76, 2014.

29) 五十嵐桂，藤井康男，三澤史斉 他：統合失調症患者における死亡率と突然死についての検討．臨床精神薬理，19；1003-1014, 2016.

30) ヤンセンファーマ株式会社：ゼプリオン®水懸筋注 25mg・50mg・ 75mg・100mg・

150mg（一般名：パリペリドンパルミチン酸エステル）市販直後調査結果のお知らせ，2014.

31) ヤンセンファーマ株式会社：発売後の安全性に関する状況について，2015.

32) Johnson, F.P., D.A. Boyd, Jr., G.P. Sayre, et al. : Sudden death of a catatonic patient receiving phenothiazine. Am. J. Psychiatry, 121 ; 504-507, 1964.

33) Kane, J.M., E. Aguglia, A.C. Altamura, et al. : Guidelines for depot antipsychotic treatment in schizophrenia. European Neuropsychopharmacology Consensus Conference in Siena, Italy. Eur. Neuropsychopharmacol., 8(1); 55-66, 1998.

34) 川上宏人，桑原達郎，林由子 他：抗精神病薬によりTorsades de pointesが出現した2症例．精神科治療学，16；719-725，2001.

35) Kelly, D.L., R.P. McMahon, H.J. Wehring, et al. : Cigarette smoking and mortality risk in people with schizophrenia. Schizophr. Bull., 37(4); 832-838, 2011.

36) Kelly, H.G., J.E. Fay, and S.G. Laverty : Thioridazine hydrochloride(Mellaril): Its effect on the electrocardiogram and a report of two fatalities with electrocardiographic abnormalities. Can. Med. Assoc. J., 89 ; 546-554, 1963.

37) Kilbourne, A.M., N.E. Morden, K. Austin, et al. : Excess heart-disease-related mortality in a national study of patients with mental disorders : identifying modifiable risk factors. Gen. Hosp. Psychiatry, 31(6); 555-563, 2009.

38) Kishi, T., S. Matsunaga, and N. Iwata : Mortality risk associated with long-acting injectable antipsychotics : A systematic review and meta-analyses of randomized controlled trials. Schizophr. Bull., 42(6); 1438-1445, 2016.

39) Kiviniemi, M., J. Suvisaari, H. Koivumaa-Honkanen, et al. : Antipsychotics and mortality in first-onset schizophrenia : prospective Finnish register study with 5-year follow-up. Schizophr. Res., 150(1); 274-280, 2013.

40) 小松正泰：家族から見た統合失調症罹患者の異常な死亡率．NPO法人コンボ 編：統合失調症の人が知っておくべきこと　突然死から自分を守る，NPO法人コンボ，2012.

41) Lambert, T.J. and J.W. Newcomer : Are the cardiometabolic complications of schizophrenia still neglected? Barriers to care. Med. J. Aust., 190(4 Suppl); S39-S42, 2009.

42) Laursen, T.M., T. Munk-Olsen, and M. Vestergaard : Life expectancy and cardiovascular mortality in persons with schizophrenia. Curr. Opin. Psychiatry, 25 (2); 83-88, 2012.

43) Lett, T.A., T.J. Wallace, N.I. Chowdhury, et al. : Pharmacogenetics of antipsychotic-induced weight gain : review and clinical implications. Mol. Psychiatry, 17(3); 242-266, 2012.

44) Lieberman, J.A., D. Merrill, and S. Parameswaran : APA Guidance on the Use of Antipsychotic Drugs and Cardiac Sudden Death. N.Y.S. Office of Mental Health, 2012.

45) Manu, P., J.M. Kane, and C.U. Correll : Sudden deaths in psychiatric patients. J. Clin. Psychiatry, 72(7); 936-941, 2011.

46) Marder, S.R., R. Conley, L. Ereshefsky, et al. : Clinical guidelines : Dosing and switching strategies for long-acting risperidone. J. Clin. Psychiatry, 64 Suppl 16 ; 41-46, 2003.

47) McGrath, J., S. Saha, D. Chant, et al. : Schizophrenia : a concise overview of incidence, prevalence, and mortality. Epidemiol. Rev., 30 ; 67-76, 2008.

48) Misawa, F., T. Kishimoto, K. Hagi, et al. : Safety and tolerability of long-acting injectable versus oral antipsychotics : A meta-analysis of randomized controlled

studies comparing the same antipsychotics. Schizophr. Res., 176(2-3); 220-230, 2016.

49) Morgan, M.G., P.J. Scully, H.A. Youssef, et al. : Prospective analysis of premature mortality in schizophrenia in relation to health service engagement : a 7.5-year study within an epidemiologically complete, homogeneous population in rural Ireland. Psychiatry Res., 117(2); 127-135, 2003.

50) Nasrallah, H.A., J.M. Meyer, D.C. Goff, et al. : Low rates of treatment for hypertension, dyslipidemia and diabetes in schizophrenia : data from the CATIE schizophrenia trial sample at baseline. Schizophr. Res., 86(1-3); 15-22, 2006.

51) Nielsen, R.E., A.S. Uggerby, S.O. Jensen, et al. : Increasing mortality gap for patients diagnosed with schizophrenia over the last three decades--a Danish nationwide study from 1980 to 2010. Schizophr. Res., 146(1-3); 22-27, 2013.

52) Nishimura, K., Y. Miyamoto, F. Nakamura, et al. : Monthly and Seasonal Variation in Sudden Cardiac Arrest Utstein Registry Study in Japan. Circulation, 124 ; A14559, 2018.

53) 野村信行，五十嵐桂，三澤史斉 他：統合失調症患者の死亡リスクと突然死に関連する要因についての大規模調査．第27回日本臨床精神神経薬理学会，2017.

54) Osby, U., N. Correia, L. Brandt, et al. : Mortality and causes of death in schizophrenia in Stockholm county, Sweden. Schizophr. Res., 45(1-2); 21-28, 2000.

55) Pasternak, B., H. Svanstrom, M.F. Ranthe, et al. : Atypical antipsychotics olanzapine, quetiapine, and risperidone and risk of acute major cardiovascular events in young and middle-aged adults : A nationwide register-based cohort study in Denmark. CNS Drugs, 28(10); 963-973, 2014.

56) Peele, R. and I.S. Von Loetzen : Phenothiazine deaths : a critical review. Am. J. Psychiatry, 130(3); 306-309, 1973.

57) Ray, W.A., C.P. Chung, K.T. Murray, et al. : Atypical antipsychotic drugs and the risk of sudden cardiac death. N. Engl. J. Med., 360(3); 225-235, 2009.

58) Reilly, J.G., S.A. Ayis, I.N. Ferrier, et al. : QTc-interval abnormalities and psychotropic drug therapy in psychiatric patients. Lancet, 355(9209); 1048-1052, 2000.

59) Reilly, J.G., S.A. Ayis, I.N. Ferrier, et al. : Thioridazine and sudden unexplained death in psychiatric in-patients. Br. J. Psychiatry, 180 ; 515-522, 2002.

60) Reinert, R.E. and C.G. Hermann : Unexplained deaths during chlorpromazine therapy. J. Nerv. Ment. Dis., 131 ; 435-442, 1960.

61) Rodriguez-Murillo, L., J.A. Gogos, and M. Karayiorgou : The genetic architecture of schizophrenia : new mutations and emerging paradigms. Ann. Rev. Med., 63 ; 63-80, 2012.

62) Saha, S., D. Chant, and J. McGrath : A systematic review of mortality in schizophrenia : is the differential mortality gap worsening over time? Arch. Gen. Psychiatry, 64(10); 1123-1131, 2007.

63) Schneeweiss, S. and J. Avorn : Antipsychotic agents and sudden cardiac death--how should we manage the risk? N. Engl. J. Med., 360(3); 294-296, 2009.

64) Strom, B.L., S.M. Eng, G. Faich, et al. : Comparative mortality associated with ziprasidone and olanzapine in real-world use among 18,154 patients with schizophrenia : The Ziprasidone Observational Study of Cardiac Outcomes (ZODIAC). Am. J. Psychiatry, 168(2); 193-201, 2011.

65) Sweeting, J., J. Duflou, and C. Semsarian : Postmortem analysis of cardiovascular deaths in schizophrenia: a 10-year review. Schizophr. Res., 150(2-3); 398-403, 2013.

66) Taylor, D., C. Paton, and S. Kapur : The Maudsley Prescribing Guideline in

第9章　ゼプリオン発売後の死亡例からなにを学ぶべきか　277

Psychiatry, 12th edition. Wiley-Blackwell, New Jersey, 2015.

67）Taylor, D.M. : Antipsychotics and QT prolongation. Acta. Psychiatr. Scand., 107(2); 85-95, 2003.

68）Taylor, D.M., A. Sparshatt, M. O'Hagan, et al. : Paliperidone palmitate : factors predicting continuation with treatment at 2 years. Eur. Neuropsychopharmacol., 26 (12); 2011-2017, 2016.

69）Tiihonen, J., K. Wahlbeck, J. Lonnqvist, et al. : Effectiveness of antipsychotic treatments in a nationwide cohort of patients in community care after first hospitalization due to schizophrenia and schizoaffective disorder : observational follow-up study. BMJ, 333 ; 224-227, 2006.

70）Tiihonen, J., J. Lonnqvist, K. Wahlbeck, et al. : 11-year follow-up of mortality in patients with schizophrenia : a population-based cohort study(FIN11 study). Lancet, 374(9690); 620-627, 2009.

71）Tiihonen, J., J. Haukka, M. Taylor, et al. : A nationwide cohort study of oral and depot antipsychotics after first hospitalization for schizophrenia. Am. J. Psychiatry, 168(6); 603-609, 2011.

72）Tiihonen, J., E. Mittendorfer-Rutz, M. Majak, et al. : Real-world effectiveness of antipsychotic treatments in a nationwide cohort of 29823 patients with schizophrenia. JAMA Psychiatry, 74(7); 686-693, 2017.

73）Timour, Q., D. Frassati, J. Descotes, et al. : Sudden death of cardiac origin and psychotropic drugs. Front Pharmacol., 3 ; 76, 2012.

74）富田克：「ゼプリオン問題」を抗精神病薬の安全性情報提供の観点から再検証する．臨床精神薬理，19；1355-1371, 2016.

75）若松昭秀，今井景子，藤間時子 他：Paliperidone palmitateの統合失調症患者における12カ月間の製造販売後調査結果．臨床精神薬理，20；1335-1349,2017.

76）Wardell, D.W. : Untoward reactions to tranquilizing drugs. Am. J. Psychiatry, 113(8); 745, 1957.

77）Warner, J.P., T.R. Barnes, and J.A. Henry : Electrocardiographic changes in patients receiving neuroleptic medication. Acta. Psychiatr. Scand., 93(4); 311-333, 1996.

78）Weinmann, S., J. Read, and V. Aderhold : Influence of antipsychotics on mortality in schizophrenia : systematic review. Schizophr. Res., 113(1); 1-11, 2009.

79）Wendkos, M.H. and B.W. Clay : Unusual causes for sudden unexpected death of regressed hospitalized schizophrenic patients. J. Am. Geriatr. Soc., 13 ; 663-671, 1965.

80）Windfuhr, K., P., Turnbull, D., While, et al. : The incidence and associated risk factors for sudden unexplained death in psychiatric in-patients in England and Wales. J. Psychopharmacol., 25(11); 1533-1542, 2011.

81）安田守良，曽我綾華，徳山年美 他：統合失調症患者に対するaripiprazole持続性注射剤の安全性と有効性：製造販売後調査の中間解析結果(ALISE study)．臨床精神薬理，21；807-820, 2018.

82）Zlotlow, M. and A.E. Paganini : Fatalities in patients receiving chlorpromazine and reserpine during 1956-1957 at Pilgrim State Hospital. Am. J. Psychiatry, 115(2); 154-156, 1958.

第10章

Aripiprazole持続性注射製剤

藤井　康男

Ⅰ．はじめに

Aripiprazole は統合失調症患者への第一選択薬の一つと考えられ，強力なドパミン D_2 受容体の拮抗作用に加えて，ドパミン D_2 受容体への部分アゴニスト作用や $5-HT_{1A}$ や $5-HT_{2A}$ 受容体へのアンタゴニスト作用などのユニークな作用機序を有している。本剤はその効果に加えて，錐体外路症状，体重増加などの代謝系の副作用，高プロラクチン血症，QTc 延長などの点で安全性が高いとされている[2]。したがって，aripiprazole を統合失調症患者に継続して病状をコントロールできれば，高い臨床的有用性が得られるだろう。そして，その持効性注射製剤である aripiprazole 持続性注射剤：Aripiprazole Once-Monthly（AOM）が近年導入され，これが本剤の継続性の向上に貢献することが期待されている。本章ではまず aripiprazole 経口薬治療における治療継続性，有効性，忍容性，至適血中濃度などについてどのようなことが判明しているのかをまとめ，次いで AOM について解説し，その導入に際して留意すべき点を考察した。

Ⅱ．Aripiprazole 経口薬治療についての検討結果

1．他の抗精神病薬との比較

Aripiprazole は発病早期の統合失調症に好ましい作用を示すとされている。Kane ら[15]は早期統合失調症患者と慢性統合失調症患者について，

aripiprazole（20 ～ 30mg/日）と haloperidol（7 ～ 10mg/日）について 52 週間二重盲検無作為割り付け法によって検討した 2 つの研究結果についてのポストホック解析を行った。対象は 1,294 例であり，早期統合失調症患者は 362 例（aripiprazole 群 239 例，haloperidol 群 123 例），慢性統合失調症患者は 932 例（aripiprazole 群 622 例，haloperidol 群 310 例）であった。早期統合失調症患者で有効性評価に組み入れたのは 40 歳未満で病歴が 5 年未満の症例となっていた。その結果，早期統合失調症患者では aripiprazole 群は haloperidol 群よりも有意に有用性が高いことが明らかになった。一方，慢性統合失調症患者では両群の有用性に有意差は認められなかった。

　Robinson ら[29]は 198 例の統合失調症などの精神病圏の初回エピソード患者に aripiprazole（5 ～ 30mg/日）あるいは risperidone（1 ～ 6mg/日）を二重盲検無作為割り付け法で投与し，12 週間経過を観察した。それぞれの薬物群の治療継続期間には明らかな差異はなく，陽性症状の反応率についても両群に有意差はなかったが，aripiprazole 群で陰性症状への効果が良好であった。一方，aripiprazole 群ではよりアカシジアが多く認められた。Body mass index については両群で有意な差異は認められなかったが，aripiprazole 群のほうが 脂質代謝や空腹時血糖，プロラクチン濃度などでは好ましい結果が得られた。

　日本人の統合失調症患者について aripiprazole と他の抗精神病薬を比較したメタ解析が Kishi ら[19]によって行われている。Aripiprazole と比較された抗精神病薬は haloperidol, mosapramine, olanzapine, quetiapine, perospirone, risperidone であり，これらをまとめて aripiprazole との比較を行った。PANSS 総得点，陰性尺度，総合精神病理尺度，すべての理由による中止割合，副作用による中止割合では aripiprazole と他の抗精神病薬群との間に有意な差異は認められなかった。しかし PANSS 陽性尺度における効果が乏しいための中止割合では aripiprazole 群が有意に他の抗精神病薬群よりも劣っていた。一方，aripiprazole 群は倦怠感，高プロラクチン血症，錐体外路症状，体重増加など副作用は他の抗精神病薬よりも有意に少なかった。

　Aripiprazole と olanzapine に関しての比較は臨床的に重要である。Kane

ら[16]は統合失調症患者に対して aripiprazole（n=285）あるいは olanzapine（n=281）を二重盲検法にて無作為割り付けして 28 週投与した。平均用量は aripiprazole が 19.3mg，olanzapine が 16.7mg であった。治療中断率や治療中断までの期間全体については両群で有意差を認めなかったが，olanzapine群のほうが効果が不十分なために中断するまでの期間が有意に長く，効果が不十分なための中断割合が有意に少なかった（aripiprazole 群 16.8% 対 olanzapine 群 8.9%；p= .006）。PANSS 総得点の減少も olanzapine 群のほうが aripiprazole 群よりも有意に大きかった。一方，体重，空腹時血糖，コレステロール値，トリグリセライド値は，olanzapine 群が aripiprazole 群よりも有意に増加していた。

Fleischhacker ら[6]は急性再発が生じた統合失調症患者に aripiprazole（n=355）あるいは olanzapine（n=348）を二重盲検無作為割り付け法で 6 週間投与して反応があった症例について 46 週の外来治療継続を行った。平均投与量は aripiprazole が 23.0mg/日で，olanzapine が 15.4mg/日であった。合計 52 週の投与を終了できたのは aripiprazole 群が 39%，olanzapine 群が47% と olanzapine 群が有意に多く，投与中止までの期間も olanzapine 群が有意に長かった。6 週目の PANSS 総得点の減少も aripiprazole 群が 24.6，olanzapine 群が 29.5 で olanzapine 群が優れていた。一方，体重増加については aripiprazole 群が olanzapine 群よりも有意に少なかった。

これらの報告をまとめると，aripiprazole は初回エピソード症例に第一世代抗精神病薬よりも有用性が高く，他の第二世代抗精神病薬と同等の効果を示し，代謝への影響は少ない。日本人におけるメタ解析でも他の抗精神病薬と同等の効果があり，副作用は有意に少ないが，陽性症状への効果が乏しいための中断リスクは高かった。一方，olanzapine との比較では，aripiprazole は中断リスクがやや高い可能性があり，特に効果不十分のための中断リスクは高いかもしれないが，代謝面での副作用は aripiprazole のほうが少ない。

2．Aripiprazole 用量と臨床作用との関係

日本の aripiprazole 経口薬の添付文書には，その用量について「通常，成

人にはアリピプラゾールとして1日6〜12mgを開始用量，1日6〜24mgを維持用量とし，1回又は2回に分けて経口投与する。なお，年齢，症状により適宜増減するが，1日量は30mgを超えないこと」と記載されている。Aripiprazoleは欧米では5mg単位の錠剤であり，その有効用量は10〜30mgとされている[2]。一方で日本では3，6，12mgなどの錠剤が市販されていて，6〜12mgの比較的少量の投与量が開始用量や維持用量とされていることが多いのが特徴である。

　元来，抗精神病薬の用量は，少量では陰性症状への脱抑制効果，大量では陽性症状や攻撃性への効果が認められるのではないかという考え方があった。そして臨床医は，大量投与では効果が増強されるが同時に副作用も強くなると通常考えている[3]。第一世代抗精神病薬では錐体外路症状などの行動毒性への懸念から少量投与が探求されてきていた[11, 12, 22]。しかしこれらの副作用が少ないとされる第二世代抗精神病薬が一般になってから，用量についての考え方は変わってきた可能性があるが，少量の抗精神病薬による治療ができるかどうかは，なお重要な視点である[32]。一方で，aripiprazoleは設定されている用量範囲がかなり幅広く，欧米では難治例などに30mgを超す大量投与も一部で行われている[3]。

　しかしaripiprazoleの臨床試験を検証すると，10〜15mgなどの比較的少量の投与と30mgなどの多めの投与量との有効性の差異は必ずしも明確ではない[5, 14, 23, 28]。McEvoyら[23]は，10，15，20mgのaripiprazoleを急性期治療で6週間用いて，10mgが有効性と忍容性に関してもっとも好ましいことを報告している。Sparshattら[30]はドパミン受容体への占拠が10mg以上の用量ではプラトーに達することや[9]，複数の臨床試験で10mg以上の用量でもaripiprazoleの有効性の増強が認められないことから，aripiprazoleの至適用量は10mg/日としている。Aripiprazole経口薬の至適用量については最近でも議論が続いており，Charpeaudら[1]はこの点について詳しく検討し，統合失調症患者に対してのaripiprazoleの用量の比較を目的としてデザインされた研究が十分ないことを指摘した上で，至適用量は10〜25mg/日であろうと述べ，これ以上の用量はエビデンスに基づいて推奨されるものではないとしている。

Aripiprazole の至適用量の議論はひとまず措くとしても，aripiprazole は 10mg 程度の比較的少量でも有効である可能性があり，とくに維持治療ではその有用性が高いかもしれない。したがって aripiprazole の経口投与量別の維持治療成績の長期的検討が重要であるが，この点については 15mg[26]，30mg[17] の固定用量による試験しか行われていない。

3. Aripiprazole の至適薬物濃度

Kirschbaum ら[18] は，283 例（164 例は統合失調症）の 523 検体（293 検体は統合失調症）について aripiprazole やその活性代謝産物である dehydroaripiprazole について検討を行った。対象となっている統合失調症患者で aripiprazole 単独治療を行っている割合は 75％で，aripiprazole 投与量は 7.5 ～ 60mg（平均 19.8mg）であった。10 ～ 30mg/日（平均 18.4mg）を投与されていた症例での aripiprazole 濃度は 214±140 ng/ml であり，投与量と濃度の間には有意な正の相関関係が認められ（r=0.419），活性のある代謝産物である dehydroaripiprazole 濃度は aripiprazole 濃度の 40％であった。この報告では aripiprazole 濃度が 150 ～ 300 ng/ml の症例で効果が良好で，110 ～ 249 ng/ml の症例では副作用は認められないか軽度であり，これより高いと副作用のリスクが高まると述べられている。150 ～ 300 ng/ml の症例では有効率が 68％であり，この範囲より濃度が低いと有効率が 57％，高いと 50％とされている。この報告では aripiprazole の有効濃度範囲は 150 ～ 300 ng/ml とされているが，有効性や副作用リスクと aripiprazole 濃度との関連性は明確とは言えないので，この有効濃度範囲は予備的なものと考えるしかない[30]。

Sparshatt ら[30] は aripiprazole 投与量，血中濃度，薬理学的活性，臨床効果などについて系統的レビューを行った。ここでは aripiprazole 血中濃度と投与量には強い正の相関関係があり，aripiprazole 濃度とその活性代謝産物である dehydroaripiprazole には中等度の正の相関関係があることが述べられている。そして目標とすべき aripiprazole 血中濃度として 150 ～ 210 ng/ml という範囲を示している。

Raoufinia ら[27] は大塚製薬の研究者であるが，aripiprazole 10mg/日で想

定される定常状態での最低血中濃度の中央値は 94.0 ng/ml で，aripiprazole 30mg/日で想定される定常状態での最高血中濃度 95 パーセンタイル値は 534.0 ng/ml であることから，aripiprazole の治療有効濃度幅（therapeutic window）は 94.0 〜 534.0 ng/ml であると述べている。

AGNP（Arbeitsgemeinschaft für Neuropsychopharmakologie und Pharmakopsychiatrie）コンセンサスガイドラインでの記載によると aripiprazole の治療濃度範囲は 150 〜 500 ng/ml とされている[10]。

通常，有効濃度の下限はそれ以上の低い濃度であると有効性が減少すること，上限は副作用リスクが高まるかやはり有効性が減少することなどで定めていくと想定される。Aripiprazole の有効濃度の下限は 100 〜 150 ng/ml 程度とすることでほぼ一致しているようである。一方，上限ははっきりしないが，500 ng/ml 程度になっても副作用リスクについて大きな問題がないのかもしれず，これがドパミン D_2 受容体への部分アゴニスト作用を有する本剤の特徴なのかもしれない。しかし 500 ng/ml を有効濃度の上限とすべきかどうかはなお議論があるだろう。一方，AOM で重要と思われる維持治療（再発防止）における至適濃度範囲についてはよくわかっていない。Risperidone などについても少量投与で濃度などが低い場合でも長期的な再発防止効果が認められる症例が存在することが報告されているが[32, 37]，維持治療の至適濃度範囲についての見解は定まっているとは言えない。今後，aripiprazole 血中濃度が 50 〜 100 ng/ml 程度で再発防止効果が認められるかどうかは検討に値する点であろう。

4．アカシジア

Aripiprazole は錐体外路症状のリスクが低いとされているが，その中ではアカシジアに一定の注意が必要であろう。Kane ら[13]はこの点に関して olanzapine, haloperidol やプラセボとの比較をポストホック解析によって行った。統合失調症や統合失調感情障害患者に関しては aripiprazole 群で 9%，プラセボ群で 6% にアカシジアが生じた。Haloperidol との比較では aripiprazole 群では 12.5%，haloperidol 群では 24% にアカシジアが生じていた。Olanzapine との比較では aripiprazole 群では 11%，olanzapine 群

では 6% にアカシジアが生じていた。一方，アカシジアによる中断が生じる
リスクは低く，プラセボ群との比較では aripiprazole 群 0.3%，プラセボ群
0%，haloperidol との比較では aripiprazole 群 0.9%，haloperidol 群 2.3%，
olanzapine との比較では aripiprazole 群 1.2%，olanzapine 群 0.2% であっ
た。Aripiprazole 投与開始でアカシジアが生じるまでの期間は投与開始後 1
～ 3 週が多かった。

　Fleischhacker ら[7]が行った aripiprazole についての大規模な検討では，頻
度の高い副作用の多くは開始後 4 週でもっとも頻度が高くなったが，アカシ
ジアの出現時期は投与開始後 4 ～ 8 週がもっとも多かった。

　Thomas らは[35]，aripiprazole, asenapine, lurasidone などの新たな第二
世代抗精神病薬によるアカシジアについてのメタ解析を行った。そして
olanzapine, risperidone, ziprasidone などのこれまであった第二世代抗精神
病薬と比較すると，aripiprazole, asenapine, lurasidone などの新たな第二世
代抗精神病薬ではアカシジアのリスクが高いことを指摘している。この検討
では aripiprazole はこれまであった第二世代抗精神病薬をまとめた群との比
較でアカシジアのリスクが 49% 高いとされている。

　これらの報告から，aripiprazole によるアカシジアは他の第二世代抗精神
病薬よりも頻度がやや高い可能性がある。その出現時期は 1 ～ 3 週後がもっ
とも高いとする報告と 4 ～ 8 週がもっとも高いとする報告がある。したがっ
て，aripiprazole 治療開始から少なくとも 4 週間はアカシジアの出現に注意
が必要で，その出現の有無を見極めるにはできれば 8 週間まで観察すること
が望ましい。

5. 投与初期の精神病症状悪化

　本邦の aripiprazole 添付文書における重要な基本的注意には「統合失調症
の場合，興奮，敵意，誇大性等の精神症状が悪化することがあるので，観察
を十分に行い，悪化が見られた場合には他の治療方法に切り替えるなど適切
な処置を行うこと」との記載がある。本剤を使い始めてこのような現象に遭
遇して，困惑した経験を持つ臨床医もあるだろう。AOM の導入を考える際
には，このような好ましくない影響が本剤によって生じないことを確かめて

おく必要がある。この点について参考とすべき重要な報告が近年明らかにされている。

Takeuchi ら[33] は，統合失調症あるいは統合失調感情障害患者に aripiprazole を 30mg/日以下の投与量で治療した際に精神病症状が悪化した症例報告についての系統的レビューを行った。報告症例数は 22 例であり，治療期間が 10 年を超えるなどの慢性患者が 15 例（68%），aripiprazole 投与前に処方されていた抗精神病薬用量がガイドライン推奨量を超えている例が 19 例（86%）あった。Aripiprazole を追加投与しただけで精神病症状悪化が生じた症例が 8 例あり，精神病症状の悪化だけでなく，8 例では興奮，11 例では攻撃性などが認められた。本報告を筆者が改めて検討すると，aripiprazole を投与開始してから 4 週以内の精神病症状の悪化は 22 例中 15 例（68%）に認められていた。

Takaesu ら[31] は他の抗精神病薬から aripiprazole に切り替えを行った場合の中断に関連する要因について前向きの検討を行った。対象は抗精神病薬単剤治療が行われていた 38 例で，投与されている抗精神病薬は chlorpromazine 換算で 1,000mg 未満の症例であった。したがって，この報告では Takeuchi らの報告で問題になった抗精神病薬高用量投与例が対象から除外されていることに注意が必要である。これらの症例では aripiprazole への切り替えが行われてから 48 週間経過が観察された。38 例中 13 例（34.2%）で aripiprazole が中止され，その中で 9 例（23.7%）の中止は精神病症状悪化のためであった。統計的検討では，それまでの抗精神病薬治療期間が aripiprazole 切り替え後の中止リスク増加に関係しており，過去の抗精神病薬治療期間が 10.5 年以上であると中止リスクが高いことが明らかになった。精神病症状が悪化して中止に至った 9 例について検討すると，8 例では切り替え開始から 4 週以内に精神病症状の悪化が生じて中止していた。Aripiprazole の効果が不十分で中止したのは 3 例であったが，これらは 12 〜 24 週後に中止されていた。

これらの報告から，なんらかの抗精神病薬治療から aripiprazole への切り替えをする場合には，特にそれまで投与されていた抗精神病薬の用量が多い場合や比較的長期間抗精神病薬の投与が行われていた症例では，精神病症状

に好ましくない影響が生じるリスクが高いかもしれない。そして，このような影響はaripiprazoleへの切り替え開始から4週以内に生じる可能性が高い。

Ⅲ．Aripiprazole 持続性注射製剤（AOM）

1．概要

AOM は 400mg 製剤と 300mg 製剤があり，プレフィルドシリンジとバイアル製剤が発売されている。これらには aripiprazole 水和物が凍結乾燥製剤として充填されている。PP ではエステル結合をした微細な粒子となっているが，AOM の場合は aripiprazole そのものの結晶となっていることが異なる。AOM には懸濁用液として日局注射用水 2ml が添付されており，これで本剤を投与時に懸濁させ投与する。

効能・効果は統合失調症であり，ここには PP と同様にとくに維持治療で用いるという点は記載されていない。しかし重要な基本的注意として，「本剤は持続性製剤であり，精神症状の再発及び再燃の予防を目的とする製剤である」との記載がある。用法・用量としては「通常，成人にはアリピプラゾールとして 1 回 400mg を 4 週に 1 回臀部筋肉内又は三角筋内に投与する。なお，症状，忍容性に応じて 1 回量 300mg に減量すること」と記載されている。

Aripiprazole 経口薬による事前の検証については，添付文書には「過去にアリピプラゾールによる治療の経験がない場合には，まず経口アリピプラゾール製剤を投与し，忍容性を確認した後，本剤を投与すること」「過去にアリピプラゾールによる治療の経験がある場合であっても，現在，経口アリピプラゾール製剤以外の抗精神病薬を使用している患者では，原則として，経口アリピプラゾール製剤に切り替え，症状が安定した後に本剤を投与すること」と記載されている。後者の表現がなぜ入ったのかであるが，この記載の次に「統合失調症の場合，興奮，敵意，誇大性等の精神症状が悪化することがあるので，観察を十分に行い，悪化が見られた場合には他の治療方法に切り替えるなど適切な処置を行うこと」との記載があるので，この点を配慮しているのかもしれない。欧州の AOM 添付文書では aripiprazole 投与歴の

ない場合に aripiprazole 経口投与による忍容性の検証が求められている。米国の添付文書でもこの点は同じであり，欧州でも米国でも AOM 投与直前の aripiprazole 経口薬投与による検証の必要性については記載がない。

　急性期などでの投与については，日本の添付文書には「急性期の治療や複数の抗精神病薬の併用を必要とするような不安定な患者には用いないこと」との記載がある。

2. Aripiprazole の経口薬用量と AOM 導入

　経口抗精神病薬からその持効性抗精神病薬へ切り替えの場合には，経口抗精神病薬で検討された至適用量と同等の効果が得られるであろう持効性抗精神病薬の用量を選定することが基本であった。例えば，PP の場合は 25mg，50mg，75mg，100mg，150mg の 5 つの製剤があり，それぞれが risperidone の 1mg，2mg，3mg，4mg，6mg/日投与に相当しており，その症例に適切な risperidone（あるいは PAL-ER）投与量に応じた PP の投与量を選択できる[8]。このような考え方は理解しやすいが，AOM では複数の用量を選択する方式は採用されなかった。AOM の添付文書ではすべての症例に 400mg 製剤で治療開始することが前提になっており，この方法は，これまでの持効性注射製剤の導入方法とは大きく異なっている。

　この点を考えるについては，AOM 400mg 製剤を導入して定常状態になった場合に，どのような aripiprazole 濃度になると想定されているのかをまず理解する必要がある。図 10-1 にシミュレーションによる AOM 400mg と経口 aripiprazole 10mg，30mg の定常状態濃度の中央値を示した。Raoufinia ら[27]によれば，AOM 400mg の定常状態濃度の 5 パーセンタイル値と 95 パーセンタイル値は，aripiprazole の治療有効濃度幅（therapeutic window）として彼らが想定している 94.0 ～ 534.0 ng/ml の範囲内に入るとしている。この治療有効濃度幅は aripiprazole 10mg/日で想定される定常状態での最低血中濃度の中央値である 94.0 ng/ml と aripiprazole 30mg/日で想定される定常状態での最高血中濃度 95 パーセンタイル値である 534.0 ng/ml とで作られている。要するに AOM 400mg での定常状態濃度は aripiprazole 10mg ～ 30mg 経口投与で想定される血中濃度幅に入るとの考え方である。

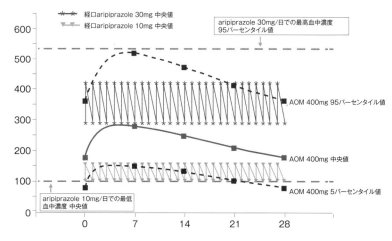

図 10-1　AOM 400mg と経口 aripiprazole 10mg, 30mg の定常状態濃度（中央値）
Raoufinia, A., Baker, R.A., Eramo, A. et al. : Initiation of aripiprazole once-monthly in patients with schizophrenia. Curr. Med. Res. Opin., 31(3); 583-592, 2015. （一部追加）

　山崎ら[39]は，aripiprazole 錠剤の国内反復経口投与試験成績から aripiprazole 血中濃度を推定して，aripiprazole 6mg/日の定常状態における aripiprazole 血中濃度のトラフ値（最低濃度）の中央値および平均値が 42.980 ng/ml および 46.054 ng/ml であり，aripiprazole 24mg/日の定常状態における aripiprazole の最高血中濃度の中央値および平均値は 310.160 ng/ml および 354.040 ng/ml であるとした。すなわち aripiprazole 6mg/日の最低血中濃度から 24mg/日の最高血中濃度は中央値で 42.980 〜 310.160 ng/ml，平均値で 46.054 〜 354.040 ng/ml ということになる。そして AOM のアジア国際共同実薬対照無作為化二重盲検比較試験（ALPHA Study）での AOM の 400mg または 300mg/4 週を反復投与したときの aripiprazole 血中濃度のトラフ値は，中央値で 104 〜 254 ng/ml，平均値で 124 〜 277 ng/ml であるので，いずれも aripiprazole 経口投与で推定された範囲に入ると述べている。大塚製薬から出されたこれら 2 つの検討[27, 39]からは，AOM で想定される aripiprazole 血中濃度は，通常の aripiprazole 経口薬治療で生じる血中濃度範囲を逸脱しないから問題はないとの考え方であることがわかる。
　ここで aripiprazole 経口薬治療で，異なる用量を設定して経過を観察

してきた点を，AOM の用量に反映させないでよいのかという疑問が生じてくる。図 10-1 からは，AOM 400mg の定常状態濃度の中央値は，aripiprazole 経口薬を 20mg 程度で得られる血中濃度の中央値にほぼ相当するようにみえる。したがって，それまで投与されていた aripiprazole の用量が 18 〜 24mg 程度である場合は，400mg の AOM を継続しても経口薬治療とほぼ同等の aripiprazole 血中濃度が維持されることになるだろう。しかし 6 〜 10mg 程度の比較的少量の aripiprazole が投与されている症例ではどうだろうか。図 10-1 に示しているように aripiprazole 10mg/日を継続投与すると 100 〜 150 ng/ml 程度の濃度となり，aripiprazole 6mg/日の最低濃度は 40 ng/ml 程度で[39]，この場合の最高濃度は 100 ng/ml に到達しないであろう。AOM 400mg の定常状態では 94.0 〜 534.0 ng/ml，あるいは 42.980 〜 310.160 ng/ml，46.054 〜 354.040 ng/ml に入ると想定されている。そうすると aripiprazole 6mg あるいは 10mg/日程度の少量維持例を AOM 400mg に切り替えた場合には，定常状態での aripiprazole 濃度は，6 〜 10mg 程度の少量経口投与の場合と比べるとかなり増加することが推測される。AOM 300mg 製剤で治療開始したとしても，やはり濃度は増加するであろう。

　AOM ではその開発において 200mg，300mg，400mg の 3 つの剤型について薬物動態的検討が行われた[20]。図 10-2 に示したようにこれらの 3 つの製剤の 5 回投与後（定常状態）の aripiprazole 最低，最高濃度の平均値は 200mg 製剤では 95，100 ng/ml，300mg 製剤では 156，269 ng/ml，400mg 製剤では 212，316 ng/ml となった。400mg 製剤の最高濃度の 316 ng/ml という値は aripiprazole 20 〜 30mg/日を投与した場合の定常状態濃度，最低濃度の 212 ng/ml という値は aripiprazole を 15 〜 20mg/日投与した場合の定常状態濃度にほぼ相当していた[21]。一方，200mg 製剤での 95，100 ng/ml という最低，最高濃度は aripiprazole 10 〜 30mg/日で得られる有効血中濃度に到達していないとされて，200mg 製剤で得られる濃度は治療閾値を下回るとされた。これらが 200mg 製剤が発売に至らず，400mg 製剤が AOM での主要な剤型となった根拠の一つと考えられる。

　しかし，一般的に抗精神病薬の維持治療では，急性期での用量の半量で有効な可能性が指摘されている[38]。Aripiprazole においても北海道地区にお

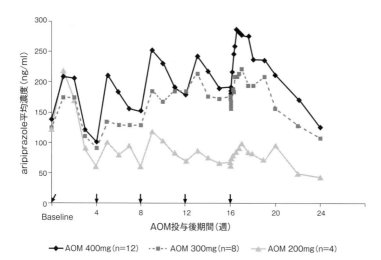

図10-2 AOM 200mg, 300mg, 400mg 製剤を5回投与した場合の aripiprazole 血中濃度推移

Mallikaarjun, S., J.M. Kane, P. Bricmont, et al. : Pharmacokinetics, tolerability and safety of aripiprazole once-monthly in adult schizophrenia: an open-label, parallel-arm, multiple-dose study. Schizophr. Res., 150(1); 281-288, 2013.

ける長期投与試験で25週以上継続した82例では，最終投与量が12mg以下が77％，9mg以下が38％であった[24]。また福島県における同様の試験では，25週以上継続した59例での最終投与量が12mg以下が80％で，9mg以下が49％となっていた[25]。そして ALPHA Study でも，aripiprazole 経口投与で安定したとされる455症例の aripiprazole 経口用量は6mg投与例が59例(13％)，12mg投与例が144例(32％)と6～12mgの比較的少量の aripiprazole を選択した症例が半数弱いたことがわかっている。したがって，維持治療で12mg以下の比較的少量が選択される割合が臨床現場ではかなりあり，9mg以下が選択される割合もけっして少なくないことがわかる。これらの点から考えると，AOMの200mg製剤が統合失調症の維持治療に有用であるかどうかの検討が行われていないまま，200mg製剤の開発が中止されたことは，臨床的には残念に思える。

それでは，aripiprazole の比較的少量で維持されていた症例を AOM 400mg へ切り替えた場合の安全性に関しては，どのような検討がなさ

れているのであろうか。Raoufinia ら[27] は aripiprazole の臨床試験から，aripiprazole 10mg 経口投与群と 30mg 経口投与群から AOM 400mg 投与に切り替えた 4 週後の副作用は，両群に明らかな差異がないことを述べている。また，ALPHA Study での二重盲検期の AOM への割り付け例（N=228）について，aripiprazole 経口投与量別の AOM 投与中の有害事象発現割合が調査されており，明らかな差異がないとされている（非公開データ）。さらに ALPHA Study において aripiprazole 血中濃度と主な有害事象の発現率を，375 ng/ml 以下と 375 ng/ml 超の各群で比較したところ明らかな差異を認めなかったとされている[39]。これらの検討結果から，aripiprazole 経口薬による比較的少量維持例を AOM 400mg に切り替えても，安全性は確保されているとされている。しかしこの点については，さらに長期的な検証が必要かもしれない。このように考えると aripiprazole 経口薬治療から AOM 400mg への切り替えは，aripiprazole 経口薬の 18 〜 24mg 程度，あるいはそれ以上の用量を継続していて，有効性と安全性が検討されている症例にまず試みるべきであろう。

　さて，AOM のバイアルの添付文書には「本剤と CYP2D6 阻害剤（キニジン，パロキセチン等）及び / 又は CYP3A4 阻害剤（イトラコナゾール，クラリスロマイシン等）を併用する場合には，本剤の血漿中濃度が上昇するおそれがあるため，以下の表を参考に減量等を考慮すること」として「バイアル内の懸濁後の薬剤は投与量に応じて下表に従い注射容量を採取し直ちに全量投与すること」とも記載されていて，例えば 400mg で 2ml となっているバイアルから半量の 1ml を投与すると 200mg になるとしている。しかしこのような用量の調整は，添付文書には肝臓の薬物代謝酵素の阻害薬についてのみ記載があり，本章で述べた比較的少量の aripiprazole 経口薬維持例における AOM への切り替えで，バイアルの一部を投与することについての記載はない。本剤は微小な aripiprazole 水和物結晶の低溶解性を利用した水性懸濁注射剤であるので，バイアルからの一部の投与では正確な投与量を示せないという限界があるが，少量の aripiprazole 経口薬投与で安定している患者において，AOM 200mg 投与が可能になるように将来的な検討が望まれる。

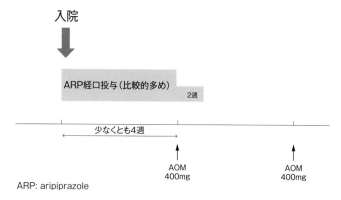

図 10-3 治療中断後の aripiprazole 経口薬による急性期治療からの AOM 導入

3. Aripiprazole 経口薬による急性期治療後の AOM 導入

　再発を繰り返している患者が治療中断して一定期間後に精神病症状の再発のため入院などをして，aripiprazole による急性期治療を行った状況を想定してみよう。そこで，aripiprazole の比較的多い用量（18 〜 24mg 程度，あるいはそれ以上）を投与して精神病症状が明らかに改善したとする。Aripiprazole 経口薬治療の経験から，AOM 導入にむけて aripiprazole による副作用の検証には，少なくとも 4 週（できれば 8 週）は経過をみる必要がある。そして図 10-3 に示したように AOM 400mg を投与し，決められた用量の aripiprazole 経口薬を 2 週間だけ併用することになる。このような状況での AOM の導入が臨床的に最も多いであろう。これは入院例を示したが，外来例でも比較的多めの用量による aripiprazole 経口薬投与を 4 〜 8 週行い，有効性と安全性が検証でき，服薬コンプライアンスが確認できる場合は図 10-3 に示したのと同様に考えられる。

4. 他の経口抗精神病薬治療からの AOM 導入

　前述したように AOM の添付文書には，「過去にアリピプラゾールによる治療の経験がある場合であっても，現在，経口アリピプラゾール製剤以外の抗精神病薬を使用している患者では，原則として，経口アリピプラゾール製剤に切り替え，症状が安定した後に本剤を投与すること」「過去にアリピプ

ラゾールによる治療の経験がない場合には，まず経口アリピプラゾール製剤を投与し，忍容性を確認した後，本剤を投与すること」との記載がある。

過去に 18 ～ 24mg 程度，あるいはそれ以上などの比較的多い用量の aripiprazole で大きな副作用や精神病症状悪化などがなく，長期間有効性が認められていた場合なら，その症例の身体的状況などが大きく異なっていない限り，現在は他の抗精神病薬で治療されているとしても，前項に示したように 4 週程度の比較的短い期間の aripiprazole 経口投与後に AOM への切り替えを行えるだろう。ただし，過去に aripiprazole から別の薬剤に切り替えている症例では，なぜそうしたのかもよく調べておくべきである。

それでは，現在は olanzapine で治療されていて過剰鎮静やメタボリック症候群が問題となっている場合を考えてみる。このような症例にまず aripiprazole 経口薬治療を導入し，次いで AOM に切り替えようとする場合には，AOM 導入以前に，どの程度の期間，aripiprazole 経口薬による忍容性と有効性の検証が必要だろうか。アカシジアについては 4 ～ 8 週，切り替えに伴う精神病症状の悪化については 4 週間の検証が望ましい。それでは有効性の検証にはどのくらいの期間が必要なのだろうか。Olanzapine から aripiprazole に切り替えて，最初の 1 ～ 2 カ月は副作用が減って良かったと思っていると，その後に病状が不安定になったり，再発する場合も時に経験する。本章の最初に述べたように，aripiprazole と olanzapine の二重盲検比較試験や aripiprazole と他の抗精神病薬との比較では，精神病症状のコントロールや悪化防止の点で aripiprazole はやや旗色が悪いので，これらの点は慎重に検討する必要がある。Takaesu ら[31] の報告などからは少なくとも 3 カ月の検証期間が望ましいと推測される。したがって，olanzapine 経口薬治療から AOM に切り替える場合には，まず比較的多い用量の aripiprazole 経口薬治療に切り替えて，3 カ月間程度の有効性と安全性の検証を行うべきであり，その上で AOM 400mg の導入を行うのがよいだろう。

抗精神病薬が多剤大量投与されている場合から AOM を導入する場合は，aripiprazole 経口薬治療による忍容性，精神病症状悪化の有無，有効性の検証に一定の期間をかけたほうがよい。少なくとも 3 カ月，できれば 6 カ月程度，比較的多い用量の aripiprazole 経口薬治療を試みた後に AOM を導入す

ることが賢明である。もちろんこの期間で，多剤大量処方を徐々に減量，単純化することに努めるべきだが，この段階も慎重にゆっくりと行うほうがよい。

過去に aripiprazole の治療歴があったとしても，いつごろ，どの程度の期間，どの程度の用量が用いられ，その効果や副作用はどうかがよくわからない場合は，aripiprazole の投与歴がないものとしたほうがよい。もちろん過去の治療歴の検証には服薬アドヒアランスや処方のシンプルさなどを十分考慮する必要がある。

5. 他の持効性注射製剤からの切り替えによる AOM 導入

ある持効性注射製剤から別の持効性注射製剤へ切り替える場合には，risperidone long-acting injection（RLAI）の場合を除き，前の持効性注射製剤の最終投与の後，次回の投与予定日に新たな持効性注射製剤を投与することが原則である（RLAI の場合には，最終投与の 5 〜 6 週後に新たな持効性注射製剤を開始する）[34]。この場合に新たに投与する持効性注射製剤の用量はそれまで投与されていた持効性注射製剤の用量を参考にはすべきだが，換算による投与量決定が適切かどうかは現状では不明である。新たな持効性注射製剤の成分である抗精神病薬の経口薬による治療歴が確認できる場合には，持効性注射製剤間での切り替え途中にその経口抗精神病薬治療を挟むことは通常行われない。

しかし AOM の添付文書に従うと，他の持効性注射製剤からの切り替えの場合でも，一旦は aripiprazole 経口薬治療に切り替えてから AOM を導入することになる。この場合の aripiprazole 経口薬投与による検証期間はどの程度必要なのだろうか。このような状況の場合の検証はおそらく安全性についてしかできないかもしれない。なぜなら，LAI で維持治療している患者を経口薬に置き換えて，半年経過を見るということは現実的ではないからである。安全性の検証については，比較的多い用量の aripiprazole 経口薬で，1 〜 2 カ月経過を見ればよいことになる。HP-D から AOM への切り替えについての例を，図 10-4 に示した。

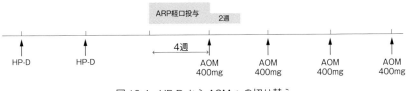

図 10-4　HP-D から AOM への切り替え

6. イタリアとスペインのエキスパートが考えた他の LAI からの AOM 導入試案

　イタリアとスペインの精神科医のエキスパートが討議したLAIからAOMへの切り替え試案を図10-5に示した[4]。これにはImmediate Switch（前の持効性注射製剤でかなりの副作用があり，現在は陽性症状・興奮・減裂がない場合），Overlap and discontinuation（急性増悪リスクが高く，2つの持効性注射の併用期間における副作用リスクが低く，経口抗精神病薬投与が行いにくい場合），Tapering and overlap（切り替えでの急性増悪リスクやリバウンドや離脱症状が懸念され，経口抗精神病薬投与が行いにくい場合）の3つの切り替え方式が提案されている。Overlap and discontinuation，Tapering and overlap では2つの持効性注射製剤が併用される期間がある。かなり思い切った提案であり，臨床的な検討が行われているのかは不明である。今後は持効性注射製剤間の切り替えが治療の選択肢として重要になるかもしれないが，この分野についての報告は極めて少ない[36]。どのような方式をとったら，副作用リスクを減らして，治療継続性を高めることができるのか，この分野においてもさらなる検討が必要であろう。

第10章 Aripiprazole 持続性注射製剤　297

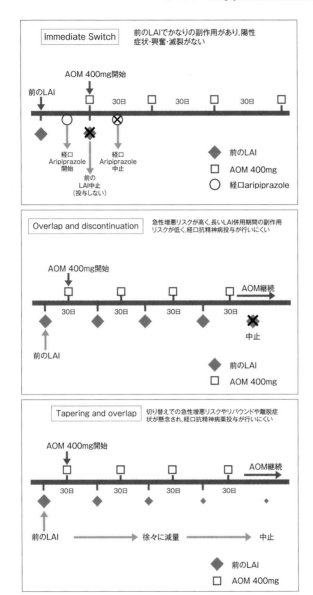

図10-5　イタリアとスペインのエキスパートが提示した LAI から AOM への切り替え方法

Fagiolini, A., E. Alfonsi, G. Amodeo, et al. : Switching long acting antipsychotic medications to aripiprazole long acting once-a-month : expert consensus by a panel of Italian and Spanish psychiatrists. Expert Opin. Drug Saf., 15(4); 449-455, 2016.

■ 引用文献

1) Charpeaud, T., L. Samalin, and P.M. Llorca : Efficacy of aripiprazole for the treatment of schizophrenia : what dose is required? Encephale, 40(1); 62-73, 2014.
2) Croxtall, J.D. : Aripiprazole : a review of its use in the management of schizophrenia in adults. CNS Drugs, 26(2); 155-183, 2012.
3) Cutler, A., S. Ball, and S.M. Stahl : Dosing atypical antipsychotics. CNS Spectr, 13(5 Suppl 9); 1-16, 2008.
4) Fagiolini, A., E. Alfonsi, G. Amodeo, et al. : Switching long acting antipsychotic medications to aripiprazole long acting once-a-month : expert consensus by a panel of Italian and Spanish psychiatrists. Expert Opin. Drug Saf., 15(4); 449-455, 2016.
5) Findling, R.L., A. Robb, M. Nyilas, et al. : A multiple-center, randomized, double-blind, placebo-controlled study of oral aripiprazole for treatment of adolescents with schizophrenia. Am. J. Psychiatry, 165(11); 1432-1441, 2008.
6) Fleischhacker, W.W., R.D. McQuade, R.N. Marcus, et al. : A double-blind, randomized comparative study of aripiprazole and olanzapine in patients with schizophrenia. Biol. Psychiatry, 65(6); 510-517, 2009.
7) Fleischhacker, W.W., R. Sanchez, B. Johnson, et al. : Long-term safety and tolerability of aripiprazole once-monthly in maintenance treatment of patients with schizophrenia. Int. Clin. Psychopharmacol., 28(4); 171-176, 2013.
8) 藤井康男：統合失調症薬物治療におけるpaliperidone palmitateの位置づけ．臨床精神薬理，17；323-336, 2014.
9) Grunder, G., C. Fellows, H. Janouschek, et al. : Brain and plasma pharmacokinetics of aripiprazole in patients with schizophrenia : an [18F]fallypride PET study. Am. J. Psychiatry, 165(8); 988-995, 2008.
10) Hiemke, C., P. Baumann, N. Bergemann, et al. : AGNP consensus guidelines for therapeutic drug monitoring in psychiatry : update 2011. Pharmacopsychiatry, 44(6); 195-235, 2011.
11) Hogarty, G.E., J.P. McEvoy, M. Munetz, et al. : Dose of fluphenazine, familial expressed emotion, and outcome in schizophrenia. Results of a two-year controlled study. Arch. Gen. Psychiatry, 45(9); 797-805, 1988.
12) Kane, J.M., A. Rifkin, and M. Woerner : Low-dose neuroleptic treatment of outpatient schizophrenics. I. Preliminary results for relapse rates. Arch. Gen. Psychiatry, 40 ; 893-896, 1983.
13) Kane, J.M., T.R. Barnes, C.U. Correll, et al. : Evaluation of akathisia in patients with schizophrenia, schizoaffective disorder, or bipolar I disorder : a post hoc analysis of pooled data from short- and long-term aripiprazole trials. J. Psychopharmacol., 24(7); 1019-1029, 2010.
14) Kane, J.M., W.H. Carson, A.R. Saha, et al. : Efficacy and safety of aripiprazole and haloperidol versus placebo in patients with schizophrenia and schizoaffective disorder. J. Clin. Psychiatry, 63(9); 763-771, 2002.
15) Kane, J.M., E. Kim, H.J. Kan, et al. : Comparative utility of aripiprazole and haloperidol in schizophrenia : post hoc analysis of two 52-week, randomized, controlled trials. Appl. Health Econ. Health Policy, 7(2); 109-119, 2009.
16) Kane, J.M., O. Osuntokun, L.A. Kryzhanovskaya, et al. : A 28-week, randomized, double-blind study of olanzapine versus aripiprazole in the treatment of schizophrenia. J. Clin. Psychiatry, 70(4); 572-581, 2009.
17) Kasper, S., M.N. Lerman, R.D. McQuade, et al. : Efficacy and safety of aripiprazole

vs. haloperidol for long-term maintenance treatment following acute relapse of schizophrenia. Int. J. Neuropsychopharmacol., 6(4); 325-337, 2003.

18) Kirschbaum, K.M., M.J. Muller, J. Malevani, et al. : Serum levels of aripiprazole and dehydroaripiprazole, clinical response and side effects. World J. Biol. Psychiatry, 9 (3); 212-218, 2008.

19) Kishi, T., Y. Matsuda, S. Matsunaga, et al. : Aripiprazole for the management of schizophrenia in the Japanese population: a systematic review and meta-analysis of randomized controlled trials. Neuropsychiatr. Dis. Treat., 11 ; 419-434, 2015.

20) Mallikaarjun, S., J.M. Kane, P. Bricmont, et al. : Pharmacokinetics, tolerability and safety of aripiprazole once-monthly in adult schizophrenia : an open-label, parallel-arm, multiple-dose study. Schizophr. Res., 150(1); 281-288, 2013.

21) Mallikaarjun, S., D.E. Salazar, and S.L. Bramer : Pharmacokinetics, tolerability, and safety of aripiprazole following multiple oral dosing in normal healthy volunteers. J. Clin. Pharmacol., 44(2); 179-187, 2004.

22) Marder, S.R., T. Van Putten, J. Mintz, et al. : Low- and conventional-dose maintenance therapy with fluphenazine decanoate. Two-year outcome. Arch. Gen. Psychiatry, 44(6); 518-521, 1987.

23) McEvoy, J.P., D.G. Daniel, W.H. Carson, Jr., et al. : A randomized, double-blind, placebo-controlled, study of the efficacy and safety of aripiprazole 10, 15 or 20 mg/day for the treatment of patients with acute exacerbations of schizophrenia. J. Psychiatr. Res., 41(11); 895-905, 2007.

24) 中山誠, 伊藤公一, 岡五百理 他：Aripiprazoleの統合失調症に対する長期投与試験—北海道地区多施設共同非盲検試験. 臨床精神薬理, 9；635-658, 2006.

25) 丹羽真一, 岩崎しげる, 田中勝正 他：統合失調症に対するaripiprazoleの長期投与試験—福島県グループ多施設共同非盲検試験—. 臨床精神薬理, 9；909-931, 2006.

26) Pigott, T.A., W.H. Carson, A.R. Saha, et al. : Aripiprazole for the prevention of relapse in stabilized patients with chronic schizophrenia : a placebo-controlled 26-week study. J. Clin. Psychiatry, 64(9); 1048-1056, 2003.

27) Raoufinia, A., R.A. Baker, A. Eramo, et al. : Initiation of aripiprazole once-monthly in patients with schizophrenia. Curr. Med. Res. Opin., 31(3); 583-592, 2015.

28) Robb, A.S., W.H. Carson, M. Nyilas, et al. : Changes in positive and negative syndrome scale-derived hostility factor in adolescents with schizophrenia treated with aripiprazole : post hoc analysis of randomized clinical trial data. J. Child Adolesc. Psychopharmacol., 20(1); 33-38, 2010.

29) Robinson, D.G., J.A. Gallego, M. John, et al. : A randomized comparison of aripiprazole and risperidone for the acute treatment of first-episode schizophrenia and related disorders : 3-month outcomes. Schizophr. Bull., 41(6); 1227-1236, 2015.

30) Sparshatt, A., D. Taylor, M.X. Patel, et al. : A systematic review of aripiprazole-dose, plasma concentration, receptor occupancy, and response : implications for therapeutic drug monitoring. J. Clin. Psychiatry, 71(11); 1447-1456, 2010.

31) Takaesu, Y., T. Kishimoto, A. Murakoshi, et al. : Factors associated with discontinuation of aripiprazole treatment after switching from other antipsychotics in patients with chronic schizophrenia : A prospective observational study. Psychiatry Res., 236 ; 71-74, 2016.

32) 竹内啓善, 内田裕之：第二世代抗精神病薬の減量・低用量治療の可能性. 臨床精神薬理, 14；1777-1784, 2011.

33) Takeuchi, H. and G. Remington : A systematic review of reported cases involving psychotic symptoms worsened by aripiprazole in schizophrenia or schizoaffective

disorder. Psychopharmacology(Berl), 228(2); 175-185, 2013.

34) Taylor, D., C. Paton, and S. Kapur : The Maudsley Prescribing Guideline in Psychiatry 12th edition. Wiley-Blackwell, New Jersey, 2015.

35) Thomas, J.E., J. Caballero, and C.A. Harrington : The incidence of akathisia in the treatment of schizophrenia with aripiprazole, asenapine and lurasidone : A meta-analysis. Curr. Neuropharmacol., 13(5); 681-691, 2015.

36) Turner, M., E. Eerdekens, M. Jacko, et al. : Long-acting injectable risperidone : safety and efficacy in stable patients switched from conventional depot antipsychotics. Int. Clin. Psychopharmacol., 19 ; 241-249, 2004.

37) Uchida, H., D.C. Mamo, S. Kapur, et al. : Monthly administration of long-acting injectable risperidone and striatal dopamine D2 receptor occupancy for the management of schizophrenia. J. Clin. Psychiatry, 69(8); 1281-1286, 2008.

38) Uchida, H., T. Suzuki, H. Takeuchi, et al. : Low dose vs standard dose of antipsychotics for relapse prevention in schizophrenia : meta-analysis. Schizophr. Bull., 37(4); 788-799, 2011.

39) 山﨑有美子, 金 盛烈, 清水直明 他：統合失調症患者を対象としたaripiprazole持続性注射剤のアジア国際共同実薬対照無作為化二重盲検比較試験における薬物動態成績. 臨床精神薬理, 18 ; 801-812, 2015.

第11章

抗精神病薬の持効性注射製剤による
少量維持治療のエビデンス

竹内　啓善

I. はじめに

　統合失調症の病期は，急性期（主に幻覚，妄想，解体等の陽性症状が活発で病状が不安定な時期），安定化期（急性期の症状が改善し病状が安定しつつある時期），安定期（急性期の症状が消失し病状が安定している時期）に分類される。安定化期と安定期をあわせて維持期と称されるが[21]，この時期にあっても種類や製剤にかかわらず，抗精神病薬を中止すると再発のリスクが高まることが，大規模なメタ解析によって明らかにされている[13]。よって，再発予防の観点から抗精神病薬の継続が必要であるが，一方，副作用の観点からは抗精神病薬の暴露はなるべく抑えたい。病状が安定している維持期こそ，このような思いが患者・家族，そして治療者に顕在化する時期である。

　本章で述べる抗精神病薬の持効性注射製剤（以下 LAI）の少量維持治療は，「統合失調症の維持期において抗精神病薬への総暴露量を減少する方法」と言い換えることができよう。総暴露量は1回あたりの投与量と投与期間の積で表すことができる。1回あたりの投与量を減らす方法として低用量治療と減量，1回あたりの投与量は変えないが投与期間を減らす方法として投与間隔延長と間欠治療がある（図11-1）。以下，それぞれについてのエビデンスを解説する。

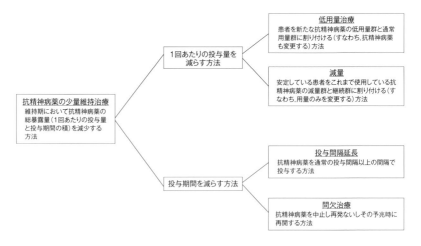

図 11-1　抗精神病薬の少量維持治療

II. LAI の 1 回あたりの投与量を減らす方法

　1回あたりの投与量を減らす方法には，低用量治療と減量がある。これらは臨床試験のデザインによる違いによるもので，低用量治療研究は患者を新たな薬剤の低用量群と通常用量群に割り付けるデザイン，減量研究は安定している患者をこれまで使用している薬剤の減量群と継続群に割り付けるデザインで実施される（図11-1）。両者の最大の相違は，前者は薬剤も変更するのに対して，後者は用量のみを変更する点である。

1. LAI の低用量治療

　表 11-1 に，LAI の低用量治療の無作為化比較試験（すべて二重盲検下）における再発率をまとめた。

　まず，第一世代抗精神病薬の持効性注射製剤（以下第一世代 LAI）について解説する。Marder らは，安定している 66 名を対象とし，fluphenazine decanoate（以下 FD）5mg/2 週の超低用量群と 25mg/2 週の通常用量群を比較した。2 年間の再発率に有意差はなかったが（44% 対 31%），悪化した患者

第 11 章　抗精神病薬の持効性注射製剤による少量維持治療のエビデンス　303

表 11-1　持効性抗精神病薬の低用量治療に関する無作為化比較試験における再発率

著者	発表年	デザイン	人数	期間	割付		再発率	
第一世代LAI								
Marderら[15]	1987年	二重盲検	66名	2年	1) FD （5 mg/2週）		1) 44%	
					2) FD （25 mg/2週）		2) 31%	
Kaneら[9]	2002年	二重盲検	105名	1年	1) HP-D （25 mg/4週）		1) 60%	
					2) HP-D （50 mg/4週）		2) 25%	
					3) HP-D （100 mg/4週）		3) 23%	
					4) HP-D （200 mg/4週）		4) 15%	
第二世代LAI								
Simpsonら[19]	2006年	二重盲検	324名	1年	1) RLAI （25 mg/2週）		1) 22%	
					2) RLAI （50 mg/2週）		2) 15%	
Kaneら[10]	2010年	二重盲検	743名	6カ月	1) OP （45 mg/4週）		1) 31%	
					2) OP （150 mg/2週）		2) 16%	
					3) OP （405 mg/4週）		3) 10%	
					4) OP （300 mg/2週）		4) 5%	

FD : fluphenazine decanoate, HP-D : haloperidol decanoate, RLAI : risperidone longu-acting injection, OP : olanzapine pamoate

の割合は超低用量群が有意に高く（69% 対 36%），3 カ月後の運動遅滞とアカシジアは超低用量群が有意に少なかった[14, 15]。Kane らは，安定している 105 名を対象とし，haloperidol decanoate（以下 HP-D）25mg/4 週の超低用量群，50mg/4 週の低用量群，100mg/4 週の中用量群，200mg/4 週の高用量群を比較した。1 年間の再発率は 60%，25%，23%，15% であり，超低用量群は他の用量群に比べて有意に高く，パーキンソン症候群と遅発性ジスキネジアに一貫した差はなかった[9]。

　次に，第二世代抗精神病薬の持効性注射製剤（以下第二世代 LAI）について解説する。Simpson らは，安定している 324 名を対象とし，risperidone long-acting injection（以下 RLAI）25mg/2 週の低用量群と 50mg/2 週の通常用量群を比較した。1 年間の再発率に有意差はなく（22% 対 15%），副作用に臨床的に有意な差はなかった[19]。Kane らは，olanzapine 経口薬で治療し安定した 743 名を対象とし，olanzapine pamoate（以下 OP）45mg/4 週の超低用量群，150mg/2 週の低用量群，405mg/4 週の中用量群，300mg/2 週の高用量群を比較した。6 カ月間の再発率は 31%，16%，10%，5% であり，超低用量群は他の用量に比べて有意に高く，また低用量群は中用量群より有意に高く，体重増加は高用量群が超低用量群と中用量群よりも有意に多かった[10]。

304　Ⅱ. 持効性注射製剤治療 各論

　抗精神病薬の低用量治療については，経口製剤も含み持効性製剤に限定されたものではないが，メタ解析が存在する。Uchida らは，安定している患者を対象として抗精神病薬の用量を 6 カ月間以上比較した，13 の二重盲検無作為化比較試験（1,395 名）をメタ解析した[22]。再発率（リスク差 0.26），再入院（リスク差 0.11），試験中断率は，超低用量（通常用量の半分未満）は通常用量に比べ有意に高かったが，低用量（通常用量未満でかつ通常用量の半分以上）と通常用量では有意差はなかった。また，副作用による試験中断率は，超低用量も通常用量も低用量と有意差はなかった。

　これらの結果から，超低用量の持効性抗精神病薬は再発を明らかに増やすが，安定している患者においては低用量であれば通常用量と大きく変わらない可能性があると言えよう。

2. LAI の減量

　表 11-2 に，LAI の減量の無作為化比較試験における再発率にまとめた。

　第一世代 LAI については，いずれも二重盲検下である。Kane らは，FD 12.5 ～ 50mg/2 週で治療中の安定している 126 名を対象とし，10 分の 1 まで減量する群と継続群を比較した。1 年間での再発率は減量群で有意に高く（56% 対 7%），遅発性ジスキネジアに有意差はなかった[11]。Kreisman らは，FD 12.5 ～ 25mg/2 週で治療中の安定している 132 名を対象とし，10 分の 1 まで減量する群と継続群を比較した。1 年間での再発率は減量群で有意に高かった（45% 対 9%）[12]。Hogarty らは，FD 平均 21.5mg/2 週で治療中の安定している 70 名を対象とし，5 分の 1 まで減量する群（平均 3.8mg/2 週）と継続群を比較した。2 年間での再発率（30% 対 24%）と試験中断率に有意差はなかった[4]。Schooler らは，FD 12.5 ～ 25mg/2 週で治療中の安定している 213 名を対象とし，5 分の 1 まで減量する群と継続群を比較した。2 年間での再入院率に有意差はなかった（25% 対 25%）[18]。Johnson らは，flupenthixol decanoate 40mg 以下 /2 週で治療中の安定している 59 名を対象とし，半分まで減量する群と継続群を比較した。1 年間での再発率は減量群で有意に高く（32% 対 10%），錐体外路症状に有意差はなかった[6]。Inderbitzin らは，FD 平均 23mg/2 週で治療中の安定して"いない"43 名

第 11 章　抗精神病薬の持効性注射製剤による少量維持治療のエビデンス　305

表 11-2　持効性抗精神病薬の減量に関する無作為化比較試験における再発率

著者	発表年	デザイン	人数	期間	割付	再発率
第一世代LAI						
Kaneら[11]	1983年	二重盲検	126名	1年	1）FD（12.5〜50mg/2週）を90%減量 2）FD（12.5〜50 mg/2週）を継続	1）56% 2）7%
Kreismanら[12]	1988年	二重盲検	132名	1年	1）FD（12.5〜50mg/2週）を90%減量 2）FD（12.5〜50mg/2週）を継続	1）45% 2）9%
Hogartyら[4]	1988年	二重盲検	70名	2年	1）FD（平均21.5mg/2週）を80%減量 2）FD（平均21.5mg/2週）を継続	1）30% 2）24%
Schoolerら[18]	1997年	二重盲検	213名	2年	1）FD（12.5〜50mg/2週）を80%減量 2）FD（12.5〜50mg/2週）を継続	1）25%* 2）25%*
Johnsonら[6]	1987年	二重盲検	59名	1年	1）持効性flupenthixolを50%減量 2）持効性flupenthixolを継続	1）32% 2）10%
Inderbitzinら[5]	1994年	二重盲検	43名	1年	1）FD（平均23mg/2週）を50%減量 2）FD（平均23mg/2週）を継続	1）25% 2）24%
第二世代LAI						
なし						

*再入院率　FD : fluphenazine decanoate

を対象とし，半分まで減量する群と継続群を比較した．1 年間での再発率
（25% 対 24%），試験中断率，精神症状に有意差はなかったが，減量群では
維持群に比べて錐体外路症状が有意に改善した[5]．このように，第一世代
LAI の減量については，10 分の 1 まで減量した場合，すなわち減量後に超
低用量となる過剰な減量の場合は再発率が高くなりそうである．より控えめ
な減量，5 分の 1 や半分までであれば再発率は変わらない可能性があるが，
Johnson らの試験では半分までの減量でも再発率が増えており，一貫してい
るわけではない．副作用については結果が一致していない．
　第二世代抗精神病薬については，LAI の無作為化比較試験が存在しないた

め，経口製剤について解説する。4報の無作為化比較試験があるが，1試験のみ評価者盲検下であり，他は非盲検下である。Rouillon らは，olanzapine で治療中の安定している97名を対象とし，減量群（平均17.6から13.3mg/日へ）と継続群（平均18.1mg/日）を比較した。6カ月間での再発率（8％対6％），試験中断率，精神症状，錐体外路症状，体重増加に有意差はなかった[16]。Wang らは，risperidone で治療し安定した404名を対象とし，4週後より減量を開始し半分まで減量する群（平均4.4から2.2mg/日へ），26週後より減量を開始し半分まで減量する群（平均4.2から2.1mg/日へ），継続群（平均4.3mg/日）の3群を比較した。減量した2群それぞれは，継続群に比べて1年間での再発率が有意に高かった（それぞれ24％，16％，8％）[23]。また，3群で精神症状にも有意差があったが，試験中断率，錐体外路症状，体重増加に有意差はなかった。Takeuchi らは，risperidone または olanzapine で治療中の安定している61名を対象とし，半分まで減量するが最小有効用量までにとどめる群（risperidone は平均3.7から2.1mg/日へ，olanzapine は平均13.8から7.1mg/日へ）と継続群（risperidone は平均4.5mg/日，olanzapine は平均14.1mg/日）を比較した。6カ月間での再発率（3％対3％），試験中断率に有意差はなかったが，減量群では維持群に比べて錐体外路症状および認知機能障害が有意に改善した[20]。Zhou らは，Takeuchi らとほぼ同様の方法で，安定している75名を対象とし，risperidone または olanzapine の減量群（risperidone は平均5.1から3.3mg/日へ，olanzapine は平均19.5から7.8mg/日へ）と継続群（risperidone は平均4.9mg/日，olanzapine は平均17.2mg/日）を評価者盲検下で比較した。1年間の再発率（11％対16％），試験中断率に有意差はなかったが，減量群は維持群に比べて陰性症状，錐体外路症状，認知機能障害が有意に改善した[24]。このように，第二世代抗精神病薬の減量については，エビデンスが不足している。経口製剤に関するいずれの試験でも試験中断に有意差はないものの，再発，精神症状，副作用については結果が一致していない。

第 11 章　抗精神病薬の持効性注射製剤による少量維持治療のエビデンス　307

Ⅲ．LAI の投与期間を減らす方法

　1 回あたりの投与量は変えないが投与期間を減らす方法には，通常の投与間隔以上の間隔で投与する投与間隔延長と，抗精神病薬を中止し再発ないしその予兆がみられた時点で再開する間欠治療がある（図 11-1）。両者の最大の相違点は，前者が規則的な投与を継続するのに対して，後者は投与をいったん中止する点である。

1．LAI の投与間隔延長

　第一世代 LAI については，Carpenter らは，FD 25mg/2 週で治療し安定した 50 名を対象とし，FD 25mg/6 週の延長間隔群と 25mg/2 週の通常間隔群を比較する二重盲検無作為化比較試験を行った。1 年間の再発率（52% 対44%）に有意差はなく，パーキンソン症候群とジスキネジア，機能的転帰についても有意差はなかった[1]。

　第二世代 LAI については，投与間隔延長の無作為化比較試験は存在しないが，前向き試験が 1 報ある。Gharabawi らは，risperidone 経口薬で治療中の安定している 67 名を対象とし，RLAI 50mg/2 週を 2 回投与後，50mg/4 週に投与間隔を延長したところ，1 年間の再発率は 18% であった[3]。これは，低用量治療で触れた Simpson らの試験[19]における 50mg/2 週での 1 年間の再発率 15% と大きく変わらなかった。

　このように，LAI の投与間隔を延長しても再発が増えない可能性はあるが，エビデンスは乏しい。

2．間欠治療

　間欠治療については，経口製剤も含み持効性製剤に限定されたものではないが，メタ解析が 2 報ある。

　Sampson らは，再発の予兆がみられた時点で抗精神病薬を再開する方法（狭義の間欠治療）と継続治療を比較した 5 つの無作為化比較試験（625 名）をメタ解析し[17]，間欠群は継続群と比べて再発（リスク比 2.33）および再入

院（リスク比 1.66）が有意に多いことを明らかにした。

De Hert らのメタ解析では，再発予兆時だけでなく再発時に抗精神病薬を再開する方法も含む，広義の間欠治療に関する 10 の無作為化比較試験（1,230名）が含まれたが，オッズ比 3.36 で間欠治療は再発のリスクが有意に高いことが示された[2]。LAI を対象にしている無作為化比較試験は，両メタ解析にも含まれている Jolley らの試験のみである。この二重盲検無作為化比較試験では，FD で治療中の安定している 54 名の患者を対象とし，再発率は 1 年間で間欠群 30% に対し継続群 7%，2 年間追跡できた 49 名では 50% に対し 12% であった[7,8]。

これらの結果より，抗精神病薬の間欠投与は再発を増やすと結論づけられる。

Ⅳ．おわりに

以上，統合失調症の維持期における抗精神病薬への総暴露量を減少する方法である，LAI の少量維持治療に関するエビデンスを概観した。これは，現時点では次のようにまとめられよう。

投与量については，LAI が通常用量の半分未満の用量ないしそのような量に至る過剰な減量の場合は再発が増えるが，通常用量の半分までであれば増えない可能性がある。投与期間については，LAI を中止して再発ないしその予兆時に再開する方法では再発が増えるが，規則的な投与であればその間隔を延長しても増えない可能性がある。しかしながら，特に第二世代 LAI の少量維持治療についてはエビデンスが不足しており，結論を出すにはさらなる研究の蓄積が必要不可欠である。

■ 引用文献

1) Carpenter, W.T., Buchanan, R.W., Kirkpatrick, B. et al. : Comparative effectiveness of fluphenazine decanoate injections every 2 weeks versus every 6 weeks. Am. J. Psychiatry, 156(3); 412-418, 1999.

2) De Hert, M., Sermon, J., Geerts, P. et al. : The Use of Continuous Treatment

第 11 章　抗精神病薬の持効性注射製剤による少量維持治療のエビデンス　309

Versus Placebo or Intermittent Treatment Strategies in Stabilized Patients with Schizophrenia : A Systematic Review and Meta-Analysis of Randomized Controlled Trials with First- and Second-Generation Antipsychotics. CNS Drugs, 29(8); 637-658, 2015.

3) Gharabawi, G.M., Gearhart, N.C., Lasser, R. et al. : Maintenance therapy with once-monthly administration of long-acting injectable risperidone in patients with schizophrenia or schizoaffective disorder : a pilot study of an extended dosing interval. Ann. Gen. Psychiatry, 6 ; 3, 2007.

4) Hogarty, G.E., McEvoy, J.P., Munetz, M. et al. : Dose of fluphenazine, familial expressed emotion, and outcome in schizophrenia. Results of a two-year controlled study. Arch. Gen. Psychiatry, 45(9); 797-805, 1988.

5) Inderbitzin, L.B., Lewine, R.R., Scheller-Gilkey, G. et al. : A double-blind dose-reduction trial of fluphenazine decanoate for chronic, unstable schizophrenic patients. Am. J. Psychiatry, 151(12); 1753-1759, 1994.

6) Johnson, D.A., Ludlow, J.M., Street, K. et al. : Double-blind comparison of half-dose and standard-dose flupenthixol decanoate in the maintenance treatment of stabilised out-patients with schizophrenia. Br. J. Psychiatry, 151 ; 634-638, 1987.

7) Jolley, A.G., Hirsch, S.R., McRink, A. et al. : Trial of brief intermittent neuroleptic prophylaxis for selected schizophrenic outpatients : clinical outcome at one year. BMJ, 298(6679); 985-990, 1989.

8) Jolley, A.G., Hirsch, S.R., Morrison, E. et al. : Trial of brief intermittent neuroleptic prophylaxis for selected schizophrenic outpatients : clinical and social outcome at two years. BMJ, 301(6756); 837-842, 1990.

9) Kane, J.M., Davis, J.M., Schooler, N. et al. : A multidose study of haloperidol decanoate in the maintenance treatment of schizophrenia. Am. J. Psychiatry, 159(4); 554-560, 2002.

10) Kane, J.M., Detke, H.C., Naber, D. et al. : Olanzapine long-acting injection : A 24-week, randomized, double-blind trial of maintenance treatment in patients with schizophrenia. Am. J. Psychiatry, 167 ; 181-189, 2010.

11) Kane, J.M., Rifkin, A., Woerner, M., et al. : Low-dose neuroleptic treatment of outpatient schizophrenics. I. Preliminary results for relapse rates. Arch. Gen. Psychiatry, 40(8); 893-896, 1983.

12) Kreisman, D., Blumenthal, R., Borenstein, M. et al. : Family attitudes and patient social adjustment in a longitudinal study of outpatient schizophrenics receiving low dose neuroleptics : the family's view. Psychiatry, 51(1); 3-13, 1988.

13) Leucht, S., Tardy, M., Komossa, K. et al. : Antipsychotic drugs versus placebo for relapse prevention in schizophrenia : a systematic review and meta-analysis. Lancet, 379(9831); 2063-2071, 2012.

14) Marder, S.R., Van Putten, T., Mintz, J. et al. : Costs and benefits of two doses of fluphenazine. Arch. Gen. Psychiatry, 41(11); 1025-1029, 1984.

15) Marder, S.R., Van Putten, T., Mintz, J. et al. : Low- and conventional-dose maintenance therapy with fluphenazine decanoate. Two-year outcome. Arch. Gen. Psychiatry, 44(6); 518-521, 1987.

16) Rouillon, F., Chartier, F. and Gasquet, I. : Strategies of treatment with olanzapine in schizophrenic patients during stable phase : results of a pilot study. Eur. Neuropsychopharmacol., 18(9); 646-652, 2008.

17) Sampson, S., Mansour, M., Maayan, N. et al. : Intermittent drug techniques for schizophrenia. Cochrane Database Syst. Rev., 7 ; CD006196, 2013.

18) Schooler, N.R., Keith, S.J., Severe, J.B. et al. : Relapse and rehospitalization during maintenance treatment of schizophrenia. The effects of dose reduction and family treatment. Arch. Gen. Psychiatry, 54(5); 453-463, 1997.

19) Simpson, G.M., Mahmoud, R., Lasser, R. et al. : A 1-year double-blind study of 2 doses of long-acting risperidone in stable patients with schizophrenia or schizoaffective disorder. J. Clin. Psychiatry, 67(8); 1194-1203, 2006.

20) Takeuchi, H., Suzuki, T., Remington, G. et al. : Effects of risperidone and olanzapine dose reduction on cognitive function in stable patients with schizophrenia : an open-label, randomized, controlled, pilot study. Schizophr. Bull., 39(5); 993-998, 2013.

21) Takeuchi, H., Suzuki, T., Uchida, H. et al. : Antipsychotic treatment for schizophrenia in the maintenance phase : a systematic review of the guidelines and algorithms. Schizophr. Res., 134(2-3); 219-225, 2012.

22) Uchida, H., Suzuki, T., Takeuchi, H. et al. : Low dose vs standard dose of antipsychotics for relapse prevention in schizophrenia : meta-analysis. Schizophr. Bull., 37(4); 788-799, 2011.

23) Wang, C.Y., Xiang, Y.T., Cai, Z.J. et al. : Risperidone maintenance treatment in schizophrenia : a randomized, controlled trial. Am. J. Psychiatry, 167(6); 676-685, 2010.

24) Zhou, Y., Li, G., Li, D. et al. : Dose reduction of risperidone and olanzapine can improve cognitive function and negative symptoms in stable schizophrenic patients : A single-blinded, 52-week, randomized controlled study. J. Psychopharmacol., 32(5); 524-532, 2018.

第12章

持効性注射製剤治療における
単剤投与と経口抗精神病薬との併用投与

田中　康平

I．はじめに

　持効性注射製剤 (long-acting injection，以下，LAI) の実臨床での使用においては，経口抗精神病薬が併用される場合(以下，LAI 併用治療)と，抗精神病薬として LAI のみ処方される場合(以下，LAI 単剤治療)がある。LAI 投与群(以下，LAI 群)の単剤率は，経口抗精神病薬投与群(以下，経口群)の単剤率よりも低い。例えば本邦の処方調査では単剤率は LAI 群 12.8% (230/1,799 例)，経口群 34.2% (7,532/22,000 例)[30]，スペインの処方調査では LAI 群 11.3% (89/790 例)，経口群 44.1% (416/944 例)[11]，そして，山梨県立北病院(以下，当院)の処方調査では，LAI 群 29.1% (55/189 例)，経口群 70.1% (756/1,078 例)[35]であった。このように LAI では経口抗精神病薬が併用される場合のほうが多いにもかかわらず，これについて検討されることは少なかった。

　LAI 治療において単剤治療が好ましいことは言うまでもないが，これだけ LAI 併用治療が実臨床で多いのは，その中には合理的な併用治療もあるのかもしれないし，現実の臨床の中では治療選択の一つとして考えられるのであろう。本章では，当院での LAI に関する大規模処方調査の結果を示すとともに，LAI 単剤治療と LAI 併用治療，そして，さらには LAI 単独治療(経口抗精神病薬のみならず，気分安定薬・抗うつ薬・睡眠薬・抗パーキンソン薬も併用せず，精神科治療薬として LAI のみが処方されている場合)に

312 Ⅱ. 持効性注射製剤治療 各論

ついても検討を行った。統合失調症は個別性や多様性が大きい疾患であるので，本章が最適な LAI 治療選択への一助となれば幸いである。

Ⅱ. 山梨県立北病院における LAI 処方調査結果

本邦では，1970 年にアナテンゾールデポー（fluphenazine enanthate, 以下FE），1987 年 9 月にハロマンス（haloperidol decanoate, 以下 HP-D），1993年 6 月にフルデカシン（fluphenazine decanoate, 以下 FD），2009 年 6 月にリスパダールコンスタ（risperidone long-acting injection, 以下 RLAI），2013年 11 月にゼプリオン（paliperidone palmitate, 以下 PP），2015 年 5 月にエビリファイ持続性水懸筋注用（aripiprazole once-monthly, 以下 AOM）が上市された。当院では，FD については上市以前から臨床試験を継続していた関係で使用していた。その他の RLAI, PP, AOM などは上市直後から導入して使用している。

1. LAI 処方率・LAI 例数

LAI 処方率は欧米諸国（21.5 ～ 37％）[9]とは未だ大きな差を認めるものの，当院では 2009 年が 13.8％[1]，2015 年が 15.6％[35]であり，第二世代 LAI の上市と共にその差は埋まりつつある。

2013 年から 2017 年における LAI 5 剤別処方例数の推移を図 12-1 に示す。2016 年に過半数を下回ったが，当院では歴史的に FD の処方が多い[8]。2017 年に FD 投与をされていた 85 例を解析すると，①投与間隔の処方の幅が広い（1 週間隔：2 例，2 週間隔：31 例，3 週間隔：4 例，4 週間隔：48例，平均 3.2±1.0 週），②処方用量の幅が広い（43.5±31.5mg/4 週：3.75 ～150mg）ことが明らかになった。この点は第 7 章にも記載されている。このように，FD では投与間隔を調整することで幅広い統合失調症患者の外来治療維持が可能であり，鎮静作用に優れ，重症度が高い患者に適している。PP 上市（2013 年）から AOM 上市（2015 年）までは第二世代 LAI 例数の増加よりも第一世代 LAI 例数の減少が上回った。そして，AOM 上市（2015 年）から 2017 年までは症例数の減少傾向は止まった。AOM によって LAI 処

(例数)

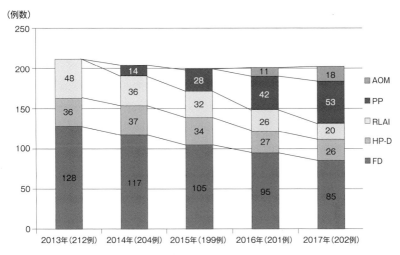

FD: Fluphenazine Decanoate　　HP-D: Haloperidol Decanoate
RLAI: Risperidone Long-Acting Injection　　PP: Paliperidone Palmitate　　AOM: Aripiprazole once-monthly

図12-1　当院におけるLAI処方例数の推移

方層が新たに拡大されたのかもしれない。2017年では，当院にてLAIを統合失調症圏症例202例に処方しており，FD 85例（42.1%），HP-D 26例（12.9%），RLAI 20例（9.9%），PP 53例（26.2%），AOM 18例（8.9%）となっている。

2. LAI単剤率・LAI単独率

2017年においてはLAI単剤率は39.6%（80/202例）であり，FD群20%（17/85例），HP-D群30.8%（8/26例），RLAI群40%（8/20例），PP群66.0%（35/53例），AOM群66.7%（12/18例）であった。このように，単剤率は第二世代LAIのほうが第一世代LAIよりも明らかに高い傾向が見られたが，この傾向は2013年から2016年においても同様であった。

一方，精神科治療薬としてLAIのみが投与されているLAI単独率は22.9%（46/201例）であり，FD群14.7%（14/95例），HP-D群22.2%（6/27例），RLAI群34.6%（9/26例），PP群33.3%（14/42例），AOM群27.2%（3/11例）であった。LAI単剤率と同様に，LAI単独率も第二世代LAIのほうが第一世代LAI

314　Ⅱ. 持効性注射製剤治療 各論

よりも高い傾向が見られた。

　併用されている経口抗精神病薬の中で最も chlorpromazine 換算量が多かった抗精神病薬は，HP-D 群を除き olanzapine が最も多かった。切り込み効果のある抗精神病薬（例えば haloperidol）と鎮静系抗精神病薬（例えば levomepromazine）の伝統的な併用治療が，LAI と olanzapine の併用としてその形を留めているのかもしれない。また olanzapine より少数であったが，PP と経口 risperidone の併用治療は実臨床下において重要な治療選択肢であった。

　Dopamine 神経系の過剰遮断は Dopamine Supersensitive Psychosis を引き起こし，通常想定されている D_2 受容体占拠率 65 〜 80％という Therapeutic window よりも高い D_2 受容体占拠率を要すると考えられている[4]。LAI の最大用量を超す用量が必要な場合は経口抗精神病薬を併用せざるを得ないが，LAI と同成分の経口抗精神病薬の併用率は，FD 群 10.6％，HP-D 群 23.1％，RLAI 群 15％，PP 群 13.2％，AOM 群 0％であった。Aripiprazole の至適用量は 10mg 程度であることや[32]，20mg 以上投与しても必ずしも有効性が高まらないこと[24]が報告されており，AOM に経口 aripiprazole を併用する症例は見られなかった。

3. LAI ＋ 併用経口抗精神病薬剤数と総投与量（chlorpromazine 換算量）

　抗精神病薬の併用によって副作用リスクが上昇するとの報告[10]や，抗精神病薬の併用や高用量の抗精神病薬投与は死亡リスクを上昇させる[6, 16, 38, 40]との報告がある。これらの要因として，薬剤数の増加により，それぞれの抗精神病薬に起因する副作用が発現するリスク，薬物相互作用から副作用が増加するリスク，総投与量（chlorpromazine 換算量）の増加により，用量依存性に副作用が増加するリスクがあるだろう。当院のデータから，LAI 治療における併用経口抗精神病薬剤数と総投与量との間には中等度の相関関係を認め（r=0.630），併用経口抗精神病薬剤数が 1 剤増える毎に chlorpromazine（以下，CPZ）換算量が平均 409mg 増加していた。

　また，LAI は経口抗精神病薬よりも血中濃度の日内変動が少ないので[1]，

第 12 章　持効性注射製剤治療における単剤投与と経口抗精神病薬との併用投与　315

特定の時間帯にピークを持ってくることはできない。例えば，夜 1 回の経口 risperidone 投与から RLAI に切り替えると不眠が出現し，睡眠薬の追加投与が必要になる場合もあるかもしれない。LAI 群に少量の鎮静系経口抗精神病薬の併用を要する症例層は存在する。しかし，少量の経口抗精神病薬併用症例を含んだとしても，LAI と経口抗精神病薬併用においては抗精神病薬剤数のみならず総投与量も増加していた。

Ⅲ．LAI 単剤率の推移

　LAI についてその単剤率の推移を経時的に調査した報告は見られない。経口抗精神病薬については Gallego らが，1970 年から 2009 年にかけての 10 年間毎の抗精神病薬単剤率の増加を報告している[10]。本邦では，抗精神病薬の併用剤数が近年は減少しているとする報告が 2 報ある[33, 39]。一方，欧米では，年代によっては単剤率がむしろ減少しているとの報告もある[10, 42]。当院における調査では，LAI 単剤率が 2013 年から 2017 年までに，20.8％ ⇒ 22.9％⇒ 29.1％⇒ 36.8％⇒ 39.6％（80/202 例）と増加していた。どうして，LAI 単剤率が増加傾向を示しているのであろうか。

　2013 年から 2017 年における LAI の処方の変遷を図 12-2 に示した。2016 年には統合失調症圏患者に対して LAI を 201 例に投与していた。そのうち，2017 年にかけて LAI を中止した症例が 32 例（経口抗精神病薬に変薬：22 例，治療中断・転院・死亡：10 例）あり，LAI を継続した症例が 169 例（同 LAI の継続：156 例，他 LAI への変薬：13 例）あった。また，2017 年に経口抗精神病薬から LAI を新規導入した症例が 33 例であり，LAI を継続した 169 例と合わせた 202 例に 2017 年は LAI を投与していた。FD 群は単剤率が低く，2013 年から 2017 年までの 4 年間の開始は 36 例，中止は 79 例であったため，FD 群が減少したので LAI 単剤率が増加したと思われる。また，FD 群の多くで高齢などのために転院や死亡のため精神科医療が終了となることで減少しているのではと予想したがそうではなかった。2017 年時点で FD を継続している 85 例は 52.7±11.1 歳，2013 年から 2017 年までの 4 年間で中止した 79 例は 53.7±13.2 歳で有意差を認めず（P=0.768），中止理由

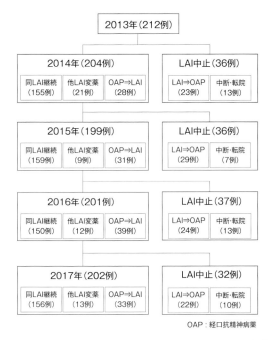

図12-2 当院における2013年から2017年におけるLAI処方の変遷

の転帰が転院や死亡である割合も25.3%(20/79例)と高くなかった。FD群において併用治療であった症例の約半数(48.1%, 38/79例)は，経口抗精神病薬による治療に移行していたのである。

次に，中止側のみならず導入側の観点からも検討する。2013年から2017年までLAIを継続した95例のうち，同期間において単剤化が図られたのは3例に過ぎなかった。一方，2013年から2017年にかけて経口抗精神病薬からLAIを新規導入した131例のうち，LAIを単剤にて導入した症例は48.1%(63例)であった。そして，第二世代経口抗精神病薬からの切り替えが92例(70.2%)であった。また当院では，2015年に調査した第一世代経口抗精神病薬の単剤率が58.0%であったのに対し，第二世代経口抗精神病薬の単剤率は72.6%であった。これらの状況を総合的に判断すると，単剤率が高い第二世代経口抗精神病薬から第二世代LAI単剤治療への切り替えが増加していることがLAI単剤治療率増加の大きな要因と考えられた。

単剤による第二世代 LAI 新規導入が進んでいる一方，既に併用処方が行われている LAI 投与例の単剤化は進んでいない。これには，「積極的要因」と，「消極的要因」が存在すると考えられる。積極的要因とは，「患者や家族が治療に満足していれば，併用治療であっても継続する」という主治医の治療方針に基づいて行われている併用治療の継続である。これに対して消極的要因とは，「長期間安定例，明らかな副作用を認めない例では，リスクマネージメントやその説明に要する手間という観点から減量や減薬を先延ばしする」という主治医の心理的要因に関連した併用治療の継続である。抗精神病薬を併用したり処方量を増量したりするときには患者の精神状態も悪く，その多くは医師主導で行われることが多い。一方で，抗精神病薬剤数を減らしたり処方量を減量したりするのは病状が安定しているときであり，患者が減薬に対して不安を訴えることもある。そのため増薬するよりも，減薬することのほうがより困難で，時間も手間もかかる。症例に必要な薬剤量を上回っていると思われても，主治医として減量や減薬を先延ばしにしていることがあるかもしれない。そして Soni ら[31]や Constantine ら[5]は LAI と経口抗精神病薬併用治療を同等量の LAI 単独治療へ薬剤調整すると再発率が高くなることを報告しているが，これらの報告は臨床的な実感に近いかもしれない。しかし，患者をよく診察し状況を調査すると，薬原性陰性症状や認知機能障害，あるいは目立たない錐体外路症状（Akinesia や振戦），精神症状と区別がつきにくい Akathisia，さらには知覚変容体験，多飲水などが認められ，処方の単純化でこれらが改善することも多い。これらの微細な徴候に注意して，ゆっくりと着実に処方の単純化を進めることは，臨床的にきわめて重要なのである。

Ⅳ．第一世代 LAI と経口抗精神病薬併用治療

LAI への経口抗精神病薬併用の相関因子を検討したところ，統計学的有意差を認めた患者背景因子は「罹病期間（$p<0.05$）」，治療薬剤因子は，「第一世代 LAI（$p<0.001$）」と「気分安定薬併用あり（$p<0.001$）」と「睡眠薬併用あり（$p<0.01$）」であった（図 12-3）。よって，第一世代 LAI は，入院回

数が多いことや，罹病期間が長いことと独立して，LAI 併用治療との関連性が大きかった。第一世代 LAI で併用治療が多いということについては他に報告がある。例えば，Doshi らは LAI 単剤率について FD 群 20％（9/45例），HP-D 群 19.6％（22/112 例），RLAI 群 11.1％（9/81 例），PP 群 41.2％（42/102 例）であったこと[7]，Bernardo らは第一世代 LAI のほうが第二世代LAI よりも単剤率が低かったこと[3]を報告している。

　かつて，欧米では LAI 単剤治療が多く，LAI と経口抗精神病薬を併用する方法に関して，あたかも LAI で治療中断への保険をかけるようだということで，批判的に insurance strategy と言われたことがあった[15]。本邦では以前から LAI 併用治療が大半であり，それには「治療の主体は経口抗精神病薬として，補助的な役割のみを期待して LAI を併用する方法」「必要とする抗精神病薬の用量が不明である場合に，少量の LAI に経口抗精神病薬を併用して，経口抗精神病薬を調節弁として徐々に LAI の用量を決定する方法」「治療抵抗性症例に多剤併用治療を施行する中で，そのさらなる上乗せとして LAI を併用する方法」「少量 LAI の保護下で出現した前駆症状に対して経口抗精神病薬を追加する方法」などがあった[8]。当院における全 CPZ換算量（LAI の CPZ 換算量 + 経口抗精神病薬の CPZ 換算量）に占める LAIの CPZ 換算量の割合は，FD 群 34.3%，HP-D 群 42.5%，RLAI 群 61.2%，PP 群 49.1％であり[35]，FD 群は RLAI 群と比較して，有意にその割合は小さかった（$p<0.01$）。このように，insurance strategy という考え方は第一世代 LAI を中心に現在でも継承されているかもしれない。

　本邦で初めての第一世代 LAI である FE が上市されたのは 1970 年であるが，FE は半減期が短く，また投与後の薬物血中濃度上昇が数日後に生じて過鎮静などの副作用に結びつくため，FE のみでの維持治療は容易ではなかった。そこで，経口抗精神病薬による治療に FE を併用したり，精神症状が悪化した場合の追加療法として FE を用いたりするような方法が一般的であった。そして，精神運動興奮の強い入院症例や拒薬例に対して，場合によって強制的に投与されることも稀ではなかった[17, 18]。LAI としては FE しか処方できない時代が長く続いた結果，これが本邦における LAI のイメージを決定づけることとなってしまった。そして，経口抗精神病薬に反応しな

第12章 持効性注射製剤治療における単剤投与と経口抗精神病薬との併用投与　319

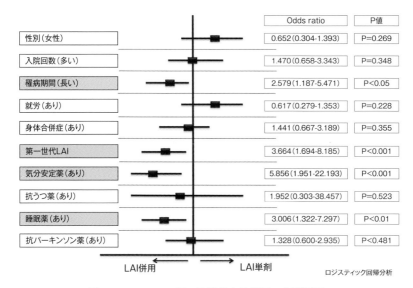

図12-3　LAIへの経口抗精神病薬併用の相関因子

い重症または治療抵抗性症例に対してLAIを投与するという方法が広がる中で[8]，多剤併用の中でLAIを用いるという精神科医の処方パターンが定着したのであろう。

V．LAIの治療継続とLAI単独治療

　Olivaresらはスペインで実施された大規模臨床試験から，2年間の治療継続率がrisperidoneやolanzapineなどの経口抗精神病薬では63.4%であったのに対し，RLAIでは81.8%と高いことを報告している[28]。LAIは外来受診と治療継続はほぼ一致することとなるが，経口抗精神病薬は通院していても服薬は不規則である場合も考えられる。また，経口抗精神病薬は服薬中止によってアパシーや鎮静作用や抗コリン作用などが一時的に改善することがあるため，薬を悪いものとして認識し，やがて治療中断に至ることも少なくない。これに対して，LAIは一度注射された薬物を取り除くことはできないので，通院を続けていれば継続できる可能性は高い。LAIと心理社会治療

320   II. 持効性注射製剤治療 各論

を組み合わせることでその継続性はさらに高まるだろう。そこで当院における LAI としての剤型が継続された率（以下，継続率）を調査し，相関する因子について検討を行った。

　当院では 2009 年から 2016 年までの 7 年間で 201 例（FD 57 例，HP-D 11例，RLAI 61 例，PP 53 例，AOM 19 例）に LAI が経口抗精神病薬から導入された（LAI からの切り替えは除く）。これらの症例の LAI 継続率を既存の報告と比較すると，1 年継続率は 78.7 %（144/183 例）（既存の報告：46.8 %〜 86.1 %[2, 12, 14, 22, 25, 27, 28, 34, 41]），2 年継続率は 63.1 %（99/157 例）（既存の報告：41.8 %〜 85.4 %[13, 19, 20, 23, 26, 29, 36]），3 年継続率は 55.6 %（84/151 例）（既存の報告：54.2 %[21]），5 年継続率は 36.9 %（45/122 例）（既存の報告なし）であった。なお，既存の報告は全て LAI 1 剤（RLAI・PP）の継続率であるが，本調査は LAI という剤型の継続率を見たものである。

　また，LAI の治療継続との相関因子を検討したところ，統計的に有意であった項目は，患者背景因子が「訪問看護の導入歴あり（p<0.05）」，治療薬剤因子が「LAI 単独治療（p<0.01）」であった（図 12-4）。竹内らは「外来治療中の導入」「PP の導入レジメン施行」[34]，許らは「benzodiazepine の使用量が少ないこと」「抗パーキンソン薬の使用」「自己負担額軽減の利用」[21]，Attard らは「外来治療中の導入」「risperidone 系抗精神病薬からの導入（PP）」「添付文書に沿った導入」[2]が継続性の高さに関係すると報告している。

　ここで，継続率が高かった LAI 単独治療について患者側の心理的側面から考えてみたい。経口抗精神病薬単剤治療は，「シンプルで理想的な処方」と医師目線では考えられているが，患者目線に立ってみると抗精神病薬以外の向精神薬の服用が伴うため，必ずしもそうであるとは言い切れない。また，経口抗精神病薬単独治療であっても 1 日複数回服用の場合もあるため，これらは内服薬が 1 種類や，服用回数が 1 回とは限らない。そして，LAI 単剤治療の場合にも抗精神病薬以外の向精神薬の服用が伴うため同様である。対して，LAI 単独治療は精神科治療が LAI のみで完結しており，精神科治療薬の内服は必要がない。そのため，患者の治療満足度に繋がり，LAI の高い治療継続と相関を認めたのかもしれない。

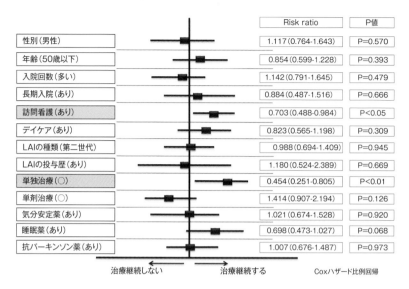

図12-4 LAIの治療継続との相関因子

 Tiihonenらはコホート研究から第二世代LAI単剤治療の有用性を示しているが，さらにエビデンスを蓄積することが必要であろう[37]。LAIに限ったことではないが，今後は，抗精神病薬単剤治療のみならず，抗精神病薬単独治療についてもエビデンスを構築していくことが望ましい。

■ 引用文献

1) 荒木邦生，古賀幹浩，宮本憲司朗 他：精神分裂病に対する持効性抗精神病薬Haloperidol decanoateによる長期治療経験．臨牀と研究，67(6); 1961-1966, 1990.
2) Attard, A., Olofinjana, O., Cornelius, V. et al. : Paliperidone palmitate long-acting injection - prospective year-long follow-up of use in clinical practice. Acta. Psychiatr. Scand., 10 ; 1-6, 2013.
3) Bernardo, M., Coma, A., Ibáñez, C. et al. : Antipsychotic polypharmacy in a regional health service : a population-based study. BMC Psychiatry, 12 ; 42, 2012.
4) Chouinard, G. and Jones, B.D. : Neuroleptic-induced supersensitivity psychosis : clinical and pharmacologic caracteristics. Am. J. Psychiatry, 137(1); 16-21, 1980.
5) Constantine, R.J., Andel, R., McPherson, M. et al. : The risks and benefits of switching patients with schizophrenia or schizoaffective disorder from two to one antipsychotic medication : a randomized controlled trial. Schizophr. Res., 166(1-3);

194-200, 2015.

6) Cullen, B.A., McGinty, E.E., Zhang, Y. et al. : Guideline-concordant antipsychotic use and mortality in schizophrenia. Schizophr. Bull., 39(5); 1159-1168, 2013.

7) Doshi, J.A., Pettit, A.R., Stoddard, J.J. et al. : Concurrent oral antipsychotic drug use among schizophrenia patients initiated on long-acting injectable antipsychotics post-hospital discharge. J. Clin. Psychopharmacol., 35(4); 442-446, 2015.

8) 藤井康男：治療の基本と応用．藤井康男，功刀弘 編：デポ剤による精神科治療技法のすべて．星和書店，東京，p.44-71, 1995.

9) 藤井康男：持効性注射製剤の歴史と治療原則．臨床精神薬理，17；675-693, 2015.

10) Gallego, J.A., Bonetti, J., Zhang, J. et al. : Prevalence and Correlates of Antipsychotic Polypharmacy : A Systematic Review and Meta-regression of Global and Regional Trends from the 1970s to 2009. Schizophr. Res., 138(1); 18-28. 2012.

11) Gaviria, A.M., Franco, J.G. and Aguado, V. : A Non-Interventional Naturalistic Study of the Prescription Patterns of Antipsychotics in Patients with Schizophrenia from the Spanish Province of Tarragona. PLoS One, 10(10); e0139403, 2015.

12) 肥田裕久，細谷誠，木村尚美：当院のrisperidone持効性注射剤投与患者における薬物治療の継続と再発予防効果についての調査．臨床精神薬理，15；767-773, 2012.

13) 石塚卓也，菊池勤：Risperidone持効性製剤を使いこなす　第17回　アドヒアランスと長期予後の改善を考慮したRLAIの長期使用経験－「服薬からの解放」その臨床的意義について－．臨床精神薬理，15；135-145, 2012.

14) 石垣達也，青山洋，熊田貴之 他：RLAIの12カ月間における処方・臨床評価の推移と患者意向の変化（多施設共同研究）．臨床精神薬理，15；1661-1672, 2012.

15) Johnson, D.A. : Historical perspective on antipsychotic long-acting injections. Br. J. Psychiatry, Suppl 52 ; 7-12, 2009.

16) Joukamaa, M., Heliovaara, M., Knekt, P. et al. : Schizophrenia, neuroleptic medication and mortality. Br. J. Psychiatry, 188 ; 122–127, 2006.

17) 上島国利，椎名健一，林光輝 他：向精神薬非経口投与の現況と問題点．精神経誌，88；952-960, 1986.

18) 金子仁朗，谷向弘，乾正：持続性強力安定剤の臨床的有用性に関する研究．臨床薬療基金年報．4；173-179, 1972.

19) 小林和人：精神科病院における28カ月間のrisperidone持効性注射薬使用経験－入院治療に関するmirror-image解析を含めて－．臨床精神薬理，15；1689-1698, 2012.

20) 窪田幸久，木野紀，鈴木節夫：統合失調症の長期維持治療におけるrisperidone持効性注射剤の有用性－寛解とよりよい回復を目指すために－．臨床精神薬理，16；27-236, 2013.

21) 許全利，嶽北佳輝，越川陽介 他：大学病院外来における統合失調症および統合失調感情障害患者に対するrisperidone持効性注射製剤の使用状況と継続率に関与する因子．最新精神医学，21；383-390, 2016.

22) Lasser, R.A., Bossie, C.A., Gharabawi, G.M. et al. : Clinical improvement in 336 stable chronically psychotic patients changed from oral to long-acting risperidone:a 12-month open trial. Int. J. Neuropsychopharmacol., 8 ; 427-438, 2005.

23) Lee, M. S., Ko, Y. H., Lee, S.H. et al. : Long-term treatment with long-acting risperidone in Korean patients with schizophrenia. Hum. Psychopharmacol., 21 ; 399-407, 2006.

24) Mace, S. and Taylor, D. : Aripiprazole:dose-response relationship in schizophrenia and achizoaffective disorder. CNS Drugs, 23(9); 773-780, 2009.

25) 守谷真樹子，川茂聖哉，上西裕之 他：Risperidone持効性注射剤の日本における1年間の長期使用成績および継続率に関連する因子．臨床精神薬理，17；1001-1012, 2014.

第12章　持効性注射製剤治療における単剤投与と経口抗精神病薬との併用投与　323

26) 村上忠，花岡直木，我那覇剛，他：治療選択と患者満足度を考慮した統合失調症の治療選択－持効性注射剤による新しい治療－．最新精神医学，15；529-537，2010．

27) Olivares, J.M., Rodriguez-Morales, A., Diels, J. et al. : Long-term outcomes in patients with schizophrenia treated with risperidone long-acting injection or oral antipsychotics in Spain : results from the electronic Schizophrenia Treatment Adherence Registry(e-STAR). Eur. Psychiatry, 24 ; 287-296, 2009.

28) Olivares, J.M., Rodriguez-Martinez, A. and Burón, J.A. : Cost-effectiveness analysis of switching antipsychotic medication to long-acting injectable risperidone in patients with schizophrenia : a 12- and 24-month follow-up from the e-STAR database in Spain. Appl. Health Econ. Health Policy, 6 ; 41-53, 2008.

29) Peuskens, J., Olivares, J.M. and Pecenak, J. : Treatment retention with risperidone long-acting injection : 24-month results from the Electronic Schizophrenia Treatment Adherence Registry(e-STAR) in six countries. Curr. Med. Res. Opin., 26 ; 501-509, 2010.

30) 柴田木綿，宇野準二，加藤剛：Risperidone持効性注射製剤上市後の持効性注射製剤の処方動向―2010年及び2011年の全国多施設処方実態調査研究より―．臨床精神薬理，17；881-891，2014．

31) Soni, S.D., Sampath, G., Shah, A. et al. : Rationalizing neuroleptic polypharmacy in chronic schizophrenics:effects of changing to a single depot preparation. Acta. Psychiatr. Scand., 85 ; 354-359, 1992.

32) Sparshatt, A., Taylor, D., Patel, M.X. et al. : A systematic review of aripiprazole －dose, plasma concentration, receptor occupancy, and response:implication for therapeutic drug monitoring. J. Clin. Psychiatry, 71(11); 1447-1456, 2010.

33) 助川鶴平，高田耕吉，坂本泉 他：統合失調症患者における多剤併用の現状．精神科治療学，18(7); 779-786, 2003．

34) 竹内一平，藤田潔：第二世代抗精神病薬の持効性注射剤（LAI）の効果および継続率の検討とクリニカルパスの提案．精神科治療学，30；939-945，2015．

35) 田中康平，藤井康男：持効性注射製剤治療における単剤投与と経口抗精神病薬との併用投与－山梨県立北病院における処方調査から－．臨床精神薬理，20；1279-1288，2017．

36) Taylor, D.M., Sparshatt, A. and O'Hagan, M. : Effect of paliperidone palmitate on hospitalisation in a naturalistic cohort - a four-year mirror image study. Eur. Psychiatry, 37 ; 43-48, 2016.

37) Tiihonen, J., Mittendorfer-Rutz, E., Majak, M. et al. : Real-World Effectiveness of Antipsychotic Treatments in a Nationwide Cohort of 29823 Patients With Schizophrenia. JAMA Psychiatry, 74(7); 686-693, 2017.

38) Torniainen, M., Mittendorfer-Rutz, E., Tanskanen, A. et al. : Antipsychotic Treatment and Mortality in Schizophrenia. Schizophr. Bull., 41(3); 656-663, 2015.

39) 宇野準二，谷藤弘淳，柴田木綿 他：国内における入院中の統合失調症患者の処方実態調査：2008年の全国他施設共同処方調査研究．臨床精神薬理，15；1231-1240，2012．

40) Waddington, J.L., Youssef, H.A. and Kinsella, A. : Mortality in schizophrenia. Antipsychotic polypharmacy and absence of adjunctive anticholinergics over the course of a 10-year prospective study. Br. J. Psychiatry, 173 ; 325-329,1998.

41) 若松昭秀，津田一宏，守田和央 他：Risperidone持効性注射剤の長期投与時の有効性，安全性および有用性－長期使用に関する特定使用成績調査結果－．臨床精神薬理，16；1479-1494，2013．

42) Xiang, Y.T., Ungvari, G.S., Correll, C.U. et al. :Trends in the access to and the use of antipsychotic medications and psychotropic co-treatment in Asian patients with schizophrenia. Epidemiol. Psychiatr. Sci., 25 ; 9-17, 2016.

第13章

初回エピソード患者に対する
持効性注射製剤の適応

三澤　史斉

Ⅰ．はじめに

　統合失調症の経過は多様で回復する患者も多いが，再発しやすく慢性に経過し，一部では重症化することが知られている[27]。経過の中で，脳に器質性変化が生じるのは前駆期あるいは精神病状態の初期において著しく，2～5年後には安定すると言われる[10]。したがって，発病早期に有効な治療を行えるかどうかが長期予後に大きな影響がある[29]。

　一般的に，発病早期における抗精神病薬の反応は良好で，初回エピソードでは，70%以上の患者が3～4カ月以内に完全寛解に達し，1年では83%が寛解状態になると報告されている[24]。一方，初回エピソード後の患者の多くは，治療継続性に問題があり，再発を繰り返し[34]，それが慢性化リスクを増大させ[42]，リカバリーを阻害する[11]。したがって，統合失調症治療において良好な長期的予後を得るためには，発病早期の治療継続性を改善する取り組みが極めて重要となる。

　持効性注射製剤 (long-acting injection : LAI) は，治療継続性を高めるための有用な治療技法の一つであり，経口薬と比べて再発・再入院への予防効果が高いことが示されている[19]。これまで LAI は，複数回の再発が確認されている患者を主な対象としており，多くの精神科医は初回エピソード患者を LAI の適応と考えてこなかった。しかし，近年，発病早期での治療継続の重要性が明らかになり，第二世代 LAI が登場したこともあって，発病早期

326 Ⅱ. 持効性注射製剤治療 各論

を含む統合失調症の全ての段階がLAIの適応になり得ると考えられるようになった[13, 15]。そこで本章では，まず初回エピソード精神病の治療継続性についてまとめ，その中でLAIが果たしうる役割について論じていきたい。

Ⅱ. 初回エピソード精神病における治療継続の必要性

複数回の再発のエピソードがある統合失調症患者は，生涯にわたる長期的な抗精神病薬治療が必要とされている。それでは初回エピソード後に寛解が得られた患者は，その後にどの程度の期間，抗精神病薬治療の継続が必要なのだろうか。抗精神病薬の長期継続は，患者や家族に大きな負担となり，遅発性ジスキネジアやメタボリック関連の副作用などの身体的なリスクを高め，要するコストも問題になる。したがって，初回エピソードで寛解が得られた場合に，どの程度の期間の薬物治療を必要とするのかを検討することは重要である。

日本神経精神薬理学会の統合失調症薬物治療ガイドラインでは，『初発精神病性障害の再発予防の観点からは，抗精神病薬は少なくとも1年間は続けること』を強く推奨している[39]。さらに，米国やカナダのガイドラインでは，少なくとも1～2年間薬物治療を続けて寛解状態にある患者に対しては，薬物治療を中止できる可能性を示唆している[3, 20]。いずれも，少なくとも1～2年間は抗精神病薬治療を続けることは推奨しており，これらの見解の裏づけとして，Leuchtらのメタ解析では，初回エピソード例において，抗精神病薬継続はプラセボと比べて1年間の再発リスクを有意に下げることが示されている[21]。しかし，抗精神病薬継続の効果を検証している臨床研究の多くは2年以内の期間で実施されているため[39]，それ以降の抗精神病薬の継続もしくは中止の影響についての科学的根拠は十分とは言えない。そのため，上述したガイドラインでは，少なくとも1～2年間の継続を推奨しているだけであって，それ以降は中止しても再発のリスクは低いという点を保証しているわけではない。

初回エピソードから回復した患者にとって，薬物治療中止によって生じた2回目のエピソードが大きな痛手となる可能性は当然考えなければならな

い。再発によって，これまで築いてきた社会的，職業的地位を失ったり，自傷他害行為が生じるかもしれないし[43]，2回目以降のエピソードでは治療をしても寛解に達することができず，慢性的な治療抵抗性の状況へ進行することもありえる[22, 42]。Zipursky らのシステマティックレビューでは[43]，初回エピソード精神病から寛解に至った後に抗精神病薬を中止すると1年間の症状再燃率は77%，2年間ではそのリスクは90%以上まで増加するが，抗精神病薬を継続していた患者の1年間の再燃率は3%と算出されている。この結果から，Zipursky は精神病であるという診断に疑問があったり副作用が大きな問題になっていなければ，抗精神病薬の中止は勧めるべきではないと提言している。

Ⅲ．初回エピソード精神病患者における治療継続性の実際

　一般的に，初回エピソード精神病患者の多くは自らの疾患についての受け入れが十分でなく，初回エピソード症状の大部分では寛解に至るため，薬物治療継続について誤った認識を持っていると言われている[14]。実際に，Coldham らは，初回エピソード精神病患者において，はじめの1年間でアドヒアランス良好であったのは41%のみと報告している[6]。Tiihonen らの大規模データベースによるコホート研究では，統合失調症の初回入院退院後に処方された抗精神病薬を1カ月以上続けていた症例は50%以下であった[37]。さらに，初回エピソードの統合失調症と統合失調症様障害を対象とした無作為化比較試験である European First Episode Schizophrenia Trial（EUFEST）study では，42%の症例がはじめの1年で薬物治療を中断している[12]。

　このように，初回エピソード精神病に対して少なくとも1〜2年間の抗精神病薬継続の必要性が指摘されているにもかかわらず，現実はそれすら達成できていないことをわれわれは認識しなければならない。

Ⅳ．初回エピソード精神病患者における LAI の役割

　初回エピソードに限らず統合失調症の治療継続性には薬物治療以外にも種々の要因が影響しているので，良好なアドヒアランスを維持していくためには心理教育，家族介入，環境調整など様々な取り組みをしていく必要がある[1]。また，薬物治療においても服薬回数の調整や副作用対策なども重要な対策である[1]が，ここでは LAI の役割についてのみ論じていく。

1．初回エピソード精神病に対する LAI の科学的根拠

　初回エピソードや発病早期の統合失調症に対する LAI の有用性について十分な科学的根拠はない。Taylor らがこれに関するシステマティックレビューを行っているが，ここではデータが不十分なためメタ解析は行われていない[36]。このレビューでは，症状コントロールや再発予防の点で，LAI は発病早期の統合失調症に対して有用な可能性はあると記されている。

　Kishi らは，発病早期の統合失調症患者における LAI と経口薬の有効性と安全性を比較するため，RCT のメタ解析を行った[18]。解析の対象となったのは，5 本の RCT の 1,022 例であった。再発予防に関して，LAI と経口薬で有意な差は認められなかった。また，陽性・陰性症状評価尺度（PANSS）の改善度，全ての理由による中断，副作用による中断，そして死亡についても両群で差はなかった。効果不十分による中断とアドヒアランス不良については LAI が経口薬より優位であったが，その NNT（number needed to treat）はそれぞれ 50，33 と臨床的に大きな意味のあるほどの差ではなかった。また，少なくとも 1 つ以上の有害事象の生じるリスクや振戦は経口薬と比べて LAI のほうが有意にリスクが高かった。これらのことから，このメタ解析では，発病早期の統合失調症患者に対する LAI の優位性は示されなかった。

　しかし，このメタ解析の対象となったのは 5 本の RCT のみであり，明確なエビデンスが確立されたとは言えない。そのため，初回エピソードに対する LAI の有用性を検証する上で重要と思われるいくつかの研究を個々に紹

介していきたい。

　まず，初回エピソード精神病に対する LAI の有用性について，これまで発表された研究の中で最もエビデンスレベルが高いと思われるものを紹介する。Subotonik らは，83 例の発病早期の統合失調症患者に対し，risperidone の経口薬と RLAI の効果を比較するため 12 カ月間の無作為化比較試験を行った[35]。その結果，RLAI は経口薬と比べて，症状悪化・再発率が低く，幻覚妄想を抑え，反応不良による中断が少なく，さらにアドヒアランスが良好であることが示された。これらのことから，統合失調症の初回エピソード後に LAI を使用することは臨床的に有益であり，発病早期に使用されるべきであると結論づけている。

　次に，より実臨床に近いコホート研究の結果を紹介する。Tiihonen らは統合失調症もしくは統合失調感情障害により初回入院した 2,230 例に対して，各抗精神病薬が退院後の地域での治療に与える影響について検証するためコホート研究を行った[38]。この研究で検証された抗精神病薬は，LAI は perphenazine のみで，第二世代経口薬は olanzapine, clozapine, risperidone, 第一世代経口薬は thioridazine, haloperidol, perphenazine などであった。その結果，perphenazine の LAI は haloperidol の経口薬と比べて有意に再発および治療中断のリスクが低く，各抗精神病薬の中でもそのリスクが最も低いという結果であった。また，別の Tiihonen らのコホート研究では，統合失調症の診断で初回入院をした 2,588 例に対して，各抗精神病薬における再入院と治療中断のリスクを検証した[37]。その中で，同一成分の LAI と経口薬を比較した結果を統合すると，LAI 患者の再入院リスクは，経口薬患者の約 3 分の 1 であり，中断のリスクも半分以下であることが示された。

　これらは，初回エピソード精神病への LAI の臨床的な有用性を示唆する研究である。そして脳の構造にも LAI が有益な影響をもたらす可能性も報告されている。Bartzokis らは，初回エピソード統合失調症例に対して RLAI と経口薬を無作為に割り付け，反復回転法 MRI 画像を用いて前頭葉の白質量の変化を検証した。6 カ月間の変化を検討すると，RLAI 群では変化がなかったのに対し，経口薬群では有意な低下が見られ，白質量とワーキングメモリーや心的柔軟性といった実行機能の間に有意な関連が認められ

た[4]。さらに，その低下が統合失調症の慢性化に関連するとされる前頭葉皮質内のミエリンの変化量を調べたところ[5]，LAIを受けた患者は有意に増加していたが，経口薬群の患者は差が認められなかった。LAI群のほうがアドヒアランス良好であり，LAIのアドヒアランス向上や薬物動態がミエリン形成に良い影響を与える可能性を指摘している。

2. 初回エピソード精神病に対するLAIについての患者・医療者側の構え

LAIはこれまで再発を繰り返す統合失調症患者が対象であると考えられてきた。しかし，発病早期での治療継続の重要性が明らかになり，第二世代のLAIが登場した中で，患者，医療者はこの問題をどのようにとらえているのであろうか。この点についてKirschnerらは[17]初回エピソード精神病に対するLAIについての患者，医療者の構えに関するシステマティックレビューを行っているので，これに基づいて考察していきたい。

1）患者側の構え

統合失調症患者のLAIへの構えに関する調査はいくつか行われており，LAIをすでに使用している患者が最も肯定的な構えを示すと報告されている[40]。しかし，初回エピソード患者に限ったLAIに関する意識調査はこれまでのところ行われていない。そこで，初回エピソード精神病に対する臨床研究からLAIの受け入れを推察してみる。臨床研究には種々のインセンティヴがあり，これがLAIの受け入れに影響する可能性があるため，一般的な臨床にそのまま当てはめられるものではない。

Subotonikの無作為化比較試験では，LAIに割り付けられた43例のうち，治療を拒否したのは3例（7％）のみであり，経口薬よりアドヒアランスは良好であった。Emsleyらの統合失調症もしくは統合失調症様障害と新たに診断された患者に対するRLAIの観察研究では[7]，LAIを拒否したのは60例中9例（15％）のみで，72％が2年間の観察期間を終了した。また，Weidenらの無作為化比較試験では[41]，RLAIを勧められた26例のうち，19例（73％）がLAIを受け入れ，経口薬群よりアドヒアランスが良好であった。

第13章　初回エピソード患者に対する持効性注射製剤の適応　331

　これらの臨床研究から推測すると，初回エピソードであっても比較的多く
の患者がLAIを受け入れる可能性があることがわかる。

2）医療者側の構え

　Kirschnerらのシステマティックレビューでは[17]，初回エピソードに対す
るLAIについての精神科医の構えを調査した6つの研究の中では，4つが
おおむね否定的，2つが肯定的な結果であった。

　Heresらの調査では，第二世代LAIについては65％，第一世代LAIに
ついては71％の精神科医が初回エピソード精神病の治療として不適切であ
ると考えていた。より最近のHeresらの調査では，LAIが提案された初回
エピソード精神病患者は27％で，処方されたのは13％のみであった。そ
して，LAIを敬遠する主な理由としては，利用可能な第二世代LAIが限ら
れていること，患者の拒否が予想されること，そして，まだ再発を経験し
ていない患者はLAIの必要性を納得することが難しいことが挙げられてい
る。同様の結果をJaegerらも報告しており，90％以上の精神科医が初回エ
ピソード後にLAIを勧めることは決して，もしくは，ほとんどないとして
おり，その理由として，利用可能なLAIが限られていることと，患者の受
け入れが悪いであろうと考えていることが挙げられている。藤井らは，前
のHeresらの調査で使用された質問項目の日本語版を作成し，日本の精神
科医に対して意識調査を行い，各質問に対して「まったくそう思わない：1
点」から「強くそう思う：5点」の5段階で評価した[8]。その結果，第二世
代LAIに対して「初発患者には使用すべきでない」の質問に対し，約80％
が「強くそう思う：5点」から「時々そう思う：3点」の否定的態度を示し，
その平均得点はHeresらの調査と比較して有意に高く，日本の精神科医は
より否定的な構えであることが示唆された。

　その一方で，Patelらは精神科医に対する2つの意識調査で，初回エピ
ソード精神病患者にLAIを使用することについて賛成した精神科医はそれ
ぞれ62％，66％と報告している[32, 31]。

　このように調査によって肯定的，否定的な構えに分かれる理由は，調査を
した国の治療文化に起因すると考えられている[17]。つまり，肯定的な結果が

示された調査[32, 31)]は英国で行われ，否定的な結果が得られた調査はドイツ，スイスで行われたが，英国の地域精神医療システムがより包括的であることが影響しているかもしれない。

しかし，初回エピソード精神病患者に対する LAI の使用に肯定的でない精神科医が少なくないことは事実であり，その理由には，利用可能な第二世代 LAI が限られていることと，まだ再発を経験していない患者の受け入れの問題が挙げられている。前者に関しては，当初は risperidone しか使用できなかったが，paliperidone, aripiprazole の LAI も使用可能になり，海外では olanzapine も使用可能で，意識調査した当時より種類が増えてきている。また，後者の理由については，上述したように臨床研究の結果からではあるが，患者も十分受け入れる可能性があること，そして何より，ほとんどの初回エピソード患者に提案すらされていないことを考えると，その理由は根拠に乏しいと言わざるを得ない。

3）初回エピソード精神病患者へ LAI を使用することへの懸念

最も懸念される事項は LAI の副作用ではないだろうか。初回エピソード患者は治療反応性が良い一方で，副作用に敏感であることが指摘されている[23, 33)]。さらに，LAI の導入にあたっては，これまでの抗精神病薬治療歴から将来の副作用リスクを予測して使用するが，初回エピソード精神病ではその情報が少ないために予測が困難であるのかもしれない。

LAI は，副作用が生じたときにすぐに原因となる薬物を体外に排出することができないことや，一度に多量の薬物を体内に投与するといった特徴から，経口薬と比べて副作用への懸念は大きい。そこで，LAI は経口薬と比べて安全性へのリスクが高いか否か検証するため，Misawa らは同一成分の LAI と経口薬の安全性を比較した無作為化試験のメタ解析を行った。その結果，有害事象による中断，死亡，そして重篤な有害事象などのリスクについて LAI と経口薬に有意な差は認められなかった[28)]。このメタ解析に採択された試験のうち，初回エピソード精神病を対象としたものは上述した Subotonik らの研究のみであるが，アカシジア，不随意運動，Body Mass Index，総コレステロール値，ヘモグロビン A1c 値，プロラクチン値，血圧

第13章　初回エピソード患者に対する持効性注射製剤の適応　333

に関して，ベースラインとエンドポイントの変化に両群間で有意な差は認められず，副作用に対する薬の処方は経口薬群で多いという結果であった[35]。その他，初回エピソード精神病に対する LAI の副作用について，Kim らは錐体外路評価尺度（ESRS）の得点で RLAI と経口薬に有意な差がなかったと報告している[16]。

　以上のことから，統合失調症患者において LAI のほうが経口薬より副作用のリスクが高いという科学的根拠はなく，初回エピソード精神病でも同様の可能性がある。しかし，先のメタ解析では死亡や重篤な有害事象への評価は行っているものの，一度副作用が生じたときの持続期間や重症度への検討が十分なされていない。したがって，LAI が適切であると思われる症例に対して副作用が怖いからと言って使用を控える必要はないが，経口薬より慎重な対応が必要であり，特に，初回エピソード精神病に対しては，より一層の慎重さが求められるであろう。LAI を使用するに当たっては，患者，家族に十分な説明をし，身体合併症などの身体的状況を把握し，適切なモニタリングと何か起こったときにすぐに介入できる体制を整え，そして，LAI 使用前に同一成分の経口薬による忍容性評価を十分行うことなどが必要である。

4）初回エピソード精神病治療における LAI の位置づけ

　第二世代 LAI の登場によりその適応は拡大しており，Texas Medication Algorithm Project（TMAP）[30]やカナダのガイドライン[26]では，発病早期を含む統合失調症の全ての病相において LAI の使用が推奨されている。さらに，French Association for Biological Psychiatry and Neuropsychopharmacology（AFPBN）による，臨床現場における LAI の使用と管理に関するガイドラインでは，初回エピソード統合失調症後の維持治療として第二世代の LAI を推奨している[25]。初回エピソード精神病患者のうち，薬物治療を中止しても再発しない症例もいることは間違いないが，現時点においてその症例を同定することは不可能であり，再発が予後に与える影響は大きい。さらに，少なくとも 1 ～ 2 年間の抗精神病薬治療の継続が明確な科学的根拠をもって勧められているのにもかかわらず，それだけの期間すら良好なアドヒアランスの維

持が困難である事実から，初回エピソード精神病患者に対して LAI 使用が勧められるということは極めて合理的である。

　しかし，初回エピソード精神病患者に対する LAI 治療はすべての症例に推奨されるのであろうか。初回エピソード精神病とは精神病状態の初回発現を指し，経過の中で統合失調症の診断基準を満たしたものは初回エピソード統合失調症と呼ばれ，基準を満たさない精神病性障害も初回エピソード精神病に含まれる[9]。つまり，初めての精神病状態が数年続いている患者も数日間しか続いていない患者も初回エピソード精神病なので，そもそも患者群自体が一様でない。したがって，LAI の推奨度も患者によって変わり，これには良好なアドヒアランスを長期的に維持する必要性が影響すると考えられる。良好なアドヒアランスの維持は全ての患者にとって必要であるが，臨床的には抗精神病薬治療を絶対に長期間止められないと考えられる患者と，再発がもたらすリスクと治療を止められるかもしれないベネフィットを勘案して治療を中止する患者もいる。LAI の推奨度は当然前者のほうが高い。初回エピソード精神病患者に対する LAI の推奨度は，①寛解の有無，②今回の症状の持続期間，③精神病状態時における自傷他害リスクなどによって影響されるであろう。

　初回エピソードの症状が寛解に至っていない患者は，治療継続は絶対に必要であるため LAI の推奨度は高い。多くの研究で未治療期間の長さと不良な治療予後の関連が報告されているが[29]，このことからも，治療開始までの症状の持続期間の長い患者，そして治療開始から寛解に至るまでの期間が長い患者は長期的な治療の必要性がより高い可能性がある。すなわち今回の症状の持続期間が長い症例は LAI の推奨度が高くなる。また，初回エピソード時に自傷他害のリスクが極めて高かった場合，治療中断を選択することは臨床的に容易ではなく LAI の推奨度は高くなる。初回エピソード精神病患者への LAI 推奨度を高める要因を表 13-1 にまとめた。

　これに加えて，初回エピソード精神病後の再発リスクを高める要因がある場合はより LAI の推奨度は増すであろう。Alvarez-Jimenez らは，初回エピソード精神病における再発の危険因子を探るためシステマティックレビューとメタ解析を行った[2]。その結果，薬物アドヒアランス不良，持続的

第13章　初回エピソード患者に対する持効性注射製剤の適応　335

表13-1　初回エピソード精神病患者へのLAI推奨度を高める要因

・寛解が得られていない
・今回の症状の持続期間が長い
・精神病状態時における自傷他害リスク

な物質関連障害，ケアする人の批判的言動，そして病前適応の悪さが初回エピソード精神病後の再発リスクを増加させると報告した。したがって，これらの要因を有する初回エピソード精神病患者においてもLAIがより推奨されるであろう。

V. おわりに

本章では，初回エピソード精神病の維持治療に対してLAIが有用である可能性について記してきた。しかし，これまでに示されている科学的根拠は十分なものではないため，今後，より厳密な試験が行われて科学的根拠が確立していくことに期待している。

■ 引用文献

1) Acosta, F.J., Hernandez, J.L., Pereira, J. et al. : Medication adherence in schizophrenia. World J. Psychiatry, 2(5); 74-82, 2012.
2) Alvarez-Jimenez, M., Priede, A., Hetrick, S.E. et al. : Risk factors for relapse following trcatment for first episode psychosis : a systematic review and meta-analysis of longitudinal studies. Schizophr. Res., 139(1-3); 116-128, 2012.
3) Association T.C.P. : Canadian clinical practice guidelines for the treatment of schizophrenia. The Canadian Psychiatric Association. Can. J. Psychiatry, 43 Suppl 2 ; 25S-40S, 1998.
4) Bartzokis, G., Lu, P.H., Amar, C.P. et al. : Long acting injection versus oral risperidone in first-episode schizophrenia : differential impact on white matter myelination trajectory. Schizophr. Res., 132(1); 35-41, 2011.
5) Bartzokis, G., Lu, P.H., Raven, E.P. et al. : Impact on intracortical myelination trajectory of long acting injection versus oral risperidone in first-episode schizophrenia. Schizophr. Res., 140(1-3); 122-128, 2012.
6) Coldham, E.L., Addington, J. and Addington, D. : Medication adherence of individuals with a first episode of psychosis. Acta Psychiatr. Scand., 106(4); 286-290, 2002.

7) Emsley, R., Medori, R., Koen, L. et al. : Long-acting injectable risperidone in the treatment of subjects with recent-onset psychosis : a preliminary study. J. Clin. Psychopharmacol., 28(2); 210-213, 2008.

8) 藤井康男，岩田仲生，高橋清久：統合失調症再発予防研究会．精神科医のデポ剤への構え，治療状況についての大規模アンケート調査 ―日独比較結果を中心に―．臨床精神薬理．15：797-810, 2012.

9) 針間博彦：早期精神病(early psyhcosis)における診断と症候学．精神経誌，112(4)；338-345, 2010.

10) Harrison, G., Hopper, K., Craig, T. et al. : Recovery from psychotic illness : a 15- and 25-year international follow-up study. Brit. J. Psychiatry, 178 ; 506-517, 2001.

11) Jaaskelainen, E., Juola, P., Hirvonen, N. et al. : A systematic review and meta-analysis of recovery in schizophrenia. Schizophr. Bull., 39(6); 1296-1306, 2013.

12) Kahn, R.S., Fleischhacker, W.W., Boter, H. et al. : Effectiveness of antipsychotic drugs in first-episode schizophrenia and schizophreniform disorder : an open randomised clinical trial. Lancet(London, England), 371(9618); 1085-1097, 2008.

13) Kane, J.M. : Improving treatment adherence in patients with schizophrenia. J. Clin. Psychiatry, 72(9); e28, 2011.

14) Kane, J.M. and Garcia-Ribera, C. : Clinical guideline recommendations for antipsychotic long-acting injections. Brit. J. Psychiatry, Suppl 52 ; S63-S67, 2009.

15) Keith, S.J., Kane, J.M., Turner, M. et al. : Academic highlights : guidelines for the use of long-acting injectable atypical antipsychotics. J. Clin. Psychiatry, 65(1); 120-131, 2004.

16) Kim, B., Lee, S.H., Choi, T.K. et al. : Effectiveness of risperidone long-acting injection in first-episode schizophrenia : in naturalistic setting. Prog. Neuropsychopharmacol. Biol. Psychiatry, 32(5); 1231-1235, 2008.

17) Kirschner, M., Theodoridou, A., Fusar-Poli, P. et al. : Patients' and clinicians' attitude towards long-acting depot antipsychotics in subjects with a first episode of psychosis. Ther. Adv. Psychopharmacol., 3(2); 89-99, 2013.

18) Kishi, T., Oya, K. and Iwata, N. : Long-acting injectable antipsychotics for the prevention of relapse in patients with recent-onset psychotic disorders : A systematic review and meta-analysis of randomized controlled trials. Psychiatry Res., 246 ; 750-755, 2016.

19) Kishimoto, T., Nitta, M., Borenstein, M. et al. : Long-acting injectable versus oral antipsychotics in schizophrenia : a systematic review and meta-analysis of mirror-image studies. J. Clin. Psychiatry, 74(10); 957-965, 2013.

20) Lehman, A.F., Lieberman, J.A., Dixon, L.B. et al. : Practice guideline for the treatment of patients with schizophrenia, second edition. Am. J. Psychiatry, 161(2 Suppl); 1-56, 2004.

21) Leucht, S., Tardy, M., Komossa, K. et al. : Maintenance treatment with antipsychotic drugs for schizophrenia. Cochrane Database Syst. Rev., 5 ; Cd008016, 2012.

22) Lieberman, J., Jody, D., Geisler, S. et al. : Time course and biologic correlates of treatment response in first-episode schizophrenia. Arch. Gen. Psychiatry, 50(5); 369-376, 1993.

23) Lieberman, J.A. : Prediction of outcome in first-episode schizophrenia. J. Clin. Psychiatry, 54 Suppl ; 13-17, 1993.

24) Lieberman, J.A., Alvir, J.M., Koreen, A. et al. : Psychobiologic correlates of treatment response in schizophrenia. Neuropsychopharmacology, 14(3 Suppl); 13s-21s, 1996.

第13章　初回エピソード患者に対する持効性注射製剤の適応　337

25) Llorca, P.M., Abbar, M., Courtet, P. et al. : Guidelines for the use and management of long-acting injectable antipsychotics in serious mental illness. BMC Psychiatry, 13 ; 340, 2013.

26) Malla, A., Tibbo, P., Chue, P. et al. : Long-acting injectable antipsychotics : recommendations for clinicians. Can. J. Psychiatry, 58(5 Suppl 1); 30s-35s, 2013.

27) 松岡洋夫：統合失調症．精神経誌，109(2); 189-194, 2007.

28) Misawa, F., Kishimoto, T., Hagi, K. et al. : Safety and tolerability of long-acting injectable versus oral antipsychotics : A meta-analysis of randomized controlled studies comparing the same antipsychotics. Schizophr. Res., 176(2-3); 220-230, 2016.

29) 水野雅文：精神疾患の早期発見と早期治療，精神経誌，110(6); 501-506, 2008.

30) Moore, T.A., Buchanan, R.W., Buckley, P.F. et al. : The Texas Medication Algorithm Project antipsychotic algorithm for schizophrenia : 2006 update. J. Clin. Psychiatry, 68(11); 1751-1762, 2007.

31) Patel, M.X., Haddad, P.M., Chaudhry, I.B. et al. : Psychiatrists' use, knowledge and attitudes to first- and second-generation antipsychotic long-acting injections : comparisons over 5 years. J. Psychopharmacology(Oxford, England), 24(10); 1473-1482, 2010.

32) Patel, M.X., Nikolaou, V. and David, A.S. : Psychiatrists' attitudes to maintenance medication for patients with schizophrenia. Psychol. Med., 33(1); 83-89, 2003.

33) Remington, G., Kapur, S. and Zipursky, R.B. : Pharmacotherapy of first-episode schizophrenia. Brit. J. Psychiatry, Suppl 172(33); 66-70, 1998.

34) Robinson, D., Woerner, M.G., Alvir, J.M. et al. : Predictors of relapse following response from a first episode of schizophrenia or schizoaffective disorder. Arch. Gen. Psychiatry, 56(3); 241-247, 1999.

35) Subotnik, K.L., Casaus, L.R., Ventura, J. et al. : Long-acting injectable risperidone for relapse prevention and control of breakthrough symptoms after a recent first episode of schizophrenia. A randomized clinical trial. JAMA Psychiatry, 72(8); 822-829, 2015.

36) Taylor, M. and Ng, K.Y. : Should long-acting(depot) antipsychotics be used in early schizophrenia? A systematic review. Aust. N. Z. J. Psychiatry, 47(7); 624-630, 2013.

37) Tiihonen, J., Haukka, J., Taylor, M. et al. : A nationwide cohort study of oral and depot antipsychotics after first hospitalization for schizophrenia. Am. J. Psychiatry, 168(6); 603-609, 2011.

38) Tiihonen, J., Wahlbeck, K., Lonnqvist, J. et al. : Effectiveness of antipsychotic treatments in a nationwide cohort of patients in community care after first hospitalisation due to schizophrenia and schizoaffective disorder : observational follow-up study. BMJ, 333(7561); 224, 2006.

39) 統合失調症薬物治療ガイドラインタスクファース：統合失調症薬物治療ガイドライン．医学書院，東京，2016.

40) Waddell, L. and Taylor, M. : Attitudes of patients and mental health staff to antipsychotic long-acting injections : systematic review. Brit. J, Psychiatry, Suppl 52 ; S43-S50, 2009.

41) Weiden, P.J., Schooler, N.R., Weedon, J.C. et al. : A randomized controlled trial of long-acting injectable risperidone vs continuation on oral atypical antipsychotics for first-episode schizophrenia patients : initial adherence outcome. J. Clin. Psychiatry, 70(10); 1397-1406, 2009.

42) Wiersma, D., Nienhuis, F.J., Slooff, C.J. et al. : Natural course of schizophrenic disorders : a 15-year followup of a Dutch incidence cohort. Schizophr. Bull., 24(1);

338 Ⅱ. 持効性注射製剤治療 各論

75-85, 1998.
43) Zipursky, R.B., Menezes, N.M. and Streiner, D.L. : Risk of symptom recurrence with medication discontinuation in first-episode psychosis : a systematic review. Schizophr. Res., 152(2-3); 408-414, 2014.

第14章

持効性注射製剤治療の新展開と適性評価

吉村　文太

I．はじめに

　持効性注射製剤（LAI）は，古くて新しい治療法である。Fluphenazine decanoate（FD），haloperidol decanoate（HP-D）など第一世代の LAI しかなかった時代は，治療アドヒアランス不良で再発再燃や入退院を繰り返す，もしくは処遇困難な統合失調症症例が主な LAI 治療の対象であるというイメージを多くの治療者が持っていた。当時は，病初期に LAI 治療が考慮されることや，十分な説明の後に患者の意向で LAI が導入されるということは多くなかった。そして，経口非定型抗精神病薬の登場後，LAI は旧式の治療という認識が強まった[19]。しかし，近年になり LAI の選択肢として risperidone long-acting injection（RLAI），paliperidone palmitate（PP），aripiprazole once-monthly（AOM）などの第二世代 LAI が追加され，治療方針の決定方法においても，Shared Decision Making（SDM）[23] や Patient-Centered Medicine[8] という考え方が広がりつつある。LAI 治療に対する考え方や，その治療対象にも大きな変化が起きようとしている。

　本章の目的は２つある。一つは，特徴的な治療状況での LAI 使用実践の紹介である。もう一つは，患者の LAI に対する適性の系統的な評価によって，より多くの LAI 治療可能性を有する患者への SDM の治療選択肢の一つとしての LAI の提案である（図 14-1）。ただし，現実検討能力などの問題で SDM が困難な場合やリスク管理の一つとしてなんとかして LAI を受け入れてもらう必要がある症例も実臨床には存在する。

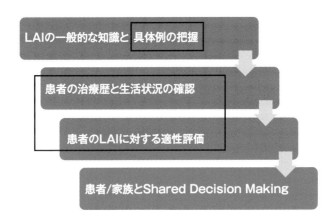

図 14-1　持効性注射製剤（LAI）投薬までの流れと本章の役割（太枠）

　まず，初回治療から LAI 導入した初回エピソード統合失調症（First Episode Schizophrenia, 以下 FES と略）の症例，地域包括ケアとともに LAI による維持治療を開始した離島の慢性期統合失調症症例，治療抵抗性が確認され LAI を中止した症例を紹介し，筆者の提案する LAI 適性評価表を提示したい。そして，LAI 導入を検討するにあたり，実臨床の多様な症例において，LAI に対する適性をどのように評価するべきか考察していきたい。

II．LAI を投与した 3 症例と LAI 適性評価表

1．初回エピソード統合失調症患者への急性期治療と LAI 導入

　精神科救急基幹病院である岡山県精神科医療センターには，毎年 50 名ほどの初回エピソード統合失調症スペクトラム障害の患者が救急急性期病棟へ入院する。同院では初回エピソード統合失調症スペクトラム障害による入院患者に対して，単剤治療，低用量からの開始，十分な投薬期間，olanzapine 温存，適切な補助薬使用を基本コンセプトとするアルゴリズムに基づく薬物治療を実施している[55, 56]。また，退院後は希望する患者に対しては，若年患者対象のデイケアにおいて社会参加/復帰の促進を目的に包括的ケアを提供している[43]。

第 14 章　持効性注射製剤治療の新展開と適性評価　341

2012年10月〜2015年10月に同院へ入院したFES（統合失調感情障害を含む）患者147名のうち29名（20％）が退院前にLAIが導入されていた。その内訳はRLAI/PPが24名，AOMが5名であった（AOMの上市は2015年5月）。また，退院1年後に同院で引き続き通院治療を継続している患者103名のうち，LAI治療を受けている患者は18名（17％，RLAI/PP 14名，AOM 4名）であった。

表14-1にLAIを退院前に導入したFESの症例①を提示した。なお，本章の症例報告はLAIの適性評価に必要な情報を中心になるべく簡潔な記載とし，患者の個人情報保護のため，内容も部分的に改変している。

2. 離島における慢性期統合失調症のLAIによる維持治療

沖縄県宮古島市（2017年4月末現在の人口54,218人）は，飛行機で沖縄本島から45分，東京から3時間弱の距離にある宮古島を中心とし池間島，大神島，来間島，伊良部島，下地島からなる離島地域である。沖縄県立宮古病院精神科（精神科医師数は4名前後）が宮古地域で唯一の精神科医療機関であり，外来，入院（閉鎖病棟45床），精神科デイケア，アウトリーチの機能を有している。精神科通院公費負担制度を利用している患者数は約1,000名で，そのうち統合失調症とその関連疾患の患者は約500名である。同院は半径およそ16kmの宮古地域のほぼ中心に位置しており，慢性統合失調症患者をはじめ，地域生活でなんらかの困難を抱える患者に対する訪問診療を医師それぞれが月2回ほど実施しており，週数回の頻度で訪問看護も実施している。また，複数ある民間精神科訪問看護ステーションと連携し地域ケアを行っている症例も近年増えてきている。

2015年11月〜2016年4月に同院精神科に受診歴があり，訪問診療と訪問看護のどちらか，もしくはその両方を受けた主に慢性期の統合失調症患者168名のうち63名（38％）がLAIで維持治療されていた。その内訳は，RLAI/PPが37名，AOMが10名，HP-Dが12名，FDが4名であった。

表14-2に急性再燃による入院を機にLAIを導入した症例②を提示した。

342　Ⅱ. 持効性注射製剤治療 各論

表 14-1　症例①

症例	17歳　女性
精神科診断	初回エピソード統合失調症　精神病未治療期間は約6カ月
身体合併症・既往歴	なし
生活歴	生来健康。現在，進学校に通う高校2年生。 高校1年後半から学年上位だった成績が急降下。 両親ともとても教育熱心でやや支配的。
現病歴	入院の半年ほど前から幻聴が出現し，徐々に強まっていたが，誰にも相談できずにいた。学校で幻聴に強く影響され，奇妙な言動行動が認められた。その動画がクラスメートの間で広まり，衝動的にベランダから飛び降りようと自殺企図し，精神科救急受診を経て医療保護入院となった。入院時は，思考伝播，被害関係妄想も活発であった。
入院経過	入院期間は8週間。アリピプラゾールで治療開始したが，アカシジアのため中止。パリペリドン6mgへ変更後，幻聴，妄想は次第に軽減した。その後，症状は寛解し，目立った有害事象も認められなかった。疾病告知，心理教育の結果，十分な病識が獲得でき，復学と大学受験を目標にLAI治療にも前向きであった。
備考	試験外泊中，服薬をしつこく確認する両親と口論となることあり。退院後は通院公費負担制度の利用を予定している。パリペリドン開始後1.5カ月時点で，高プロラクチン関連障害は生じていないが，食欲増進を本人は気にしている。
退院後経過	以下の適性評価の後，PPによる維持治療を退院前から開始。併用していた睡眠薬は入院中から漸減し，退院後に中止となった。本人と家族の同意を得て，学校教員と連携し復学支援を行っている。現在，学校への適応は良好である。

持効性注射製剤 適性評価

（退院前）	適	⇔	不適
① 統合失調症診断	□確定	☑ほぼ確定	□疑い
② 内服抗精神病薬の有効性	☑とても良好	□良好	□不良・LAI剤型なし
③ 内服抗精神病薬の安全性	□とても良好	☑良好	□不良・LAI剤型なし
④ 併用薬・他科処方	☑なし・近々中止	□中止可能性あり	□継続必須薬あり
⑤ 身体リスク・身体合併症	☑なし・低リスク	□中リスク	□高リスク
⑥ 服薬遵守・服薬確認	□大きな問題あり	☑問題あり・不明	□問題なし
⑦ 再発の頻度/影響	☑多・不明/大	□多・不明/小 or 少/大	□少/小
⑧ 服薬確認によるストレス	☑大きなストレス	□ストレスあり	□ストレスなし
⑨ LAIの印象/服薬の負担感	☑良好/大	□良好/小 or 不良/大	□不良/小
⑩ 治療費窓口負担	□なし	☑通院公費負担	□3割負担

PP : paliperidone palmitate

第 14 章　持効性注射製剤治療の新展開と適性評価　343

表 14-2　症例②

症例	45 歳　男性
精神科診断	慢性統合失調症，急性増悪，罹病期間は約 20 年
身体合併症・既往歴	2 型糖尿病
生活歴	両親は死去しており，実家で単身生活。生活保護受給。 長兄は県外在住。次兄は同疾患で他院精神科へ長期入院中。 職歴はアルバイト程度で，現在は就労継続支援 B 型へ通所。 ホームヘルパーと民間の精神科訪問看護を利用している。
現病歴	25 歳頃に発症後，被害妄想，他害行為による措置入院を含む非自発入院を要した再発が 5 回ある。近年は陰性症状の進行にともなう社会生活障害が問題となっていた。抗精神病薬の多剤併用が長年行われており，最近は眼球ジストニアと怠薬が特に目立つようになっていた。服薬を促すホームヘルパーらに対する被害妄想と攻撃性が急性増悪し，訪問看護スタッフの説得で 4 年ぶりに再入院(任意入院)となった。
入院経過	入院期間は 8 週間。アリピプラゾール中心の薬物療法で，被害妄想，敵意，拒絶は次第に軽減し，陰性症状や連合弛緩の残遺が主体となった。本人，支援者でケア会議を実施し，これまで同様の地域支援体制の再開と LAI 導入に本人からも同意が得られた。
備考	血糖コントロールは当初不良だったが，血糖降下薬 2 剤で安定した。 入院後，ジストニアは軽快し，再発することはなかった。軽度の手指振戦を認めたが，抗コリン薬の併用は要さなかった。退院前も，夜間の睡眠確保に睡眠薬と低用量の鎮静系抗精神病薬を併用していた。 在宅生活の維持にホームヘルパーの支援は不可欠な状況であった。
退院後経過	以下の適性評価の後，AOM による維持療法へ移行した。在宅支援への拒絶はなく，血糖コントロールも許容内。

持効性注射製剤　適性評価

（退院前）	適	⇔	不適
① 統合失調症診断	☑確定	□ほぼ確定	□疑い
② 内服抗精神病薬の有効性	□とても良好	☑良好	□不良・LAI 剤型なし
③ 内服抗精神病薬の安全性	□とても良好	☑良好	□不良・LAI 剤型なし
④ 併用薬・他科処方	□なし・近々中止	□中止可能性あり	☑継続必須薬あり
⑤ 身体リスク・身体合併症	☑なし・低リスク	□中リスク	□高リスク
⑥ 服薬遵守・服薬確認	□大きな問題あり	☑問題あり・不明	□問題なし
⑦ 再発の頻度/影響	□多・不明/大	☑多・不明/小 or 少/大	□少/小
⑧ 服薬確認によるストレス	□大きなストレス	☑ストレスあり	□ストレスなし
⑨ LAI の印象/服薬の負担感	□良好/大	☑良好/小 or 不良/大	□不良/小
⑩ 治療費窓口負担	☑なし	□通院公費負担	□3 割負担

AOM : aripiprazole once-monthly

344　Ⅱ. 持効性注射製剤治療 各論

3. LAI によって外来維持治療を行っていたが，これを中止し，治療抵抗性の陽性症状のためクロザピンを導入した症例（表 14-3）

表 14-3　症例③

症例	32 歳　女性
精神科診断	治療抵抗性統合失調症，罹病期間は約 12 年
身体合併症・既往歴	なし
生活歴	母親も統合失調症。両親離婚後，幼少期を父親の地元にある児童養護施設で過ごした。18 歳から 2 年ほど飲食店に勤務していた。20 歳で親戚を頼って帰郷したが定職には就けず，現在はグループホーム入所し，障害年金と親戚からの援助で生活している。
現病歴	20 歳で発症後，任意入院のみ 8 回の入院歴がある。日常生活は自立しているが，この 3 年ほどは幻聴や奇異な妄想が慢性化しており，就労支援も上手くいかず，自閉的な暮らしとなっていた。定期的な通院と RLAI は継続していた。前回の退院から 4 カ月後，幻聴に影響され夜間徘徊し，警察保護となった。施設スタッフにも勧められ，任意入院となった。
入院経過	入院期間は 10 カ月。RLAI は中止し，アリピプラゾール，ハロペリドールを十分量，十分期間それぞれ投薬したが，命令性幻聴に十分な改善は認められなかった。「どの薬を服用しても幻聴が落ち着かない」と本人の苦痛は強かった。クロザピンの提案に同意が得られ，半年間のクロザピン治療で幻聴は軽症化し，福祉就労を目標に退院した。
備考	過去の入院治療歴から，オランザピン 20 mg，リスペリドン 8 mg に対する反応性不良と，錐体外路症状が問題となったことはないことが確認できた。グループホームスタッフとの関係は良好であった。
退院後経過	就労継続支援 A 型への継続した通所ができている。 夜間流涎の他は服薬による有害事象は目立たない。 施設スタッフにクロザピンの服薬は確認してもらっている。

持効性注射製剤 適性評価 （クロザピン開始前）	適	⇔	不適
① 統合失調症診断	☑確定	☐ほぼ確定	☐疑い
② 内服抗精神病薬の有効性	☐とても良好	☐良好	☑不良・LAI 剤型なし
③ 内服抗精神病薬の安全性	☑とても良好	☐良好	☐不良・LAI 剤型なし
④ 併用薬・他科処方	☐なし・近々中止	☑中止可能性あり	☐継続必須薬あり
⑤ 身体リスク・身体合併症	⦿（なし）低リスク	☐中リスク	☐高リスク
⑥ 服薬遵守・服薬確認	☐大きな問題あり	☐問題あり・不明	☑問題なし
⑦ 再発の頻度/影響	☐多・不明/大	☑多・不明/小 or 少/大	☐少/小
⑧ 服薬確認によるストレス	☐大きなストレス	☐ストレスあり	☑ストレスなし
⑨ LAI の印象/服薬の負担感	☐良好/大	☑良好/小 or 不良/大	☐不良/小
⑩ 治療費窓口負担	☐なし	☑通院公費負担	☐3 割負担

RLAI : risperidone long-acting injection

第 14 章　持効性注射製剤治療の新展開と適性評価　345

Ⅲ．臨床実感と文献からの考察

1．初回エピソード統合失調症と LAI

　FES 患者の多くは，再発／慢性期患者と比べ，薬物治療や心理社会的支援に対する反応が良好で，就労就学など社会復帰，リカバリーの可能性が高い。包括的な支援を受けた FES 患者の半数以上が就労就学できていたという報告もある[24, 43]。目標にできる社会機能の回復度が高いこと，再発や再入院は社会機能の回復が損なわれるおそれが強いことを考えると，FES で再発を予防することの恩恵は相対的に大きいと言える。しかし，FES の治療アドヒアランスは治療継続の必要性が強く推奨されている治療開始後 1 ～ 2 年間においてすら良好とは言えず，多くの患者が怠薬，服薬中断や再発に至っている。そのため，薬物治療アドヒアランスの点で有利な LAI は有用な治療選択肢となると考えられる[36]。

　統合失調症による初回入院後の患者，慢性期患者ともに，実臨床に近い研究デザインである観察研究においては，LAI が経口薬よりも再入院を大幅に減少させること（それぞれ 64% 減，57% 減）が示されている[30, 49]。一方，統合失調症慢性期患者を主な対象とした LAI と経口薬を比較した無作為化比較試験（RCT）のメタ解析では，RCT に参加する患者のアドヒアランスが実臨床の患者よりも良好なため，経口薬に対する LAI の優位性が確認できていない[31]。

　しかし，統合失調症病早期で心理教育を受けた患者においては，経口薬と比較して LAI では再発（85% 減），症状増悪，反応不良による治療中断，治療アドヒアランス不良が少ないことが 12 カ月間の RCT で示されている[44]。発病後なるべく早期に心理教育を併用した上で LAI を導入することで，LAI の有用性がより高まるのかもしれない。

　わが国の場合，若年者が中心の FES 患者は両親など家族と同居していることが多い。家庭での服薬確認にともなう家庭内ストレスが，再発の危険因子の一つでもある支援者からの批判的な言動につながることもある[2]。毎日の服薬や，服薬を促されたり，確認されたりすることから解放される LAI

治療は，この観点において，内服薬よりも有用かもしれない。

　FES 患者の多くは，精神科治療開始前は毎日服薬が必要な生活を送っていない。そのため，急性期治療後も年単位で服薬を継続することは，再発／慢性期患者と比べて，より特別かつ困難なことであろう。また，FES 患者では，過去に半ば強制的に LAI を投薬された経験を持つ患者はいないはずである。筆者の経験上，心理教育の過程で LAI の情報提供を行った場合，"年間 365 回の服薬" よりも，"年間 12 回の予防注射" を好む患者はけっして少なくない。上述の統合失調症病早期を対象とした RCT においても，LAI へ割り付けられた患者の 93% が実際に LAI 治療を受け入れている。

　FES 患者には，統合失調症の診断がまだ不確実な症例が含まれる可能性がある。統合失調症（もしくは統合失調感情障害）以外の統合失調症スペクトラム障害に対する LAI 治療の保険適応はなく，有用性に関する科学的根拠も乏しい。ただし，短期精神病性障害，もしくは急性一過性精神病性障害と診断された患者でも，1 〜 3 年間の精神病エピソード再発率は 30 〜 50% と決して低くない（寛解した FES の場合は 40 〜 80%）[21]。また，初回エピソード精神病若年患者の抗精神病薬中止を検討可能とする基準は，統合失調症の診断基準を満たさず，3 カ月以上の臨床的寛解と早期の社会機能的回復に達し，良好な心理社会的支援を継続できる場合となっている[3]。統合失調症以外の診断でも，抗精神病薬の中止には慎重さが強く求められる。

2. 慢性期統合失調症，離島における地域包括ケアと LAI

　近年，わが国は高齢化社会に対応するため，地域の自主性や主体性に基づき，地域の特性に応じて作り上げていく，医療と介護サービスが連携した地域包括ケアシステムの構築を推進している。統合失調症診療についても，施設収容から地域生活へ治療の場がシフトしており，沖縄県立宮古病院精神科でも，2013 年の新築移転を機に，地域唯一の精神科病床を閉鎖病棟のみの 45 床へ半減させた。社会生活機能が低下している慢性期統合失調症患者も，安全な環境で急性期治療が必要な場合や重度かつ慢性の患者以外は，地域の利用できる資源を最大限に活用して，地域で包括的にケアするよう努めている。筆者の皮膚感覚では，宮古島地域は精神疾患を抱える患者を含む社

第14章 持効性注射製剤治療の新展開と適性評価 347

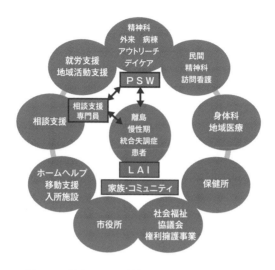

図14-2 離島における精神科地域包括ケアシステム

会的弱者もコミュニティの一員として迎え入れられやすく，相互扶助の精神が根付いている。その延長線上である訪問診療や訪問看護，在宅支援に対する受け入れが良好な地域性がある。そして，医療・福祉資源は限られてはいるものの，各支援者が自身の役割に責任を持つという意識も強い。そのため，地域包括ケア体制を組み立てやすいように感じられる。同院精神科では，連携する関係機関との連絡窓口は，地域連携室の精神保健福祉士（PSW）に一括している。医療の必要度が比較的大きい時期（入院棟から地域への退院準備中など）は，PSW がケースマネージャー（患者の主な伴走者）となることが多い。一方，医療の必要度が比較的少ない時期（通院，維持治療中など）は，担当の相談支援専門員がケースマネージャーとして十分機能していることが多いように感じる（図14-2）。

　慢性期の統合失調症患者の多くは，社会生活能力が徐々に低下してきている。親の高齢化や他界などで家族支援も希薄になっており，独居となっていることも少なくない。そのため，地域生活を維持するためには，医療だけではなく，在宅ケアが必要なことが多い。薬物療法の継続性が不十分ゆえに，病状が不安定化しやすく，必要不可欠な在宅支援の受け入れが不

良となることもある。LAI は良好なケアサービスにおいて使用することで有用性が発揮されるという英国のエキスパートの提言もあるように[26]，LAI をなるべく有効活用し，地域の支援者がより良いケアを行えるよう努めることは，精神科医療の責任かもしれない。宮古島で包括的なケアを受けている統合失調症患者の 38% が LAI 治療を受けていたが，これは，英国で Assertive Outreach Team が関与する患者の LAI 治療率（36%）と同程度である[9]。注意すべき点としては，加齢とともに身体合併症は増えるが，患者自身はそれに対する関心が低い場合もあり，身体科への通院支援や訪問診療を行っている身体科クリニックとの連携が重要となってくる。また，ずっと以前に本人の意向が曖昧な中で開始された LAI 治療が長年惰性で続けられている場合があるが，そのような患者に対しても，ケア体制の一つとして LAI が必要であることの説明や，LAI 継続の意思確認を適宜行うことが望ましい。

3. LAI の適性評価

まず，LAI 導入や適性評価を治療のどの段階で行うべきであるかを考えたい。LAI は基本的には維持治療，再発予防に使用する剤型であるため，LAI 導入時期は，早くても急性増悪／発症した症状が落ち着きつつある時期（入院患者の場合は退院の検討を開始する時期）から，維持治療の開始当初（入院患者の場合は退院前後）が一般的である。外来での LAI 導入のほうが，入院中の LAI 導入よりも，継続性が良好であったという報告もあり[7, 47]，すでに維持治療中の外来患者が LAI を希望したら，その時点が LAI 導入の好機かもしれない。

薬物療法はなるべく先々を見越して戦略的に行うべきものである。そのため，過去の治療歴や現在の生活状況などを考慮するなどして，なるべく治療早期から，できれば抗精神病薬の選択と開始に先行して，LAI の適性評価を開始したい。LAI の剤型がない抗精神病薬による治療で急性期症状が解決した場合，LAI で直ちに維持治療を開始することは，薬剤変更にともなう再発や副作用のおそれがあり，原則として行うべきではないからである。

LAI の適応範囲やどのような状況の場合に LAI を使用するべきかを

第 14 章 持効性注射製剤治療の新展開と適性評価 349

明確に定めたガイドラインはない。主要な統合失調症の治療ガイドライン[4, 11, 13, 22, 34, 38, 40)]では，LAIは服薬アドヒアランス不良のおそれがある場合にその使用を考慮するという記載に留まっている。米国で実施された観察研究（後方視的な入院患者の診療録調査）では，LAI導入率やLAI導入に影響する因子を研究するにあたり，LAIの適応が以下のように定義されていた。Strong LAI indication：今回の入院前がNon-adherenceによるもので，Non-adherenceによる入院が過去に2回以上ある。Moderately strong LAI indication：今回の入院がNon-adherenceによるもので，Non-adherenceによる入院が過去に1回以上ある。Moderate LAI indication：今回の入院がNon-adherenceによるものである，もしくは今回の入院前にPartial-adherenceを認め，Non-adherenceによる入院が過去に1回以上ある[32)]。しかし，これらは後ろ向き観察研究のための基準であるという限界がある。また，主に米国の統合失調症治療エキスパートによるコンセンサスではLAI治療を選択する際の重要な検討事項は，再発時の自傷他害のおそれ，服薬アドヒアランス不良，過去の再発回数，再発エピソードの重症度，最近の再発であった[16)]。

ここからはLAI適性評価に重要と考えられる項目について，筆者の臨床実感と現在利用できる科学的根拠に基づいてそれぞれ考察していきたい。

1）診断

RLAIやAOMは，双極性障害，特に躁病相の再発予防に有効であるという報告はあるが[12, 29)]，現時点で，いずれのLAIもわが国での保険適応は統合失調症のみである。臨床で利用可能な診断バイオマーカーがなく，統合失調症の確定診断は，特に初回エピソード精神病患者において難しいことがある。LAI治療は，少なくとも国際疾病分類第10版（ICD-10），もしくは精神疾患の診断・統計マニュアル（DSM-5）における統合失調症（ないし統合失調感情障害）の診断基準を満たしている患者に対して行うべきである。

2）LAIの剤型のある経口抗精神病薬による有効性評価

LAIは同種の経口抗精神病薬で有効性と安全性が確認された後に開始す

ることで，その継続性が高まる[7, 47]。抗精神病薬はほぼ単剤治療で評価する
ことが原則である。LAI 剤型のある抗精神病薬は限られているので，適量
で十分期間（急性期では通常 4 ～ 6 週間以上）かけて効果を査定するべきで
ある。LAI 剤型のある薬剤へ部分的な効果が得られている場合，さらなる
改善を求めて，LAI 剤型のない olanzapine（海外では LAI あり）や clozapine
などへ変更するか，LAI によるアドヒアランス確保を優先するかは臨床上
とても重要な判断である。急性期の精神病症状に対して有効な薬剤は，その
改善度にもよるかもしれないが，維持期においても有効であると想定する
ことは妥当であろう。維持治療中（すでに精神病症状はある程度落ち着いて
いる状況）に，有害事象などを理由にそれまでの抗精神病薬から LAI 剤型の
ある経口抗精神病薬へ変更する場合，維持治療における有効性評価のために
どの程度の期間かけて観察すればよいかはわかっていない。再発予防を主
要アウトカムとする臨床試験の試験期間は通常 6 ～ 12 カ月以上であるが，
LAI 導入を検討している状況で 6 カ月以上導入せず待つということはあま
り現実的ではない。前薬による錐体外路症状，糖脂質代謝障害，鎮静，高プ
ロラクチン関連問題，QT 延長などを理由に前治療薬から aripiprazole へ変
更されることは多いと考えられるが，aripiprazole 開始後の病状悪化（その
多くは aripiprazole 投与開始 4 週間以内）には注意が必要である[45]。そのた
め，維持期に他剤から AOM を導入する際は，少なくとも 4 週間かけて経
口 aripiprazole にて早期の症状増悪がないことを確認することが望ましい。
治療抵抗性統合失調症（つまり通常は LAI 剤型のある抗精神病薬の有効性は
乏しい）に対して，LAI を導入しても導入前と比較して再入院は減らず，む
しろ増える結果となったという報告もある[46]。

3）LAI の剤型のある経口抗精神病薬による安全性評価

LAI と同種の経口抗精神病薬を比較した RCT のメタ解析では，両者に安
全性（有害事象による中止率，重篤な有害事象出現率，すべての理由による
死亡率，事故と自殺を除いた死亡率）に有意な差異は認められていない[37]。
経口抗精神病薬と LAI の大きな違いの一つは，急な投薬の中止が可能かど
うかということである。LAI 導入前の抗精神病薬に不耐性を認める場合，

LAI の継続性は低くなる[47]。そのため，導入予定の LAI の安全性を同種の経口抗精神病薬で評価しておくことが重要である。安全性の確認のために必要な同種の経口抗精神病薬治療の観察期間に明確な基準はなく，各 LAI の添付文書にも具体的な期間の記載はない。上記のメタ解析に含まれている RCT の多くは，4 週間以上の安定確認後，LAI もしくは経口薬への割付が行われていた[15, 25, 27, 28]。また，経口抗精神病薬（risperidone, paliperidone）の臨床試験では，有害事象の発現が開始後 7 ～ 9 週目以降に減少することから，内服薬による忍容性確認の十分期間は 6 ～ 8 週間以上であるという見解や[50]，AOM 導入前の経口 aripiprazole の忍容性検証には 4 ～ 8 週間が望ましいという意見もある[20]。つまり，最低でも 4 週間，できれば 6 ～ 8 週間の安全性評価が望ましいと考えられる。他に安全性で考慮する点としては，維持期は急性期と比較して抗精神病薬の必要最低用量が少なくなる可能性，悪性症候群，抗精神病薬誘発性カタトニアや重度の錐体外路症状の既往などがある。

4）処方内容（併用薬・他科処方）

"毎日の服薬による負担からの解放"が LAI の利点の一つであるため，LAI 剤型のある抗精神病薬以外の内服薬をすべて中止できるかどうかの見込みはとても重要である。精神科から処方されている抗コリン薬や睡眠薬など補助薬が（近い将来は）中止可能か，内科など他科から長期継続が望ましい薬剤（降圧薬，血糖降下薬など）が処方されているかを評価する必要がある。単純処方を普段から意識することも重要である。

5）身体合併症・身体リスク

急性もしくは進行性の身体疾患の治療中，拒絶症にともなう拒食，脱水，低栄養状態や，精神科救急場面（身体合併症，既往歴が不明なことが多い）など，一般的に抗精神病薬の有害事象が発現しやすい状況での LAI 導入は避けるべきである。しかし，身体合併症の存在すべてが，LAI 不適性というわけではない。例えば，統合失調症に合併することの多い糖尿病を併存する患者で，服薬コンプライアンスとライフスタイルの問題を抱えている場合

は，LAI を前向きに検討してもよいかもしれない。糖尿病合併の統合失調症患者は，一般の糖尿病患者と比べ，大血管合併症リスクやあらゆる原因による死亡リスクが有意に高い[53]。しかし，糖尿病合併の統合失調症患者において，継続した抗精神病薬治療は，抗精神病薬治療なしと比べ，あらゆる糖尿病関連の合併症，大血管合併症，あらゆる原因による死亡リスクが有意に低いことが知られている[54]。

6）服薬アドヒアランス・服薬モニタリング

　過去の服薬アドヒアランス不良を原因とする再発や再入院，現在もしくは退院後の服薬支援体制，アドヒアランス不良となりやすい特徴，記憶など認知機能を評価しなければいけない。統合失調症患者の 40 ～ 50% はアドヒアランス不良で，それを予測する因子は，病識欠如，薬物療法に対する否定的な態度や主観的な反応，過去の（特に最近 6 カ月の）アドヒアランス不良，物質乱用，短い罹病期間（FES 患者），不十分な退院後の治療計画と環境調整，不十分な治療関係である[6, 33]。ただし，服薬アドヒアランス測定は現実的にはとても難しく[10]，治療者，患者は服薬アドヒアランスについて，より確実な測定法（ピルカウント，薬局記録，薬剤血中濃度モニタリング）による結果よりも，かなり過大評価，過大報告することが知られている[51]。それらを前提に，治療者は患者の服薬アドヒアランスに対して，あまり楽観的になり過ぎないように，服薬するかどうかは患者本人の責任であるという態度をとらないように努めたい。

7）再発頻度・再発による本人とその周囲への影響

　病歴を基に推測される今後の再発頻度，将来の再発で想定される患者本人とその周囲への影響や重症度，再発による社会機能低下，認知機能障害や残遺症状，再発を予防できた場合に得られることを，LAI の利点や欠点とともに患者や家族と話し合うことが望ましい。自傷他害や触法行為の既往，不登校，失職，家族不和，生活破綻のおそれなどを評価するために，病歴や社会生活状況を丁寧に検証する必要がある。服薬アドヒアランス不良の統合失調症患者は，それが良好な患者よりも，精神科入院，緊急を要する事態，

第 14 章　持効性注射製剤治療の新展開と適性評価　353

逮捕勾留，暴力的な行動，犯罪被害，物質乱用がいずれも 1.5 〜 2 倍ほど多い[5]。FES 患者は，病歴から今後の再発頻度を推測できないが，一般的に再発リスクが高く，アドヒアランス不良がその一番の原因である[41]。一方，FES 患者は前述したように，再発を予防できた場合に得られる社会機能の改善がもっとも高く見込まれる患者群の一つである。

8）服薬確認にともなう家庭内ストレス

　家庭での服薬確認は，患者（特に若年患者）と家族（特に過干渉，支配的な親）の長期間にわたるストレスの一つになる。また，家族の服薬確認はいつからか行われなくなり患者任せになっていたこと，家族が怠薬に気づいても担当医へ報告しないこともある。LAI の利点は，この問題を解決できることである。単身者など在宅支援を利用している患者の場合，LAI 治療は支援者の服薬確認にともなう労力を他の支援に回せる，怠薬を原因とする病状増悪に対する支援者（特に女性の場合）の不安を軽減できるという利点もある。

9）LAI の印象・日々の服薬への負担感

　心理教育にて疾病や治療の理解を深めるとともに，薬物療法には経口薬の他に LAI という選択肢があること，それぞれの利点や欠点を丁寧に情報提供することが望ましい。そして，毎日服薬すること，服薬し忘れていないか気にすること，服薬を他人から確認されることの負担感，注射の頻度，針への恐怖感，注射による痛みなどに対する患者の価値観や好みを確認したい。治療者の想定よりも患者は LAI に対して前向きであることが多いという調査結果があることを知っておくべきである[14, 52]。

10）治療費の窓口負担

　経口抗精神病薬を第二世代 LAI（RLAI, PP, AOM）へ変更すると，薬剤費用は増える。そのため，患者の外来治療費の窓口負担（3 割負担，通院公費負担，生活保護など）には配慮が必要である。LAI 治療は入院抑制効果などのため，社会的コストに対する費用対効果において，経口薬治療よりも優れ

ているという報告が多い[1, 17, 18, 48]。ただし，いずれも海外の医療制度における費用対効果の検証で，わが国の医療制度ではまだ十分な検証がされていない。また，第一世代LAIは，再発や再入院予防など治療効果の点でRLAIやPPに劣っておらず[35, 39]，社会的コストに対する費用対効果は，PPより良好であったという報告もある[42]。

Ⅳ．おわりに

本章では，統合失調症患者のLAI治療について具体例を交え紹介した。「自分はLAIについて担当医から紹介されたことがない」という患者が減り，自らLAIを選択しその恩恵を受けられる患者が増えていくことに期待したい。なお，症例報告とともに提示したLAI適性評価表は試案の段階であり，評価ツールとしての信頼性，妥当性が科学的に検証されているわけではない。LAI治療のアウトカムを何に設定するのか，患者ニーズが何であるのかによって，各項目の重要度は異なってくると考えられる。SDM，Patient-Centered Medicineやリスク管理において，LAIを検討する際の準備資料の一つとして参考にしていただければ幸いである。

■ 引用文献

1) Achilla, E. and McCrone. P. : The cost effectiveness of long-acting/extended-release antipsychotics for the treatment of schizophrenia : a systematic review of economic evaluations. Appl. Health. Econ. Health. Policy., 11 ; 95-106, 2013.

2) Alvarez-Jimenez, M., Priede, A., Hetrick, S.E. et al. : Risk factors for relapse following treatment for first episode psychosis : a systematic review and meta-analysis of longitudinal studies. Schizophr. Res., 139 ; 116-128, 2012.

3) Alvarez-Jimenez, M., O'Donoghue, B., Thompson, A. et al. : Beyond clinical remission in first episode psychosis : Thoughts on antipsychotic maintenance vs. guided discontinuation in the functional recovery era. CNS. Drugs., 30 ; 357-368, 2016.

4) Argo, T.R., Crismon, M.L., Miller, A.L. et al. : Texas Medication Algorithm Project Procedural Manual. Schizophrenia Treatment Algorithms, 2008.

5) Ascher-Svanum, H., Faries, D.E., Zhu, B. et al. : Medication adherence and long-term functional outcomes in the treatment of schizophrenia in usual care. J. Clin. Psychiatry., 67 ; 453-460, 2006.

第14章 持効性注射製剤治療の新展開と適性評価 355

6) Ascher-Svanum, H., Zhu, B., Faries, D. et al. : A prospective study of risk factors for nonadherence with antipsychotic medication in the treatment of schizophrenia. J. Clin. Psychiatry, 67 ; 1114-1123, 2006.

7) Attard, A., Olofinjana, O., Cornelius, V. et al. : Paliperidone palmitate long-acting injection--prospective year-long follow-up of use in clinical practice. Acta. Psychiatr. Scand., 130 ; 46-51, 2014.

8) Bardes, C.L. : Defining "patient-centered medicine". N. Engl. J. Med., 366 ; 782-783, 2012.

9) Barnes, T.R., Shingleton-Smith, A. and Paton, C. : Antipsychotic long-acting injections : prescribing practice in the UK. Br. J. Psychiatry, Suppl 52 ; S37-S42, 2009.

10) Bright, C.E. : Measuring medication adherence in patients with schizophrenia : An integrative review. Arch. Psychiatr. Nurs., 31 ; 99-110, 2017.

11) Buchanan, R.W., Kreyenbuhl, J., Kelly, D.L. et al. : The 2009 schizophrenia PORT psychopharmacological treatment recommendations and summary statements. Schizophr. Bull., 36 ; 71-93, 2010.

12) Calabrese, J.R., Sanchez, R., Jin, N. et al. : Efficacy and safety of aripiprazole once-monthly in the maintenance treatment of bipolar I disorder : A double-blind, placebo-controlled, 52-week randomized withdrawal study. J. Clin. Psychiatry, 78 ; 324-331, 2017.

13) Canadian Psychiatric Association : Clinical practice guidelines : treatment of schizophrenia. Can. J. Psychiatry, 50 ; 7S-57S, 2005.

14) Caroli, F., Raymondet, P., Izard, I. et al. : Opinions of French patients with schizophrenia regarding injectable medication. Patient. Prefer. Adherence, 5 ; 165-171, 2011.

15) Chue, P., Eerdekens, M., Augustyns, I. et al. : Comparative efficacy and safety of long-acting risperidone and risperidone oral tablets. Eur. Neuropsychopharmacol., 15 ; 111-117, 2005.

16) Correll, C.U., Citrome, L., Haddad, P.M. et al. : The use of long-acting injectable antipsychotics in schizophrenia : evaluating the evidence. J. Clin. Psychiatry, 77 (suppl 3); 1-24, 2016.

17) Druais, S., Doutriaux, A., Cognet, M. et al. : Cost effectiveness of paliperidone long-acting injectable versus other antipsychotics for the maintenance treatment of schizophrenia in France. Pharmacoeconomics, 34 ; 363-391, 2016.

18) Einarson, T.R., Vicente, C., Zilbershtein, R. et al. : Pharmacoeconomics of depot antipsychotics for treating chronic schizophrenia in Sweden. Nord. J. Psychiatry, 68 ; 416-427, 2014.

19) 藤井康男：持効性注射剤の歴史と治療原則．臨床精神薬理，18 ; 675-693, 2015.

20) 藤井康男：Aripiprazoleの治療継続性向上をめざして―持続性注射製剤の導入における留意点．臨床精神薬理，20 ; 45-57, 2017.

21) Fusar-Poli, P., Cappucciati, M., Bonoldi, I. et al. : Prognosis of brief psychotic episodes : A meta-analysis. JAMA Psychiatry, 73 ; 211-220, 2016.

22) Galletly, C., Castle, D., Dark, F. et al. : Royal Australian and New Zealand College of Psychiatrists clinical practice guidelines for the management of schizophrenia and related disorders. Aust. N. Z. J. Psychiatry, 50 ; 410-472, 2016.

23) Hamann, J., Leucht, S. and Kissling, W. : Shared decision making in psychiatry. Acta. Psychiatr. Scand., 107 ; 403-409, 2003.

24) Henry, L.P., Amminger, G.P., Harris, M.G. et al. : The EPPIC follow-up study of first-episode psychosis: longer-term clinical and functional outcome 7 years after index

admission. J. Clin. Psychiatry, 71 ; 716-728, 2010.

25) Ishigooka, J., Nakamura, J., Fujii, Y. et al. : Efficacy and safety of aripiprazole once-monthly in Asian patients with schizophrenia: a multicenter, randomized, double-blind, non-inferiority study versus oral aripiprazole. Schizophr. Res., 161 ; 421-428, 2015.

26) Johnson, D.A. : Historical perspective on antipsychotic long-acting injections. Br. J. Psychiatry, Suppl 52 ; S7-S12, 2009.

27) 上島国利, 石郷岡純, 駒田裕二：統合失調症患者を対象としたrisperidone持効性注射剤とrisperidone錠の比較試験. 臨床精神薬理, 12 ; 1199-1222, 2009.

28) Kane, J.M., Detke, H.C., Naber, D. et al. : Olanzapine long-acting injection : a 24-week, randomized, double-blind trial of maintenance treatment in patients with schizophrenia. Am. J. Psychiatry, 167 ; 181-189, 2010.

29) Kishi, T., Oya, K. and Iwata, N. : Long-acting injectable antipsychotics for prevention of relapse in bipolar disorder : A systematic review and meta-analyses of randomized controlled trials. Int. J. Neuropsychopharmacol., 19(9); pii : pyw038, 2016.

30) Kishimoto, T., Nitta, M., Borenstein, M. et al. : Long-acting injectable versus oral antipsychotics in schizophrenia : a systematic review and meta-analysis of mirror-image studies. J. Clin. Psychiatry, 74 ; 957-965, 2013.

31) Kishimoto, T., Robenzadeh, A., Leucht, C. et al. : Long-acting injectable vs oral antipsychotics for relapse prevention in schizophrenia : a meta-analysis of randomized trials. Schizophr. Bull., 40 ; 192-213, 2014.

32) Kishimoto, T., Sanghani, S., Russ, M.J. et al. : Indications for and use of long-acting injectable antipsychotics : consideration from an inpatient setting. Int. Clin. Psychopharmacol., 32 ; 161-168, 2017.

33) Lacro, J.P., Dunn, L.B., Dolder, C.R. et al. : Prevalence of and risk factors for medication nonadherence in patients with schizophrenia : a comprehensive review of recent literature. J. Clin. Psychiatry, 63 ; 892-909, 2002.

34) Lehman, A.F., Lieberman, J.A., Dixon, L.B. et al. : Practice Guideline for The Treatment of Patients with Schizophrenia, 2nd edition. APA, Washington, D.C., 2004.

35) McEvoy, J.P., Byerly, M., Hamer, R.M. et al. : Effectiveness of paliperidone palmitate vs haloperidol decanoate for maintenance treatment of schizophrenia : a randomized clinical trial. JAMA, 311 ; 1978-1987, 2014.

36) 三澤史斉, 藤井康男：初回エピソード精神病における治療継続性：持効性抗精神病薬注射製剤の役割. 臨床精神薬理, 20 ; 29-36, 2016.

37) Misawa, F., Kishimoto, T., Hagi, K. et al. : Safety and tolerability of long-acting injectable versus oral antipsychotics: A meta-analysis of randomized controlled studies comparing the same antipsychotics. Schizophr. Res., 176 ; 220-230, 2016.

38) National Institute for Health and Care Excellence(NICE): Psychosis and Schizophrenia in Adults : Treatment and Management. NICE Clinical Guideline 178, 2014.

39) Nielsen, J., Jensen, S.O., Friis, R.B. et al. : Comparative effectiveness of risperidone long-acting injectable vs first-generation antipsychotic long-acting injectables in schizophrenia : results from a nationwide, retrospective inception cohort study. Schizophr. Bull., 41 ; 627-636, 2015.

40) Osser, D.N., Roudsari, M.J. and Manschreck, T. : The psychopharmacology algorithm project at the Harvard South Shore Program : an update on schizophrenia. Harv. Rev. Psychiatry, 21 ; 18-40, 2013.

41) Robinson, D., Woerner, M.G. and Alvir, J.M. : Predictors of relapse following response from a first episode of schizophrenia or schizoaffective disorder. Arch.

Gen. Psychiatry, 56 ; 241-247, 1999.

42) Rosenheck, R.A., Leslie, D.L., Sint, K.J. et al. : Cost-effectiveness of long-acting injectable paliperidone palmitate versus haloperidol decanoate in maintenance treatment of schizophrenia. Psychiatr. Serv., 67 ; 1124-1130, 2016.

43) 佐藤康治郎, 吉村文太, 石神弘基 他：初回エピソード統合失調症患者への包括的支援－病棟から地域まで－. 予防精神医学, 1 ; 68-79, 2016.

44) Subotnik, K.L., Casaus, L.R., Ventura, J. et al. : Long-acting injectable risperidone for relapse prevention and control of breakthrough symptoms after a recent first episode of schizophrenia. A randomized clinical Trial. JAMA Psychiatry, 72 ; 822-829, 2015.

45) Takeuchi, H. and Remington, G. : A systematic review of reported cases involving psychotic symptoms worsened by aripiprazole in schizophrenia or schizoaffective disorder. Psychopharmacology(Berl), 228 ; 175-185, 2013.

46) Taylor, D. and Cornelius, V. : Risperidone long-acting injection : factors associated with changes in bed stay and hospitalisation in a 3-year naturalistic follow-up. J. Psychopharmacol., 24 ; 995-999, 2010.

47) Taylor, D.M., Sparshatt, A., O'Hagan, M. et al. : Paliperidone palmitate: factors predicting continuation with treatment at 2 years. Eur. Neuropsychopharmacol., 26 ; 2011-2017, 2016.

48) Tempest, M., Sapin, C., Beillat, M. et al. : Cost-effectiveness analysis of aripiprazole once-monthly for the treatment of schizophrenia in the UK. J. Ment. Health Policy Econ., 18 ; 185-200, 2015.

49) Tiihonen, J., Haukka, J., Taylor, M. et al. : A nationwide cohort study of oral and depot antipsychotics after first hospitalization for schizophrenia. Am. J. Psychiatry, 168 ; 603-609, 2011.

50) 富田克：「ゼプリオン問題」を抗精神病薬の安全性情報提供の観点から再検証する. 臨床精神薬理, 19 ; 1355-1371, 2016.

51) Velligan, D.I., Wang, M., Diamond, P. et al. : Relationships among subjective and objective measures of adherence to oral antipsychotic medications. Psychiatr. Serv., 58 ; 1187-1192, 2007.

52) Waddell, L. and Taylor, M. : Attitudes of patients and mental health staff to antipsychotic long-acting injections : systematic review. Br. J. Psychiatry, Suppl 52 ; S43-S50, 2009.

53) Wu, C.S., Lai, M.S. and Gau, S.S. : Complications and mortality in patients with schizophrenia and diabetes : population-based cohort study. Br. J. Psychiatry, 207 ; 450-457, 2015.

54) Wu, C.S. and Gau, S.S. : Association between antipsychotic treatment and advanced diabetes complications among schizophrenia patients with type 2 diabetes mellitus. Schizophr. Bull., 42 ; 703-711, 2016.

55) 吉村文太, 北川航平, 馬場大樹 他：Clozapine施設導入と薬物治療アルゴリズム運用による統合失調症に対する薬物治療の適正化―岡山県精神科医療センターにおける処方実態調査より―. 臨床精神薬理, 17 ; 1545-1553, 2014.

56) Yoshimura, B., Sato, K. and Takaki, M. : Algorithm-based pharmacotherapy for first-episode schizophrenia involuntarily hospitalized : a retrospective analysis of real-world practice. Early. Interv. Psychiatry, 2017 May 19. doi: 10.1111/eip.12442. [Epub ahead of print]

第15章

ピアを活用した
持効性注射製剤治療の展開

肥田　裕久

Ⅰ．はじめに

　患者と医師の関係は，かつての医師側の保護者的立場（パターナリズム）から，患者側の自己決定に基盤を置くものへと変化してきた。このような自己決定を重視することは精神科医療の多くの分野でみられている。ただし，その自己決定を行いうるための判断材料や情報はもっぱら医師や医療者が提出することが多い。その職種以外のものが提供する医療情報には価値がないのだろうか，との疑問も出てくる。つまり，新たな医療情報源としてのピアについての可能性である。はたしてピアの活用という視点は有効なのだろうか。

　今回，新規抗精神病薬の持効性注射製剤（以下，long acting injection：LAI）治療を新しく導入する際に，ピアからのLAI紹介がどのように機能をしているか，また，ピアによるLAI紹介のメリットを考察する。仮にLAI導入が円滑に行われたとしても，治療には継続が必要である。統合失調症治療における最大の課題は「いかに再発せずに治療を継続できるか」であり，「再発」の最も大きな影響因子は「服薬を中断してしまうこと」である。複数回エピソードのある患者が治療をやめた場合，1年以内の再発率は74％といわれており，初発の統合失調症患者で2年以内に約53％が，5年以内に約82％が再発する[4]。再発予防のためには，経口薬に限らずLAIの継続も欠くべかざるものである。LAIでの治療継続のためにピアがどのようにそ

の継続支援をしているのかを紹介する。

　ピアに関してはテーマが多岐にわたり，多くの論点をはらんでいる。紙幅の関係もあり，ピアを活用した LAI 治療の展開として，「導入」「継続支援」そして「紹介」を軸に稿を進めたいと思う。

Ⅱ．ピア・インパクト

　いささか私的な経験談をご容赦いただきたい。筆者は医療法人としては2つのクリニックと1つの訪問看護ステーション，1つの流山市指定相談事業所を有し互い相補的な関係をつくり連携をしている。その他，当事者が主体になっている株式会社 MARS（Medical And Recovery Service），およびMARS が運営する多機能型事業所 MARE，就労継続支援 B 型事業所 TERRA と協力しながら地域の精神科医療を行っている。また，合同会社 WARP（Work And Recovery Produce）は，就労委託訓練事業所として施設外就労を担っている。その他，生活介護，グループホームなどを有している（2018 年現在）。また，当法人はピア活動を支援しているが，その活動のひとつとして，ピアの声を届けるための講演会を開催している。その一環で2011 年から 2012 年にかけて LAI を使用しているピアたち8名が，ワゴン車で移動しながら全国 28 か所の講演会を実施した[1]。もちろん運転手もピアである。これは心理教育とピア活動の普及をめざし，日本各地の家族会，行政機関，医療機関からの求めに応じて行われた。この巡業とも思われることを行ったこと自体も今にしてみれば驚きなのだが，後日あったエピソードをひとつ紹介する。2016 年，神奈川県横須賀市で日本ピアスタッフ協会により開催された「ピアスタッフの集い」にて専門職との協働をテーマに分科会で講演をした際の出来事である。その8名の中のピアの一人も参加しており，約 90 分の講演およびグループワークが終了した後，突然大柄な男性がそのピアに対し近づいてきた。彼は満面の笑みで「やっとあなたに会えた。僕のリカバリーが進んだのはあなたのおかげです」と声を掛けてきた。彼はワゴン車での講演会の一つに参加し当事者がリカバリーをしている生の声を聴き衝撃（インパクト）を受けたと話をしていた。さらにそのことがきっかけとなり主体的

第15章　ピアを活用した持効性注射製剤治療の展開　361

に精神科リハビリテーションに取り組み，現在はピアとして働いているということであった。ピアと共に様々な活動をしているとドラマのように思える場面に遭遇することも多々ある。

　この端緒は，ひだクリニック開院時の2005年12月にさかのぼる。定員25名の精神科デイケア「るえか」を併設しスタートした。当事者活動を最初から重視してはいたが，開院2年目，われわれスタッフやデイケアメンバーにある大きな転機（インパクト）が訪れた。それは2007年11月25日にアメリカから訪れたピア（The Village Integrated Services Agency）との交流である。このとき彼らが統合失調症治療に用いていたのがLAIであった。2007年当時，わが国で使用可能であったLAIは定型抗精神病薬のみであり，その使用目的も「重症だから使う」「薬を飲まないから使う」「病識がないから使う」「再入院を繰り返すから使う」「○○○できていないのだから使う」といった，半強制的な治療で用いられている現状でもあった。そういったある意味「負のイメージ」を持っていたLAIを「正のイメージ」へと変化させたのはアメリカから訪れた彼らの姿そのものであった。彼らは実に前向きで自尊心も高く，健康的であり，障害をものともせずに活動しているその姿は，われわれに大きな衝撃（インパクト）を与えた。この衝撃は当法人での「ピアによるセルフヘルプの心理教育（ティモシー）」という余波（アフターマス）を起こしていく。

Ⅲ．情報を集めるとはどういうことか

　ピアによる治療展開への稿を進める前に，ピアからの情報が有効な理由を述べたいと思う。

　一般的に私たちが情報を集めようとするときはどういうときなのだろうか。

　（1）知らない何かを確かめるため
　（2）決断や決定をするときの不確定要素を減らそうとするため
　（3）新たな何かを見つけ創り出したりしようとするため

といった意図のもと情報を集める。いずれにせよ情報を集める行為には不確実性を減らし，精度を高める目的がある。これは薬剤選択の場合でも基本的には変わらない。

　稿を急がずにみていくとこういった疑問にもぶつかる。データと情報はどこが違うのか。「情報とはデータに意味と目的を加えたものである。データを情報に転換するには知識が必要である」とはドラッカーのことばだが，それはデータに知識を加えてなんらかの新しい意味や価値を作り出すことでもある[8]。この過程がなければ，データはただ受動的に受けとめられたにすぎない。この場合のデータとは端的に薬剤効果とか，再発予防効果といった客観的な指標のことである。医療者はその治療判断をこのような指標に準拠する。そこに臨床経験や臨床知識を加え情報とすることができる。一方で患者にとってこのことはどのようにいいかえることが可能であろうか。データを情報に転換するためにはその人（稿の文脈では患者）の問題意識が必要である。問題意識とはどういったことを指すと考えればよいか。問題意識とは，例えば，NPO法人全国精神障害者ネットワーク協議会調査研究事業部が出版している「精神科薬とリカバリーの現状　2012年度版」等のアンケート結果にもヒントはある。この結果によれば，精神疾患によってあきらめたことの上位3つは，1.就職，2.結婚，3.自動車の運転，であった。これらも，ある年齢に達したらごくあたりまえの課題ということであるが，患者はあきらめている場合が多い。このようなことを「どうにかしたい」「なんとかならないか」が問題意識といっても差し支えないかもしれない。だがこの切迫感を実は医療者は十二分に理解しているとはいえない。もちろん，多くの患者の苦痛や苦労に耳を傾けることを業にしている以上，統合失調症の生活のしづらさには精通しているとはいえる。しかし，統合失調症の（治療の）専門家であっても，統合失調症を持ち生活していることの専門家ではない。なぜならば，その専門家は他ならぬ患者自身であるのだから。

　稿を戻すが，情報を集めるということはあたりまえだがその目的によって異なる。多くの場合，医師は前述(2)決断や決定をするときの不確定要素を減らそうとするため情報を集め，臨床に役立てる。そしてピアによる治療展開は(3)新たな何かを見つけ創り出そうとすることを目的とする。この「新

たな何か」とは何を意味するのだろう。それは，生活のしづらさから解放された生活，そして，あきらめたことを取り戻せる生活を見つけ創り出すことに他ならない。

Ⅳ．情報量の非対称性

医学情報は，その性質上「情報量の非対称性」を持つことがa prioriに規定されている。20世紀中葉の社会学者 T. Persons は「病人役割」として以下の4側面をあげている。1) 正常な社会的役割の責務から権利的にも義務的に免除される，2) 独力で健康を回復することを求められておらず，代わりに他者の援助を受けいれることを求められる，3) 病気を好ましくない状態であることを認め，迅速に病気から回復しようと努力する，4) 回復しようとする過程で医師に協力する義務が生じる，の4側面である。時代背景を考慮しなければ論の公平性はないものの，医師のこの高い権威性は何に由来しているのだろうか，という疑問は生じる。E. Freedson は1970年代の著作で「権威の源泉はその秘儀的専門性にある」と記している。これは患者が医師の専門性の中身を理解することができないため，つまり医師に対して患者が弱い立場に立たざるを得ない，ということである。情報を多く持つ者と多くを持ち得ない者——この情報量の非対称性は専門性が嵩じるほどにその乖離が大きくなる。このような前提に立てば，医師以外からの情報による選択は原則的には成立しないことになる。たしかに現在はインターネットの普及で情報へのアクセスは飛躍的に大きくなり，秘儀的な面は以前よりは消失しようとしているが，ただやはり精神科医療の分野では頑迷固陋に残存しているようにも思われる。SDM (Shared Decision Making) を注釈なく活用できるには，まだまだ時間がかかる。やはり情報量の非対称性は非対称性のまま残る。この非対称性を解消するような手段はないものか。別の文脈の情報はないものだろうか。そこで登場するのが前節の問題意識を自ら体験し，その上で有益な情報を（まだ情報にアクセスできていない患者に）もたらし得る者としてのピアの存在である。

Ⅴ.「どの職種の紹介でLAIを始めたか」

　当法人で，2013年LAI治療導入を例にとり，患者が新しい治療法を選択するときにどの職種からの情報を最重視したかを調査した[5]。

　LAI治療を行っている115名にアンケートを実施し，匿名での回収箱方式を取った。LAI治療の推薦の内訳は59.1%の患者が医師からのものであり，看護師による推薦は13.9%であった。たしかにこの2つで，70%以上を占めていたが，その他，患者自身が知識や情報を得てからの選択が7.8%，家族からの推薦は7.0%であった。また，ピアからは11.3%であった。LAI治療を決めた患者のうち，医療者以外からの選択は27%であった。LAIによる治療は，4または2週間に一回筋肉注射をする治療であり，特に当法人のような入院施設をもたない治療構造では患者自身の同意と治療意欲がないと維持できない治療である。したがって強制ではなくて，患者自身が継続したいと思うような説明がどのようになされたのかも重要になる。たとえば，LAI治療についての説明について，医師は「症状がどう改善するのか」「再発はどれくらい減るのか」「血中濃度が安定することのメリット」「LAIは血中濃度のピークとトラフの差が少ないこと」「毎日の服薬の手間がなくなること」などをできるだけ平易な，患者にわかりやすいことばで説明する。つまり，医師はあたりまえなのだが，医学的な解説を行うことが主になる。コメディカルスタッフは「生活のしやすさ」「生活が変わっていく可能性」を中心に生活目線での説明を行う。加えてピアはLAIを使って実際に何が変わったのか，を説明する。飲み心地や使い心地，注射の痛さ，生活のしやすさがどんなふうに変わるのか，自分にとって何が変わったのか，自分にとって何が起きたのか，を自分の体験をベースとした説明を行う。この自分の体験ということが最重要であることはいうまでもない。そして，これはピアにしかでき得ないものである。

Ⅵ．Hope Recovery Cycle

統合失調症の経過が薬物療法によって安定をすることはもちろん大切である。安定は薬物療法を受けている者にとって，必要条件ではあるが十分条件ではない。安定すればさらに次のステップアップを考えていきたい，かつて持っていた「夢や希望」をもう一度手にしたい，ということである。「夢や希望」という文字にすると陳腐に堕しやすいこのことばは，ピアが話すと本来の輝光を持つ。今までの精神科医療でとても遅れていたことは，「夢や希望」を語ることや「語ってもよい場所を提供できなかったこと」ではないか。

では「夢や希望」を語ることにどのような治療的な意味があるのだろうか。1999 年ボストン大学の Russinova[9] は「Hope Recovery Cycle」を提唱した。この Cycle は，希望は外的資源，内的資源を知ることから「期待」として始まる。ここでいう外的資源とは「仲間や支援サービス」であり，内的資源は「過去の経験等」である。支援によって外的資源から新たな「機会」が生まれる。一方，内的資源が増えることで変化することへの「動機」が生まれる。そして，新たに活動参加することで，さらに新たな意味が発見され，新たなレベルのリカバリーに至る。そのリカバリーが次のレベルの希望を呼ぶというサイクルである。

ピアは自分の少し先をゆく患者である。近い未来の自分かもしれない。その人のようになりたいという希望は，内的資源を豊かにする。ピアは目に見える具体的な目標，social model といいかえてもよい。その model を持つことで自分の夢や希望をどのように獲得できるのか。ピアからの情報は新たな自分への変化の機会を与えてくれる。そのためには，同じような薬（LAI）を使ってリカバリーしたピアが，自分のことばで自分の体験を伝えることがいかに重要であるかがわかってくる。これらのことが「ピアからの情報」が新しい治療選択肢として成立する理由でもある。

当法人で行った LAI 治療を行っている患者が誰の紹介で選択したかを報告し，それを例に取り上げ考察を進めた。「どの治療を選んだか」も大切な

のだが「どうして選んだか」がより大切ではないか。もちろん，ピアからの情報が必ずしもすべて医学的に正しいとは限らない。誤った知識のこともあるかもしれない。そういったことを差し引いてもピアのことばの輝光は失われない。繰り返しになるが，医療者は「統合失調症の専門家」かもしれないが，ピアの持つ体験にはかなわない。この弁をもつことも，今後の精神科医療に必要なことだと思われる。

Ⅶ．ピアによる心理教育の意義

前節までピアからの LAI 導入に関する情報提供の有効性を述べてきた。しかし，もうひとつの課題である「LAI 継続支援」についてもピアはその力を大きく発揮する。

ピアからの情報が重要であるという前提に立った上で，心理教育の意義について考察する。日本心理教育・家族教室ネットワークによれば心理教育とは，「精神科疾患や HIV などの受容しにくい問題を持つ人を対象とし，主体的な生活を営めるように，正確な知識や情報を，心理面などを考慮しながら，適切な対処方法を修得してもらう」[6]ことである。

知識や情報の伝え方には一体どのようなものがあるのか。そこには知識や情報レベルの体験のみではなく，「腑におちる経験」も必要ではないかと考えられる。

服薬アドヒアランスに関して Hogan は，薬物療法に関する心理教育を例にとり，自覚的薬物体験によって服薬アドヒアランスの高低が決定され，薬物や病気についての知識の影響は少ないと報告している[3]。すなわち「薬を飲んでいるとすっきりする」という体験をもつ患者は薬を続ける可能性が高いが，「薬をやめると再発しやすい」という知識は，服薬アドヒアランスには大きな影響は与えない，ということである。これは他者によってもたらされた知識よりも，自分の体験や気持ちのほうが優先されるということを示している。

この他者をまるっきりの他者——まるっきりの第三者ではなく，Hope Recover Cycle や social model として述べたような「夢や希望」を考えさせ

てくれるようなピアであったら，この点はどうなのであろうか。

　医師からの説明は「症状がどう改善するのか」「再発はどれくらい減るのか」といった疾患に即した面からのものが多い。また，副作用の観点からの説明も欠くことはできない。しかし，これは医師にとっては十分な説明かもしれないが，患者本人にとっては満足のいく説明ではないかもしれない。これだけでは，なかなか腑に「おちない」のである。ピアからの説明は飲み心地や使い心地，注射の痛さ，生活のしやすさがどんな風に変わるのか，といった自分の体験目線からの説明が多い。さらに，その治療を受けたことでどのようなことが新たにできるようになったかも語られる。このように考えていくとピアによる心理教育の意義が自ずと明らかになる。

Ⅷ．LAI のセルフヘルプグループ「ティモシー」

　では「腑におちる経験」はどうしたら継続しうるのだろうか。一例ではあるが当院での実践を報告する。当院では「ティモシー」と称する LAI のセルフヘルププログラムが行われている。ウォルト・ディズニーの『ダンボ』に因んでこの名称がつけられている。ここでは参加メンバーの「生のことば」をとても大切にしたグループワークが行われている。このプログラムは 2 つの構造から実施されている。1 つは情報伝達を主目的としたもの（当院では「疾患・障害注目モデル」と呼んでいたが，これではことばの印象が硬いので「困ったこと注目モデル」としている）である。ピアにとってできるだけ正確な医学的知識や薬剤情報について学ぶ。もう 1 つはメンバー同士が，「こういうことをしたい」「こんなことができるようになりたい」といろいろと話しあうグループワークを重視したものである（こちらは「希望・健康注目モデル」と呼んでいる。同「やりたいこと注目モデル」）。グループワークでは，同じ薬を使っているメンバー同士が集まり，その薬の飲み心地や LAI について自由に話している。症状を訴えるメンバーが参加している場合には，「こういうふうに考えてみたら」「頓服の使い方はどうしているの」と自己対処法が互いに教えられる。グループワークでは薬物療法について懐疑的なメンバーが入ることもある。しかし，明るく生き生きとし

た話の中で薬に対しての態度が変わっていく。自分の飲んでいる薬について話すことは，その薬への親近感や信頼感を強くする。すこしいじわるな意見もあり，「そうはいっても注射って痛いよね」「○○ナースの注射の時は痛くないんだよね」「△△先生には絶対に打って欲しくないよね」などということもある。こういった自由な話題が出ることそのものが大切であり，ユーモアを交えて自分の薬や LAI を語ることは，メンバーのことばで言えば「薬と友達になる」ことに他ならない。つまり「腑におちる」体験とは，「薬と友達になる」こととと同じなのであろう。

　最後になったが，プログラム名の「ティモシー」の由来を説明する。ティモシーは，ダンボに登場するネズミのキャラクターである。崖の上からダンボが空を飛ぶシーンがあるが，そこでダンボが怖気づく。ティモシーは，「この魔法の羽根があったら飛べるよ」とダンボを励ます。そしてダンボは意を決し，崖から飛びおりる。大きな耳をあやつり，自由自在に大空を飛べるようになる。メンバーはこの映画から，「薬はこの羽根のような役割を果たすもの」「勇気を出すためのもの」「自分の先の一歩を進めるための大切な道具」と話す。このため，LAI についてのセルフヘルプグループを「ティモシー」と名付けた。薬(LAI)は勇気を出すために必要なもの，こういった考えに医療者こそが勇気づけられる。

Ⅸ．情報の均霑化

　日本神経精神薬理学会統合失調症薬物治療ガイドライン Ver7.1 によれば，LAI はどのような患者に使うべきかという Clinical Question が掲載されている。

　「患者が希望する場合には LAI の使用が強く推奨される」とされているが，そもそも「希望する」ためには，LAI という剤型があることを知らなければ希望しようがない。

　「精神医療ユーザーアンケート 1000 人の現状・声—NPO 法人全国精神障害者ネットワーク協議会　2016 年度版」[7]によれば，「2 ～ 4 週間に 1 回の注射で毎日飲む薬と同じ効果が期待できる持続性注射剤（デポ剤）があるこ

とを知っていますか」という質問について，知っていると答えたのは46.8%（n=616）であり，過半数に満たない。つまりは「知られていない」のである。

　その一方で，均霑化という用語がある。「均霑」は，誰もが等しく利益を享受できることを意味する。主に医療政策の分野で用いられる語で，医療サービスなどの地域格差などをなくし，全国どこでも等しく医療を受けることができるようにすることを意味する。特にがん医療に関して，地域によるがん医療の水準の偏りが生じないようにする取り組みを「がん医療の水準の均霑化」などと表現する。誰もが等しく利益を享受できるためには，希望できるためには知られていることが最も初歩である。さらにこのような疑問が生じるのではないか。例えば，デイケアなどのグループワークがある医療機関ではLAIへの情報アクセスが容易かもしれないが，多くの医療機関はその環境にないのではないか。また，ピアの有効性は理解できたとしてもピアを雇用しているような医療機関はまだまだ稀少であり普遍化していないのではないか，という疑問である。

Ⅹ．リカバリーロードマップ　〜院内掲示板利用方法〜

　貴重ともいえるピアとの経験を共有できる場を持っている当法人としては，この経験をどうにかして届けないとならないのではないか，と思い至った。どのように情報を届けるのかが課題となった。そこで，2016年ピアは「ティモシー」に関わることのない外来診察のみの患者に対し院内掲示板を作って情報公開した。LAIという治療法があり，自分たちがLAIについてどのようなイメージを持ち，どのように変化をしているのか，を広く伝えようとする活動である。まずはLAIに関心をもってもらおうとする試みである。そこでピアの声を抽出し掲示板を設置し，これを「リカバリーロードマップ」と名付けた[2]。ピアと接触する機会の少ない外来診察のみの患者であっても，診察時には必ずクリニック玄関を使用するので，その動線上に「リカバリーロードマップ」を掲示した。まずはeye-catchである。掲示の内容はこれまでの調査から患者のLAIに対する不安としてどういった項目

が多いのかが把握できていたので，より身近な治療法として関心が高まるように以下の工夫を行った。

(1) LAI について中立的な印象を持てるように配慮した
(2)「痛み」に関する不安はテーマにあがることが予想されたので，「痛み」を越えてでも，継続できる理由などを共有できるような意見を反映した
(3)「夢や希望」に関する生の声を届けた

　本章Ⅴ節では LAI の導入に関して 2013 年に「どの職種の紹介で LAI を始めたか」というアンケート結果を紹介したが，結果は再掲になるが，医師 59.1%，看護師 13.9%，ピア 11.3% という結果であった。治療の選択肢として「ピアからの情報」が重要な情報源ということを報告した。今回はまだ LAI を使用していない，もしかしたら LAI の存在さえ知らない患者や家族に対しての情報紹介である。リカバリーロードマップを見て担当医へ LAI について質問をした患者は 56 名（試みの性質上何名がこのリカバリーロードマップを閲覧していたかはわからない）いた。このうち LAI 導入を検討している患者について，2013 年とは若干だが質問内容を変更し，「どの職種の紹介が LAI を検討する最も大きな理由か」とした。医師 23%，看護スタッフ 23% という結果の中，ピアの声は 39% と，LAI 導入を検討する上でピアの声が最も大きなインパクトを与えていることがわかった。これは「経口剤から LAI に変えて新たにできるようになったこと」「夢や希望」を取り上げたことも LAI のハードルを下げ，より関心を高める結果に繋がったと思われる。2013 年の調査では導入後から影響因子をレトロスペクティヴにみていったのだが，2016 年の調査では今後の導入への決定因子についてピアの声が大いに参考にされたことがわかる。

　確かにピア（あるいは LAI 使用者）に face to face で話を聞けることは価値あることだが，このような掲示板での情報公開も掲示板のスペースさえあればどこでも可能であり，eye-catch を考えれば興味や関心を持ってもらうことは存外容易である。情報の届きにくい外来診察のみの患者や家族にも広

第15章　ピアを活用した持効性注射製剤治療の展開　371

く伝えていく活動を継続し，LAI 治療を日本の精神科医療のごく当たり前の文化としていけるように，LAI 治療の均霑化に益する情報発信を続けていきたい。

Ⅺ．木瓜の花　〜おわりにかえて〜

　いささかダイナミックなピアと協働した LAI 治療の展開について考察を進めた。この治療展開については，様々な意見や反論もあろうことは理解をしている。しかし，医師や医療者のもつことばよりも，ピアの放つことばの重要性や価値を再発見する時期に来ていることは論をまたない。ピアの生き生きとした行動や表情などに触れ，自分の夢や希望を引き出されたとすれば，それもまたピアを活用した治療展開なのである。ピアの働きを考えるのにふさわしい夏目漱石の『草枕』の一節を引用してこの稿を終えようと思う。

　　「木瓜は面白い花である。枝は頑固で，かつて曲った事がない。そんなら真直かと云ふと，決して真直でもない。只真直な短かい枝に真直な短かい枝が，ある角度で衝突して，斜に構へつつ全体が出来上って居る」

　筆者の思う統合失調症の患者のイメージはおおよそこのようなものである。再発や再燃など幾多の「衝突」やその危機があるが，しかしながら枝は伸びていく。「真直」ではないかもしれないが，けっして伸長の歩みを止めることはない。

　『草枕』はこのように続く。「そこへ，紅だか白だか要領を得ぬ花が安閑と咲く。柔らかい葉さへちらちらつける」。「安閑」とされてはいるが，咲いた花は苦労の上での花であるから，ただ気楽に咲いたわけではない。その人なりの生活の工夫や知恵の上に咲いている。そして，この木には「柔らかい葉」をつける健康も残されている。観賞だけではなく，馥郁たる果実を用い，酒やジャムを作ることもできる。

　いささか修辞的な表現になったが，生活の工夫や知恵を持ち，その上で枝

をのばし，花を咲かすことができ，実をつけるさま。木瓜は加えてピア自身でもあろう。

　木瓜の花言葉は「先駆者」である。

■ 引用文献

1）肥田裕久：「つたえる」「つづける」「つながる」「つむぐ」心理教育．新薬と臨床，61(10)；2034-2038，2012．

2）肥田裕久：ピアインパクト　持続性注射製剤(LAI)治療展開にピアの果たす役割．精神科看護，45(5)；66-71，2018．

3）Hogan, T.P., Awad, A.G. and Eastwood, R. : A self-reportscale predictive of drug compliance in schizophrenia : reliability and discriminiative validity. Psychol.Med., 13 ; 177-183, 1983.

4）岩田伸生，藤井康男，和気裕志 他：本邦における統合失調症の再発予防に関する認識と取組みの実態―統合失調症再発予防研究会アンケート調査512名の結果より―．臨床精神薬理，15；785-796，2012．

5）木村尚美，肥田裕久：新しい治療選択肢としての「ピアからの情報」．精神科看護，40(6)；41-45，2013．

6）日本心理教育・家族教室ネットワーク：Available from : http://jnpf.net

7）NPO法人全国精神障害者ネットワーク協議会：精神医療ユーザー・アンケート「ユーザー1000人の現状・声」調査報告．NPO法人全国精神障害者ネットワーク協議会，2016年度版．

8）P・F・ドラッカー（ハーバードビジネスレビュー編集部 訳）：経営論．ダイヤモンド社，東京，2006．

9）Russinova, Z. : Provider's hope-inspiring competence as a factor optimizing psychiatric rehabilitation outcomes. J. Rehabil., 16(4); 50-57, 1999.

索　引

【英　語】

〈A〉
adherence therapy　112
aripiprazole 開始後の病状
　　悪化　350
aripiprazole 経口薬による
　　事前の検証　287
aripiprazole 血中濃度　289
aripiprazole 持続性注射剤　279
aripiprazole による
　　アカシジア　285
aripiprazole の有効濃度
　　範囲　283

〈B〉
best interest　129

〈C〉
Community Treatment
　　Order　144
compliance therapy　111

〈F〉
FD 導入の遅れ　9
FD における外来維持治療
　　濃度　158
FD の導入方法　160
first-pass effect　41
fluphenazine decanoate　5, 157
fluphenazine enanthate　5
fluphenazine 血中濃度　157, 159

〈G〉
GAIN　118

〈H〉
haloperidol decanoate　152
haloperidol 経口投与量と HP-D の
　　投与量　156
Hope Recovery Cycle　365
HP-D による外来維持治療
　　濃度　155
HP-D の導入方法　155

〈I〉
IAIV：InAdvertent
　　IntraVascular injection　45
Informed Consent　125
insurance strategy　68, 318
Involuntary outpatient
　　commitment　143

〈L〉
LAI 受け入れ率　82, 83
LAI ＋経口抗精神病薬併用　68
LAI 処方率　312
LAI 単剤率　313, 315
LAI 単独処方　67
　　――率　66
LAI 単独治療　320
LAI 単独率　313
LAI 注射への良いイメージ　57
LAI 中断後の猶予期間の
　　延長　232
LAI 治療の選択に関連する
　　9 要因　54
LAI 治療率　348
LAI 適性評価表　340
LAI と強制通院制度との
　　組み合わせ　236

LAI と経口薬の比較　37
LAI と経口薬の臨床的な
　　違い　50
LAI と心理社会的治療・援助
　　との組み合わせ　95
LAI とその成分と同一の
　　抗精神病薬を経口的に
　　併用する方法　66
LAI とチーム治療　72
LAI についての知識　77
LAI の安全性　27
LAI の受け入れ　79, 330
LAI の経験　82
LAI の自覚的な効果　84
LAI の自覚的副作用　86
LAI のセルフヘルプグループ
　　プログラム　367
LAI の適応　52
LAI の適性評価　348
LAI の優位性　22, 26
LAI への患者の受け入れ　231
LAI への反感と偏見　13
LAI への否定的構え　93
LEAP　113
loading dose 法　156

〈M〉
mortality gap　268, 272
Motivational Interviewing　111

〈N〉
neuroleptic-induced deficit
　　syndrome　6
〈O〉
olanzapine pamoate　44, 303

〈P〉
paliperidone palmitate　190
　　——3カ月製剤　224
parens patriae　128
phenothiazine deaths　268
police power　128

Post-injection Delirium/Sedation
　　Syndrome（PDSS）　44
post-injection syndrome　47

〈Q〉
QTc 延長　269

〈R〉
rapid rise　43
Reflective Listening　115
Risperidone Long-Acting
　　Injectable　187
Risperidone 経口薬, PAL-ER,
　　RLAI, PP の換算　213
run-in period　189

〈S〉
Shared Decision Making　127,
　　339, 363

〈T〉
test dose　61, 155, 160, 260

【日本語】

〈あ行〉
悪性症候群　28, 59, 205, 233,
　　245, 247, 261
アドヒアランス治療マニュアル
　　日本語版　112
医療観察法における強制治療に
　　ついてのガイドライン　136
遅らせツール　116

〈か行〉
ガイドライン等における
　　適応　52
外来治療費の窓口負担　353
確実な薬物治療と心理社会的
　　治療の組み合わせ　70
覚醒剤による残遺性精神病性

障害 58
家族の問題解決能力 58
活性成分濃度 43, 189
間欠治療 307
　　──と継続投与との比較
　　　研究 166
間欠投与法 166, 172
観察研究 25
患者自身や家族の病気への
　　対処能力 65
患者と治療チームの相互
　　作用 72
患者の LAI 体験 100
患者の説明と同意 235
患者の選択 53
簡便さ 49
急性期の治療拒否 205
強制する根拠 128
強制性 101
　　──の自覚 87
強制治療審査システム 137
強制通院制度 144
　　──と LAI 145
強制投薬 134
強制投与 13
虚血性心疾患 262
拒否する権利 87
拒薬 88, 134
　　──への対応 12, 101
極めて長い持続期間を有した LAI
　　に想定されるメリット 231
経口抗精神病薬による安全性
　　評価 61, 203, 258, 350
経口抗精神病薬による検証 258
経口抗精神病薬による有効性
　　評価 61, 203, 258, 349
経口薬と LAI の違い 41
ケースマネージャー 347
血中の 9-OH risperidone/
　　risperidone 比率 206
血中濃度の変動幅 154
効果不十分による中断 22

抗精神病薬間欠的投与 165
コホート研究 25

〈さ行〉
最善の利益 129
最適維持投与量 62
再入院予防効果 25
再発原因の明確化 50
再発時の一過性投与 11
再発の原因分析 55
自覚的薬物体験 100, 366
自殺 262
自傷・他害行為 56
自発的決定 127
市販直後調査 266
死亡リスク 27, 29, 30
重症度・慢性度 25
重大な身体的合併症 250
情報の開示 125
少量維持治療戦略 6
少量の risperidone からの
　　PP 導入 204
初回エピソード患者 59, 102,
　　325
初回エピソード症例 281
初回エピソード精神病患者
　　への LAI 推奨度を高める
　　要因 334
初回エピソード統合失調症 340,
　　345
初回投与量 155
初回用量 152
初期ピーク 43
心筋梗塞 268, 272
人権優先モデル 130, 132, 134
心臓突然死 272
　　──リスク 269
心臓の伝導系障害による死亡
　　272
信頼関係の構築 114
心理社会治療・支援 103
全ての理由による中断 22

正確な情報の把握　64
精神科医の構え　331
精神療法的接触　14
製造販売後調査　266
ゼプリオン市販直後調査　15,
　　243
　　―― 追加報告　261
ゼプリオンの安全性速報　255
ゼプリオンの市販直後調査
　　と製造販売後調査との
　　比較　263
ゼプリオンの製造販売後
　　調査　262
前駆症状の発見　166

〈た行〉
第一世代 LAI 少量維持
　　療法　165, 174, 177
第一世代 LAI と経口薬　34
第一世代 LAI と第二世代
　　LAI　31
第一世代 LAI と第二世代
　　経口抗精神病薬の併用　67
第二世代 LAI の死亡リスク　266
多剤大量療法　9
多剤併用　9
多数回エピソード患者　53
単純な処方による長期経過
　　の追跡　65
地域包括ケア　346
遅発性ジスキネジア　6
遅発性錐体外路症状群　6
中止した後の作用継続
　　期間　208
注射部位反応　59, 157, 236
中断リスク　26
治療拒否権　13
治療継続性　232, 325
治療チームの力量　65
治療の簡便さ　57
治療の適切性　131
治療優先モデル　130, 134

治療歴が明確な場合　202
治療歴がよくわからない
　　場合　202
治療歴の調査　56
治療を受ける権利　129
治療を拒否する権利　130
低用量治療　302
同意判断能力　235
　　―― に問題がある患者への
　　　　　LAI 導入　141
同意判断能力評価　137
動機づけ面接法　111
統合失調症圏患者の死亡率　271
同種の経口抗精神病薬による
　　有効性，忍容性の検討　62,
　　287
導入レジメン　193, 194, 223, 255,
　　260
　　―― のメリットとリスク
　　　　　196
　　―― を行う場合と行わない
　　　　　場合　198
投与間隔　36
　　―― 延長　307
投与初期の精神病症状悪化　285
投与の確実性　50
突然死　251

〈な行〉
二次性陰性症状　3, 9
日内変動　47
入院回数　217
入院期間　217
ネガティブなイメージ　60
ノンアドヒアランス　53

〈は行〉
パレンス・パトリエ　128
判断能力　126
ピアからの情報　365
ピアからの説明　367
ピアによる心理教育　366

索 引 377

秘儀的専門性　363
病院内寛解状態　8
病感　56
病識　56
　　　──欠如　108
標準化死亡比　264
費用対効果　31, 34
病人役割　363
副作用による死亡　267
副作用の許容度　63
服薬アドヒアランス　15, 352
服薬確認にともなう家庭内
　　　ストレス　345, 353
服薬コンプライアンス　15
服薬についての家族間
　　　葛藤の存在　58
平均入院回数　220
平均入院日数　220
ヘルスケアコスト　216
訪問　95, 103, 320, 341, 347
ポジティブなイメージ　57
ポリス・パワー　128

〈ま行〉
マイクロスフェア　187
ミラーイメージ研究　25
無作為割付試験　22

〈や・ら・わ行〉
薬原性陰性症状　317
薬物依存の併発　58
和らげツール　117
有害事象による死亡　267
有害事象による脱落　27
有効性と安全性の検証　294
有効性・忍容性の検証　233
有効成分濃度の変動幅　208
陽性症状の残存度　65
理解して返す傾聴　115
離島など通院が困難な地域
　　　に在住している症例　233
離島の慢性期統合失調症
　　　症例　340
臨床研修　103

■ 執筆者一覧（五十音順）

竹内　啓善　（たけうち ひろよし）
　　　慶應義塾大学医学部精神・神経科

田中　康平　（たなか こうへい）
　　　山梨県立北病院

肥田　裕久　（ひだ ひろひさ）
　　　ひだクリニック

藤井　康男　（ふじい やすお）
　　　山梨県立北病院

三澤　史斉　（みさわ ふみなり）
　　　山梨県立北病院

八重樫穂高　（やえがし ほだか）
　　　山梨県立北病院

吉村　文太　（よしむら ぶんた）
　　　岡山県精神科医療センター

■ 編者略歴

藤井　康男 （ふじい　やすお）

1977 年 3 月	慶應義塾大学医学部卒
1978 年 4 月	山梨県立北病院勤務
1985 年 9 月	医学博士 授与大学名 慶應義塾大学
1985 年 8 月〜1986 年 7 月	
	フランス政府給費留学生として
	バッサンス公立病院へ留学
1993 年 4 月	山梨県立北病院副院長
2003 年 4 月	山梨県立北病院院長
2007 年 4 月〜	慶應義塾大学医学部精神神経科客員教授
2018 年 4 月〜	山梨県立北病院名誉院長

持効性注射製剤治療のすべて

2018 年 11 月 15 日　初版第 1 刷発行

編　　者　藤井康男
発行者　石澤雄司
発行所　株式会社 **星和書店**
　　　　〒168-0074　東京都杉並区上高井戸 1-2-5
　　　　電話　03 (3329) 0031 (営業部)／03 (3329) 0033 (編集部)
　　　　FAX　03 (5374) 7186 (営業部)／03 (5374) 7185 (編集部)
　　　　http://www.seiwa-pb.co.jp
　　印刷・製本　中央精版印刷株式会社

©2018 藤井康男／星和書店　　Printed in Japan　　ISBN978-4-7911-0994-4

・ 本書に掲載する著作物の複製権・翻訳権・上映権・譲渡権・公衆送信権 (送信可能
化権を含む) は (株) 星和書店が保有します。
・ JCOPY 〈(社) 出版者著作権管理機構 委託出版物〉
本書の無断複製は著作権法上での例外を除き禁じられています。複製される場合は，
そのつど事前に (社) 出版者著作権管理機構 (電話 03-3513-6969，
FAX 03-3513-6979，e-mail：info@jcopy.or.jp) の許諾を得てください。

〈特集〉デポ剤治療の新たな視点

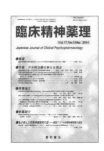

月刊 臨床精神薬理
17巻3号

B5判　定価：本体2,900円+税

第二世代抗精神病薬の新しいデポ剤が発売されたことから、デポ剤治療を新たな視点から考察した特集。デポ剤を安全・有効に使用するための用量設定の課題を展望し、発病早期の患者へのデポ剤治療、新たに発売された paliperidone palmitate の統合失調症治療における位置づけ、デポ剤と経口薬の再発予防効果、デポ剤治療における医療倫理・医師‐患者関係・悪性症候群について第一線の臨床医が解説。

〈特集〉持効性注射製剤のベネフィットとリスク

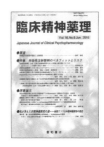

月刊 臨床精神薬理
18巻6号

B5判　定価：本体2,900円+税

抗精神病薬の持効性注射製剤について歴史と治療原則を展望し、特集では経口薬と比較した効果と副作用、持効性注射製剤への切り替えにおけるポイント、導入に際した患者・家族への説明・意思決定、当事者からみたメリット・デメリットを整理した。そして、aripiprazole once-monthly の国内外の治療成績と使用上の注意を紹介し、治療抵抗性統合失調症に対する非定型抗精神病薬の持効性注射製剤の有用性を概観した。

発行：星和書店　http://www.seiwa-pb.co.jp

〈特集〉持効性抗精神病薬治療の課題と新たな可能性

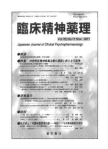

月刊 臨床精神薬理
20巻11号

B5判　定価：本体2,900円+税

持効性抗精神病薬治療の現在と未来について考える！持効性抗精神病薬注射製剤の治療について、様々な角度から考察した特集。有効性証明への課題、3ヵ月製剤の可能性、双極性障害における治療の位置づけ、治療の継続性、少量維持治療の意義、経口抗精神病薬との併用投与、地域包括ケアにおける役割と適性評価について、第一線の専門家が概説した。

〈特集〉統合失調症維持治療に残された疑問点

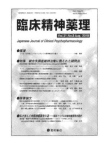

月刊 臨床精神薬理
21巻8号

B5判　定価：本体2,900円+税

いつまで、どのような形で統合失調症の維持治療を続けるべきなのか！！
統合失調症の維持治療について、risperidone・olanzapine・aripiprazole・clozapineの維持治療用量、高齢患者への維持治療、維持期の睡眠障害への対応、第2世代持効性抗精神病薬注射製剤での治療、経口デポ剤や3ヵ月製剤による投与間隔の延長など、様々な点から最新の情報を紹介し今後の課題を整理した特集。

発行：星和書店　http://www.seiwa-pb.co.jp

RLAI ブック

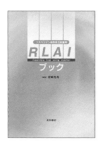

村崎光邦 編

B5判　184p　定価：本体 2,800 円＋税

「臨床精神薬理」誌特集のRLAI(Risperidone Long Acting Injection) をもとに治験論文と原著論文、座談会を掲載し、RLAI の真価に迫る！

リスペリドン持効性注射剤（RLAI）100 の報告

症状の改善から、再発予防・社会参加を目指して

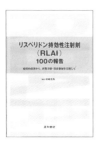

村崎光邦 編

A4判　256p　定価：本体 2,800 円＋税

RLAI は、陽性症状や陰性症状、認知機能を改善し、服薬アドヒアランスが向上するなど、臨床効果が評価されつつある。本書は、QOL 改善の報告を多く収録し、RLAI の特徴を満遍なく捉える！

発行：星和書店　http://www.seiwa-pb.co.jp

オランザピンを使いこなす

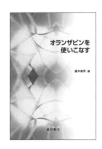

藤井康男 編

Ａ５判　192p　定価：本体2,800円＋税

今や統合失調症治療の主要な治療薬となつたオランザピンの真価を余すところなく紹介し、使いこなすための必読書。

統合失調症の薬物療法 100のQ&A

「臨床精神薬理」発刊10周年記念

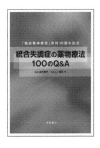

藤井康男 編
稲垣中 編集協力

Ｂ５判　356p　定価：本体5,800円＋税

大好評を博した『精神分裂病の薬物療法100のQ&A』（2000年）の全面改訂版。臨床能力を上げたい医師やスタッフに向けて、本当に知りたい、臨床に役立つ治療方法を紹介。

発行：星和書店　http://www.seiwa-pb.co.jp

病気じゃないからほっといて
そんな人に治療を受け入れてもらうための新技法
LEAP

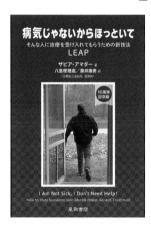

〈著〉ザビア・アマダー
〈訳〉八重樫穂高，藤井康男

四六判　356p

定価：本体2,400円＋税

「私は病気ではない！」と治療をこばむ統合失調症をもつ人に、どうすれば治療を受け入れてもらえるのか。その答えが新たなコミュニケーション技法LEAPである。LEAPとは、Listen（傾聴）、Empathy（共感）、Agree（一致）、Partnership（協力関係）の頭字語である。治療をこばむ人の話を傾聴し、共感を示し、同意し一致点を見つけ、協力関係をつくることで、治療を受け入れてもらえるようになる。本書は、LEAPの用い方を詳しく解説する。LEAPにより、治療を拒否する人も、必要な治療や援助を受け入れ、その人なりの人生の目標に向かって歩むことが可能になる。本書の初版は、2000年に米国で出版され、2004年に日本語訳が出版された（『私は病気ではない』星和書店刊）。本書は、初版の内容を大幅に充実させた10周年改訂版の翻訳である。重度の精神疾患をもった人への我が国における治療と支援の取り組みが充実し、再入院が減少し、ご本人やご家族の目標達成に役立つことを願って本書が翻訳出版された。

発行：星和書店　http://www.seiwa-pb.co.jp